牛建昭全国名老中医药专家传承工作室系列丛书

牛建昭 妇科疑难病临证辑要

主编　王燕霞　李　彧

U0364195

中国中医药出版社

·北京·

图书在版编目（CIP）数据

牛建昭妇科疑难病临证辑要／王燕霞，李彧主编. —北京：中国中医药出版社，2019.3

（牛建昭全国名老中医药专家传承工作室系列丛书）

ISBN 978 - 7 - 5132 - 5420 - 5

Ⅰ.①牛… Ⅱ.①王… ②李… Ⅲ.①中医妇科学—临床医学—经验—中国—现代 Ⅳ. R271

中国版本图书馆 CIP 数据核字（2018）第 292765 号

中国中医药出版社出版

北京市朝阳区北三环东路 28 号易亨大厦 16 层

邮政编码　100013

传真　010 - 64405750

廊坊市晶艺印务有限公司印刷

各地新华书店经销

开本 880 × 1230　1/32　印张 8.5　字数 225 千字

2019 年 3 月第 1 版　2019 年 3 月第 1 次印刷

书号　ISBN 978 - 7 - 5132 - 5420 - 5

定价　39.00 元

网址　www. cptcm. com

社 长 热 线　010 - 64405720

购 书 热 线　010 - 89535836

维 权 打 假　010 - 64405753

微信服务号　zgzyycbs

微商城网址　https：//kdt. im/LIdUGr

官 方 微 博　http：//e. weibo. com/cptcm

天猫旗舰店网址　https：//zgzyycbs. tmall. com

如有印装质量问题请与本社出版部联系（010 - 64405510）

医家简介

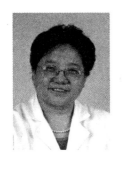

　　牛建昭，女，1945 年出生。北京中医药大学教授、博士生导师、主任医师。全国老中医药专家学术经验继承工作指导老师，国家中医药管理局牛建昭名中医传承工作室学术带头人。获第三届"首都国医名师"、"首都三八红旗手"、教育部国务院学位办"做出突出贡献的中国硕士学位获得者"称号以及首批首都三八红旗奖章，国家卫计委（现国家卫生健康委员会）"优秀回国进修生奖"，国家卫生健康委员会、公安部、教育部、广播电视总局"全国预防与控制艾滋病性病先进个人奖"，享受国务院政府特殊津贴，获省部级科技奖 8 项。

　　在她从医的 49 年中，运用六经、八纲辨证，并将现代诊疗技术作为中医四诊方法的延伸和发展；重视天人合一，实施"一轴四期"为核心的妇科诊疗方案；她主张将心理疏导配合于药物治疗之中，用药平和柔缓，安全效佳，药食互补。

她不仅继承了中医妇科泰斗钱伯煊老先生的学术思想及经验，还汲取了众多名医的经验。1996 年组织编写并出版《北京中医药大学中医学家专集》，对中医传承产生了重要影响。目前已培养硕士生 4 人、博士生 24 人、博士后 2 人、学术思想继承人 6 名，学生遍布世界各地。

她曾主持 10 余项国家级、省部级科研项目，获发明专利 5 项。她十分重视方药的应用并探索其治疗机理，自拟"益肾促泡饮"，在月经不调和不孕症的治疗上，效果显著。动物实验结果证实，该方剂能增加子宫、肾上腺、垂体、卵巢的重量及卵巢内生长的卵泡数，抑制卵巢组织颗粒细胞内源性凋亡途径中关键蛋白的表达。20 年来，她带领传承人深入研究红花、丹参、补骨脂、淫羊藿等 12 种妇科常用中药活性成分对性器官的影响，证实中药植物雌激素成分可通过影响雌激素受体不同亚型的表达及其比例发挥临床疗效，其研究论文分别于 2013 年和 2015 年被评为中国精品期刊顶尖论文。

她主编出版学术著作 16 部。曾赴 30 余个国家进行学术交流、访问、讲学，是教育部"创新研究团队"及国家外国专家局"高等学校中西医结合学科创新引智基地"带头人。

她的人生格言：天道酬勤，勤补拙。

目 录 | CONTENTS

第一章　早发性卵巢功能不全

>>>>>>>

第一节　辨治思想

一、概述

过去我们普遍认为，年龄＜40岁，闭经≥6个月，FSH＞40mIU/mL，雌激素降低，间隔1个月复查仍为此结果，可以诊断为卵巢早衰（POF）。2015年12月欧洲人类生殖与胚胎学会（ESHRE）对早发性卵巢功能不全（POI）的定义：40岁之前因卵巢功能丧失而导致的闭经是女性高促性腺激素性闭经，包括原发性闭经和继发性闭经，即月经稀发，或者闭经至少4个月，间隔4周2次FSH测定均大于25mIU/mL。2016年国际绝经学会（IMS）对POI的定义：染色体正常，既往有过正常月经周期的女性在40岁前出现性腺机能减退，要求间隔4～6周复查FSH，2次均大于40mIU/mL。两者对比可以看出：IMS定义的早发性卵巢功能不全是强调染色体正常，既往月经正常的患者，且FSH＞40mIU/mL；而ESHRE对早发性卵巢功能不全定义中则包括染色体异常的患者，且FSH＞25mIU/mL。两者侧重点不同，IMS关注POI后的健康问题，而ESHRE更关注生殖相关问题。在ESHRE定义的早发性卵巢功能不全中包括我们普遍认为的卵巢储备功能减退及卵巢早衰，卵巢早衰是早发性卵巢功能不全的终末阶段，当卵巢储备功能降低时，孕激素试验为阳性，有撤退性出血，划分在第Ⅱ型排卵障碍中，而卵巢早衰属于第Ⅲ型排卵障碍，即孕激素试验一般为阴性，无撤退性出血。

二、基本认识

人的生长发育是有一定周期的，女子的生长发育周期一般是7年，随着年龄的增长，颗粒细胞凋亡，卵泡闭锁也随之加快，卵泡数量和质量逐渐下降，最终导致卵巢储备功能下降，直至衰竭。《黄帝内经》（以下简称《内经》）曰："女子五七，阳明脉衰，面始焦，发始堕。"女人身体一切机能走向衰老的分水岭是在35岁时，衰老的原因是阳明脉的衰竭，也就是脾胃（后天之本）运化功能的衰减。卵巢功能也毫不例外，35岁是一个拐点，由鼎盛走向衰败，40岁以上妇女卵泡密度更是急剧降低，大约只剩1/4的受孕能力，45岁几乎丧失受孕能力。女性生理特点的标志就是经、带、孕、产、乳，女子以血为本，脾为后天之本，主运化，为气血生化之源、孕育之泉；肾为先天之本，主生殖，受五脏六腑之精而藏之，为孕育之根；肝藏血、主疏泄；心主血，主神志。故心肝脾肾四脏与女子的经、带、胎、产、杂病密切相关。王冰注《内经》云："肝藏血，心行之，人动则血运于诸经，人静则血归于肝脏。"

牛建昭教授认为：气、累、寒是影响卵巢功能过早减退的三大原因，影响肝、脾、肾、心的脏腑功能。脾为水谷之海，生血之源，如脾虚及肾，或肾阳虚而火不生土，脾肾阳虚，以致气血虚弱，无血化精；或肾精亏损，精血不足，冲任失滋，胞宫精血枯竭，肾阴亏损，不能上滋心阴，心肾失交可致失眠；或阴虚火旺，血海太热，而致血海不宁。肝为机体调节气血的枢纽，若素性忧郁，或七情内伤，致使肝失条达，气机郁滞，肝气郁结，疏泄失常，则气滞血瘀致经前乳胀；气为血帅，血赖气行，郁而不舒，气血失和，冲任不能相资而月事不调。又肝郁克伐脾土，脾伤不能通任脉而达带脉，任带损伤，胎孕不受；或肝郁化火，郁热内蕴，伏于冲任，胞宫血海不宁，以致月经失调。卵巢功能减退，心肝脾肾四脏均有涉及，但肾气不足，肾精亏耗是本病发病的基本病机。肾为先天之本，元气之根，藏精气，是人体生长、发育和生殖的根本，而且精又为化血之源，精气直接为胞宫的行经、胎孕提供物质基础。故肾气的旺盛和肾精的充足对天癸的成熟、功能的发挥起直接的影响作用，肾中精气的衰少致天癸充养、行经、孕胞功能减退、衰竭，对月经的产生起着主导作用和决定作用。综上所述，冲任失调，胞宫胞脉失养，肾－天癸－冲任－胞宫轴功能的紊乱，从根本上导致本病的发生。

三、诊疗特色

　　早发性卵巢功能不全是引起月经病的常见原因，更是引起排卵障碍的主要原因之一，从而导致女性不孕症的发生。不孕症在我国的发病率约为15%，女方因素占25%～37%，排卵性障碍在女性不孕中占30%。临床常由遗传、X染色体突变、先天性酶缺乏、激素合成障碍、化疗、手术、感染、药物、免疫性疾病（如红斑狼疮）、卵泡消耗异常等原因导致卵巢功能减退。临床表现为月经先期、经间期出血、经期延长、月经稀发、经量减少、闭经、带下过少、烘热、出汗、情绪改变、感觉异常、心悸、头晕、头痛、失眠、记忆力减退、性欲淡漠、生殖器官萎缩等。牛建昭教授在临床诊疗过程中将符合以下化验、检查标准的患者归于此类：①根据卵泡期激素检测（两次检查，每次间隔至少1个月）结果符合 $FSH > 10IU/L$、$FSH/LH > 2$、E_2 水平低落或 $E_2 > 80pg/mL$；②血清 $AMH \leq 2ng/mL$；③B超提示无优势卵泡发育或窦卵泡数低于正常。从这个诊断标准来看，实际纳入了临床上一些早期的早发性卵巢功能不全的患者，体现了中医治未病的思想。

　　牛建昭教授学贯中西的成长背景，使她在临床诊疗中形成了"以西辨病、以中辨证论治、中西参合"的诊病特色。本着继承中医，发展中医的思想，与时俱进，运用中医四诊，即望、闻、问、切为法，八纲，即阴阳、表里、寒热、虚实辨证为纲，同时将现代先进的诊疗技术，作为中医望诊、切诊方法的延伸和发展，实现了中医的现代化。同时，综合诊查资料，锁定中医诊疗切入点，在中医理论指导下，做到诊疗的个体化，体现中医的诊疗特色：即根据年龄、月经周期中冲任气血盛衰生理变化的特点，顺势、顺期、顺季实施"一轴（肾－天癸－冲任－胞宫）四期（经后期、经间期、经前期、经行期）"为核心的治疗方案，均取得良效。在治疗时，重视补肾，同时也应结合月经周期注意顾护脾胃和调达肝气。也就是在中医妇科理论指导下，根据西医对卵巢生理周期的认识，借鉴其相应疗法，在女性月经期、经后期、氤氲期、经前期的不同周期中气、血、阴、阳的变化特点基础上，给予相应的中药配伍进行周期治疗。补肾调周法是顺应月经周期的变化而设立的，立方以补肾为主，经后期加以滋补肾阴、调养冲任之品（如紫河车、女贞子、菟丝子、枸杞子）；排卵前期加理气活血之品（如丹参、羌活）；排卵后期加补肾阳之品（如用巴戟天、炒杜仲、肉苁蓉）；月经期酌加活血化瘀之药（如桃仁、红花）。该法中补肾养阴可奠定物质基础，促进卵泡发育和尽早成熟，行气活血化瘀可推动卵巢活动，促使排出卵子；经前期补肾助阳，辅助阳长，可以温煦子宫，促进子宫内膜利于胚胎着床和孕育。

牛建昭教授用药如《傅青主女科》所云"善医者，只用眼前纯和之品，而大病尽除；不善医者，立意矜奇，不惟无效，反致百病丛生"。主张用药平和柔缓、安全味佳，认为中医治病的精髓是"顺""和""调"。"顺"是指顺势，包括顺自然环境之势、顺个体身体之势；"调"是指协调和调动，体现了天人合一的整体思想。《内经》"心主神明，主明则下安""主动则五脏六腑皆摇"，牛建昭教授在诊疗施治的过程中，问诊特点鲜明，通常以拉家常的方式开始，看似简单，实则暗藏玄机，通过非正式对话可以洞察患者生活状态，理出疾病的诱因，也体现她主张寓心理疏导于药物治疗之中，打开心结才能"治病求本"。问诊必问吃饭、睡觉、二便情况，这实际涉及患者心、肝、脾胃、肾的功能是否正常，通过这样的问诊，遣方用药，临床治疗往往达到事半功倍的效果。在中药治疗为主同时还指导患者食疗，药食互补，此类患者往往建议多食豆制品、蜂产品、燕窝、雪蛤等。

四、治疗原则

（一）培后天以滋先天

牛建昭教授认为：女子以血为本。脾为后天之本，主运化，为气血生化之源。女子经、带、孕、产、乳以血为用，脾胃运化功能正常为经、带、孕、产、乳之本，因此健脾和胃，"培后天以滋先天"是治疗卵巢功能减退的重要原则。脾位于中焦，在膈之下。它的主要生理功能是主运化、升清和统摄血液，具有化湿而恶湿的特点。足太阴脾经与足阳明胃经，相互络属于脾胃，脾和胃相为表里。机体的消化运动主要依赖于脾和胃的生理功能。水谷被脾胃运化为精微，散布周身，气血津液充沛用以维持机体的生命活动，故脾胃为"后天之本"，气血生化之源。妇人经、带、孕、产、乳与脾胃功能关系密切。牛老认为脾胃功能的正常与否，也会体现在妇女生理变化和病理特点上，健脾和胃是妇科病的重要治则之一，对于卵巢功能减退的患者更为重要。脾主运化，主中气，其气主升，具有统摄血液，固摄胞宫之权。脾气健运，血循常道，血旺而经调。胃主受纳，为水谷之海，乃多气多血之腑，足阳明胃经与冲脉会于气街，故有"冲脉隶于阳明"之说。胃中水谷盛则冲脉之血盛，月事以时下。胃不受纳，脾失健运，生化乏源，气血不足，冲任失养可致胞宫藏泄失常，表现为月经先期、经期延长、崩漏、月经后期、量少、闭经、不孕等。常伴见面色萎黄、头晕、神疲、纳谷不香、胸脘痞闷、口淡、大便稀溏等。

牛建昭教授在治疗中，时刻注意呵护胃气，调理脾胃。若脾胃虚弱，药物难达诸经病所，终无助于疾病治疗。常用四君子汤为基础化裁，茯苓用量可到30g，四君子汤源于《太平惠民和剂局方》，是健脾和胃之基本方。此方补气而不滞湿，善调脾胃，作用平和，方中人参甘温大补元气，配健脾除湿之白术，此乃益气健脾法的关键，炙甘草助人参益中气，这三味药均是壅补之品。脾虚纯于壅补，易碍脾聚湿，故加茯苓，淡渗以健脾利湿，既补脾之虚，又祛脾虚所生之湿，诸药合用，升中有降，补中有利，相得益彰，有补益之功，而无滞留邪之弊。这四味药组合严谨，缺一不可，颇似君子不偏不倚，其性平和，故名四君子汤。在临床运用中因人参价格昂贵，故常用"党参"替代"人参"。党参药性甘、微温，同人参入脾、肺二经，但温性较人参差，偏于补脾气，药性平衡，可用于妇女崩漏、带下病、月经先期、经期延长、月经后期、量少、闭经、不孕等。若患者脾阳虚，则可以用《伤寒论》理中汤，方中用大辛大热的干姜，温运中焦，以温中散寒为君；人参补气健脾，协助干姜以振奋脾阳为臣；佐以白术健脾燥湿，以促进脾阳健运；炙甘草调和诸药，共振中焦阳气，使脾胃健运，升清降浊，也可以加入补骨脂、淫羊藿、仙茅、巴戟天、锁阳，从肾治脾，以火暖土，温运脾阳，临床效果明显。

明代李中梓《医宗必读·医论图说》曰："治病必求于本。本之为言根也、源也。世未有无源之流，无根之木，澄其源而流自清，灌其根而枝乃茂，自然之经也。故善为医者，必责根本。而本有先天、后天之辨。先天之本在肾，后天之本在脾，脾为中宫之土，土为万物之母。"明代徐春甫《古今医统》曰："治病不察脾胃之虚实，不足以为太医。"补土派李东垣首创"内伤脾胃，百病由生"的论点，说明脾胃是元气之本，元气是健康之本，脾胃伤则元气衰，元气衰则百病由生。牛建昭教授在临床诊疗卵巢功能减退疾病过程中，对于不同的原因导致此类疾病的，在治法上虽有不同的侧重点，但时刻注意维护和调理脾胃功能，往往事半功倍，临床疗效显著。

（二）重视调肝

牛建昭教授认为："女子以血为本。"肝藏血，主疏泄，喜条达，恶抑郁。肝具有储藏血液、调节血量和疏泄气机的作用，与女子的经、带、胎、产、杂病密切相关，故治疗卵巢功能减退引起的月经病当重视调肝。胃主受纳，脾主运化，化生之血，除营养周身外，则藏于肝。在月经的产生中，肝血下注冲脉，司血海之定期蓄溢，参与月经周期、经期及经量的调节。足厥阴肝经络阴器，与冲脉交会于三阴交，与任脉交会于曲骨，与督脉交会于百会，肝通过冲、任、督脉与胞宫相通。肝血有余，下注血海，使子宫藏泻有序。肝肾同居下焦，乙癸同源，为子母之脏。肾藏精，肝藏血，精血同源而互生，同为月经的物质基础；肝主疏泄，肾主闭藏，一开一合共同调节子宫，使藏泻有序，经候如常。肝喜条达，肝气郁滞则经血不畅；肝气上逆则经血随肝气而上逆，以致倒经；肝郁化火，内灼津液则阴血不足而致血枯或经闭。故女子以肝为先天，女子一生以血为用，由于经、带、胎、产、乳，数伤于血，相对血不足，气有余，而肝体阴而用阳，以血为基，以气为用，因而月经病主要表现为肝的气血不调。肝为刚脏，将军之官，性喜条达，恶抑郁，故宜顺。肝的治法，临床多用疏肝、养肝、清肝、泻肝之法。

1. 养肝疏肝

经、带、孕、产、乳体现了妇女的生理特点，使女子数失于血，故女子常常有余于气不足于血，情绪容易波动，肝脏体阴而用阳，肝血不足，肝失濡养，肝木不舒，出现肝郁症状。养血疏肝常用逍遥散，是调肝经典方，方中柴胡疏肝解郁，薄荷辛凉疏散，量少以助柴胡疏肝气以免化火，用当归、白芍养血，当归辛、苦、温配白芍才能养肝血。此方虽是治肝郁代表方，但未用一味行气药，因行气药多香燥，肝郁易化火，香燥药既助火又伤阴，故不用。养肝常用中药有女贞子、桑椹、生地黄、熟地黄、白芍、枸杞子、百合、当归、何首乌、玉竹、北沙参、山茱萸、炙甘草、龟甲、阿胶等。

2. 清肝

用于胸胁胀，口干咽燥，舌红苔黄者。常用药物：玄参、青黛、青蒿、茵陈、夏枯草、菊花、黄芩、川楝子。口苦用栀子以清肝经气分之火；口不苦用牡丹皮以清血分之火；水亏虚火上炎者，用盐炒黄柏、知母以清热降火。

3. 泻肝

用于胁痛，口苦咽干，带下色黄，质黏稠有臭味，或阴痒者。宜清泻肝经湿热，用龙胆草、茵陈、栀子、黄芩、泽泻、车前子。

4. 镇肝

用于颠顶痛，耳鸣，耳聋且胀者。用生龙骨、生牡蛎、石决明、磁石以镇肝潜阳；若有肌肉跳动，头晕，用钩藤、天麻、羚羊角、龟甲、桑叶、杭菊花以镇肝息风；若抽搐用全蝎、僵蚕、蜈蚣、地龙以息风止痛。

肝为风木之脏，为将军之官，主动主升，有刚脏之称，在病变上，肝阴易亏，肝阳易亢。故《类证治载》有"肝为刚脏，职司疏泄，用药不宜刚而宜柔，不宜伐而宜和"之说。以养血柔肝之剂，木得之则荣，以平肝潜阳之法，则肝阳不偏亢。总之在肝之用药上应以"和""顺"为佳。

（三）滋肾益精，养心安神

肾精不足、肾气虚衰、天癸渐竭，是早发性卵巢功能不全的发病机理。天癸是肾精肾气充盛到一定程度时体内出现的具有促进人体生长、发育和生殖的一种精微物质。天癸泌，月经以时下，天癸竭，月经绝。天癸来源于先天，为先天之阴精，藏之于肾，受后天水谷精气的滋养，而逐渐趋于成熟，此后又随肾气的虚衰而竭止。心主血脉，心气有推动血液在经脉内运行的作用。《素问·评热病论》指出："胞脉者属心而络于胞中。"《石室秘录》指出胞宫为"心肾接续之关"，心气下通于肾，心肾相交，血脉流畅，月事如常。《内经》曰："妇人生，有余于气，不足于血，以其数脱血也。"妇女完成了经、带、孕、产、乳全过程，如果因为致病因素导致脾、肾、心、肝脏腑功能失常，则阴虚之证表现尤为明显，阴虚则火旺，火旺则阴更虚。因此治疗只可补其不足，慎不可折其有余，即所谓：

"壮水之主，以制阳光。"卵巢功能减退、早衰临床症状表现比较复杂，具体用药应随症加减，因人而异。但滋肾益精，养心安神为其重要的治疗方法之一。

《证治汇补》李惺庵谓："心以神为主，阳为用；肾以志为主，阴为用。阳则气也，火也；阴则精也，水也。及乎水火既济，全在阴精上奉，以安其神；阳气下藏，以定其志。"《医宗必读》李中梓谓："心不下交于肾，则浊火乱其神明；肾不上交于心，则精气伏而不灵。火居上则搏而为痰，水居下则因而生燥。故唯补肾而使之时上，养心而使之交下，则神气清明，志意常治。"临床常用天冬、麦冬、白芍、枸杞、女贞子滋补肝肾，养血填精，以滋肾水；五味子上敛心气，下滋肾精；珍珠粉、龟甲、生牡蛎平肝潜阳，镇静安神，配浮小麦养心安神止汗；百合，疏肝养心宁神。诸药合用滋肾平肝，养心安神，为牛建昭教授治疗妇女更年期综合征的有效方药配伍。

早发性卵巢功能不全，尤其到早衰的阶段，临床表现往往与现在的更年期综合征的临床表现类似，所以牛建昭教授把卵巢早衰又称之为早更综合征，其发病机理也有相似之处，生理基础也似《素问·上古天真论》所云："女子……七七，任脉虚，太冲脉衰少，天癸竭，地道不通，故形坏而无子。"妇女年未老而经欲断，肾气早衰，天癸早竭，精血衰少，冲任二脉亏虚，精血不足，脏腑失于濡养，易引起机体阴阳失于平衡，阴不守阳，阳气发散，故烘热汗出；肾虚精亏，髓海失养，故头晕耳鸣；腰为肾之府，肾之精血衰少，故腰酸腿软；肾阴不足，阴虚内热，故五心烦热；精血不足，阴户失养，则阴部干涩；肌肤失养，则皮肤瘙痒；肾虚天癸早竭，冲任失调，血海蓄溢失常，故月经周期紊乱，经量或多或少，或崩或漏；肾阴亏虚，水不涵木，肝失柔养，致肝肾阴虚，或阴虚阳亢，可见头晕耳鸣，烦躁易怒；肾水既乏，不能上济于心，心肾不交，可见失眠不寐，健忘；舌红苔少，脉细数均为阴虚之象。治疗本病的关键，是从肾着手，进行补肾调冲，协调阴阳，达到恢复健康的目的。因临床所见卵巢功能早衰以虚证为主，且以肝肾阴虚及心肾不交证较为多见，故牛建昭教授认为，临床虽见阴虚火旺之证，但在组方用药上，要注意不宜过用泻火平肝之品，应以滋水涵木为主，才可使虚火自平。其次，天癸虽衰，仍勿忘调经。许多妇女认为经断是衰老的象征，故调其月经，使之延续到正常绝经年龄，不但可调节机体阴阳，而且从心理角度上看，对患者亦是一个极大的安慰。《内经》云："心主神明，主明则下安""主动则五脏六腑皆摇。"因此，她主张寓心理疏导于药物治疗中。

五、用药总结

（一）用药规律

1. 回顾性研究

采取回顾性研究方法，筛选出 2011 年 5 月～2014 年 12 月经牛建昭教授诊治的符合卵巢早衰或卵巢储备功能低下纳入标准的患者共 106 例，处方 203 则，对 106 例患者的基本信息及 203 则处方用药分别输入 SPSS19.0 软件，建立相应的数据库。使用频率分析法对患者基本信息、处方用药进行分析。采用系统聚类法对高频用药进行聚类分析，用 SAS 软件中的关联规则法对处方进行分析。最后对结果进行归纳、总结，找到其中的用药规律。

（1）106 例患者中，卵巢储备功能低下患者 72 人，卵巢早衰患者 34 人，总处方 203 则，总用药 141 味。总用药频次 3920 次。用药频率≥20% 共 40 味，总频次为 3242。高频用药中多为补虚药，药性甘温为主，归经多为肾、肝、脾。

（2）卵巢储备功能低下组月经形式依次表现为月经正常、月经量少、月经后期及月经先期。两组都有 50% 以上的患者有生育要求。

（3）根据关联规则分析得出关系密切的药对及药组，药对及药组中多是同类补虚药联合使用、补虚药配合活血药、补虚药配合健脾药等。

（4）对前 40 味药物进行聚类分析，得出五类不同组合，结合每

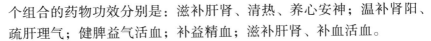

个组合的药物功效分别是：滋补肝肾、清热、养心安神；温补肾阳、疏肝理气；健脾益气活血；补益精血；滋补肝肾、补血活血。

结论：

（1）由聚类分组药物功效可以推测，临床可将该病分为从肾虚、肾虚肝郁、气血两虚、心肾不宁、肾虚血瘀论治。

（2）分析用药关联规则中可以得出，多是补虚药为主，与其他药物共同使用以增强疗效，阴阳气血并用各有侧重。补虚药与活血药并用补而不滞，补虚药与健脾药配合先天与后天并补，甘凉与甘温配合以防药性过偏。

（3）牛建昭教授治疗卵巢早衰、卵巢储备功能低下用药较集中，多以补虚药为主，注重调理肾、肝、脾、心四者的功能。其中，由于卵巢早衰病程较长，久病入络，比较注重活血化瘀的治疗。总之，治疗卵巢早衰、储备功能低下都是在补肾的基础上，兼以健脾益气、理气活血、养心论治。

根据总的用药频数，可以得出总次数≥20次的用药共40味，前40味总频数为3242次，占总用药的82.7%。按顺序排列为：当归（203次100%）、菟丝子（195次96%）、淫羊藿（195次96%）、枸杞子（194次96%）、制何首乌（166次82%）、黄精（159次78%）、紫河车（143次70%）、茯苓（133次66%）、大枣（108次53%）、炒白术（107次53%）、丹参（103次51%）、炙甘草（102次50%）、羌活（99次49%）、党参（93次46%）、陈皮（93次46%）、山药（75次37%）、北沙参（75次37%）、醋柴胡（53次36%）、太子参（74次35%）、生杜仲（68次33%）、巴戟天（67次33%）、青皮（65次32%）、炙黄芪（65次32%）、锁阳（59次29%）、肉苁蓉（57次28%）、郁金（56次28%）、紫草（51次25%）、炒枳壳（39次20%）、炒酸枣仁（39次19%）、女贞子（34次17%）、生地黄（34次17%）、黄柏（32次16%）、制远志（30次15%）、柏子仁（25次12%）、桑寄生（24次12%）、生白术（23次11%）、火麻仁（23次11%）、知母（22次11%）、生黄芪（20次10%）、百合（20次10%）（表1－1）。

表1－1　卵巢储备功能低下、卵巢早衰前40味用药

卵巢储备功能低下组					卵巢早衰组				
当归	黄精	淫羊藿	枸杞子	制何首乌	当归	菟丝子	淫羊藿	丹参	制何首乌
菟丝子	茯苓	紫河车	炒白术	炙甘草	黄精	紫河车	枸杞子	羌活	茯苓
大枣	党参	陈皮	丹参	羌活	大枣	炒白术	北沙参	陈皮	太子参
山药	柴胡	生杜仲	北沙参	巴戟天	炙甘草	山药	醋柴胡	紫草	党参
太子参	青皮	炙黄芪	锁阳	肉苁蓉	青皮	巴戟天	生杜仲	锁阳	肉苁蓉
郁金	紫草	女贞子	炒酸枣仁	枳壳	郁金	黄柏	炙黄芪	知母	枳壳
制远志	生地黄	柏子仁	生白术	桑寄生	生地黄	浮小麦	炒酸枣仁	百合	泽泻
黄柏	大血藤	火麻仁	椿皮	败酱草	生黄芪	桃仁	红花	香附	川牛膝

对总用药前40味药物依据第二版《中药学》教材汇总其功能主治、药性，对药味、归经进行频数分析，得出如下结果。

①药物分类上：补虚药最多，总2299次，占总用药的70.9%。其次是补阳药（784次24.2%）、补气药（664次20.5%）、补阴药（482次14.9%）、补血药（369次11.4%）。补虚药后依次为理气药（198次6.1%）、解表药（196次6.0%）、活血药（159次4.9%）、清热药（139次4.3%）、利水渗湿药（133次4.1%）、养心安神药（94次2.9%）、祛风湿强筋骨药（24次0.7%）。其中，羌活、柴胡在《中药学》中归为解表药，茯苓归为利水渗湿药，桑寄生为祛风湿强筋骨药。

②药物的四气、五味、归经频次：温（1608次）、平（1133次）、热（842次）、寒（467次）、凉（34次）。药味依次为：甘（2650次）、辛（1117次）、苦（1004次）、咸（251次）、涩（166次）、淡（133次）、酸（79次）。归经依次为：肾（1811）、肝

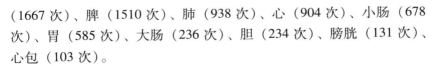

（1667 次）、脾（1510 次）、肺（938 次）、心（904 次）、小肠（678 次）、胃（585 次）、大肠（236 次）、胆（234 次）、膀胱（131 次）、心包（103 次）。

2. 聚类分析结果

将位于前 40 味的常用药物聚类，共得出 5 类，将每类药物按照功效分为子类，列举出每个子类在治疗卵巢储备功能低下、卵巢早衰中的主要功效（表 1 - 2）。

表 1 - 2　前 40 味用药聚类结果

类别	功能主治
Ⅰ类	
桑寄生　生地黄　女贞子	滋阴
知母　黄柏	清热
火麻仁　生白术	润肠通便
炒酸枣仁　柏子仁　制远志　百合	养心补血安神
生黄芪	益气
Ⅱ类	
醋柴胡　枳壳　郁金　青皮	疏肝理气
肉苁蓉　锁阳　巴戟天　生杜仲	温补肾阳
炙黄芪　太子参　北沙参　紫草	益气
Ⅲ类	
山药　陈皮　党参　炒白术	健脾
炙甘草　大枣	益气
丹参　羌活	活血
Ⅳ类	
茯苓　黄精　紫河车　制何首乌	补益精血
Ⅴ类	
枸杞子　淫羊藿　菟丝子	滋补肝肾
当归	补血活血

3. 关联规则

将药物进行关联规则分析，根据预设的支持度，可得出符合条件的关联，因用药重复率比较高，提高支持度。根据支持度≥40%，置信度≥70%，作用度≥1.03，共将得出药对27个，分别为：枸杞子、菟丝子；菟丝子、淫羊藿；枸杞子、淫羊藿；制何首乌、枸杞子；制何首乌、菟丝子；淫羊藿、制何首乌；菟丝子、黄精；枸杞子、黄精；淫羊藿、黄精；枸杞子、紫河车；菟丝子、紫河车；紫河车、淫羊藿；紫河车、黄精；枸杞子、茯苓；枸杞子、丹参；菟丝子、丹参；茯苓、炒白术；淫羊藿、丹参；黄精、大枣；紫河车、丹参；制何首乌、丹参；丹参、黄精；羌活、制何首乌；羌活、紫河车；羌活、黄精；丹参、羌活；炙甘草、黄精（表1-3）。

表1-3　相关性大的药对

序号	关联规则		支持度（%）	置信度（%）	作用度
1	枸杞子　==1==>	菟丝子==1	96.55	100.00	1.03
2	菟丝子　==1==>	枸杞子==1	96.55	99.49	1.03
3	菟丝子　==1==>	淫羊藿==1	96.06	98.98	1.03
4	淫羊藿　==1==>	菟丝子==1	96.06	100.00	1.03
5	枸杞子　==1==>	淫羊藿==1	95.57	98.98	1.03
6	淫羊藿　==1==>	枸杞子==1	95.57	99.49	1.03
7	枸杞子　==1==>	制何首乌==1	85.71	88.78	1.04
8	制何首乌　==1==>	枸杞子==1	85.71	100.00	1.04
9	菟丝子　==1==>	制何首乌==1	85.71	88.32	1.03
10	制何首乌　==1==>	菟丝子==1	85.71	100.00	1.00
11	制何首乌　==1==>	当　归==1	85.71	100.00	1.00
12	当　归　==1==>	制何首乌==1	85.71	86.14	1.00

续表

序号	关联规则	支持度（%）	置信度（%）	作用度
13	制何首乌 ==1==> 淫羊藿 ==1	84.73	98.85	1.03
14	淫羊藿 ==1==> 制何首乌 ==1	84.73	88.21	1.03
15	菟丝子 ==1==> 黄精 ==1	78.82	81.22	1.03
16	黄精 ==1==> 菟丝子 ==1	78.82	100.00	1.03
17	枸杞子 ==1==> 黄精 ==1	78.33	81.12	1.03
18	黄精 ==1==> 枸杞子 ==1	78.33	99.38	1.03
19	淫羊藿 ==1==> 黄精 ==1	77.83	81.03	1.03
20	黄精 ==1==> 淫羊藿 ==1	77.83	98.75	1.03
21	枸杞子 ==1==> 紫河车 ==1	68.97	71.43	1.04
22	紫河车 ==1==> 枸杞子 ==1	68.97	100.00	1.04
23	菟丝子 ==1==> 紫河车 ==1	68.97	71.07	1.03
24	紫河车 ==1==> 菟丝子 ==1	68.97	100.00	1.03
25	紫河车 ==1==> 淫羊藿 ==1	68.47	100.00	1.03
26	淫羊藿 ==1==> 紫河车 ==1	68.47	99.29	1.03
27	茯苓 ==1==> 当归 ==1	64.04	100.00	1.00
28	当归 ==1==> 茯苓 ==1	64.04	64.36	1.00
29	菟丝子 ==1==> 茯苓 ==1	62.56	64.47	1.01
30	茯苓 ==1==> 菟丝子 ==1	62.56	64.47	1.01
31	紫河车 ==1==> 黄精 ==1	62.56	90.71	1.15
32	黄精 ==1==> 紫河车 ==1	62.56	79.38	1.15
33	枸杞子 ==1==> 茯苓 ==1	62.07	64.29	1.00
34	茯苓 ==1==> 枸杞子 ==1	62.07	96.92	1.00
35	茯苓 ==1==> 淫羊藿 ==1	62.07	96.92	1.01

序号	关联规则		支持度（%）	置信度（%）	作用度
36	淫羊藿 = = 1 = = >	茯 苓 = 1	62.07	64.62	1.01
37	茯 苓 = = 1 = = >	制何首乌 = 1	55.17	86.15	1.01
38	制何首乌 = = 1 = = >	茯 苓 = 1	55.17	64.37	1.01
39	当 归 = = 1 = = >	炒 白 术 = 1	48.28	98.00	1.00
40	炒 白 术 = = 1 = = >	当 归 = 1	48.28	100.00	1.00
41	枸 杞 子 = = 1 = = >	丹 参 = 1	47.78	49.49	1.04
42	丹 参 = = 1 = = >	枸 杞 子 = 1	47.78	100.00	1.04
43	菟 丝 子 = = 1 = = >	丹 参 = 1	47.78	49.24	1.03
44	丹 参 = = 1 = = >	菟 丝 子 = 1	47.78	100.00	1.03
45	丹 参 = = 1 = = >	当 归 = 1	47.78	100.00	1.00
46	当 归 = = 1 = = >	丹 参 = 1	47.78	48.02	1.00
47	茯 苓 = = 1 = = >	炒 白 术 = 1	47.29	73.85	1.53
48	炒 白 术 = = 1 = = >	茯 苓 = 1	47.29	97.96	1.53
49	淫羊藿 = = 1 = = >	丹 参 = 1	47.29	49.23	1.03
50	丹 参 = = 1 = = >	淫羊藿 = 1	47.29	98.97	1.03
51	黄 精 = = 1 = = >	大 枣 = 1	47.29	60.00	1.14
52	大 枣 = = 1 = = >	黄 精 = 1	47.29	89.72	1.14
53	紫 河 车 = = 1 = = >	丹 参 = 1	46.31	67.14	1.41
54	丹 参 = = 1 = = >	紫 河 车 = 1	46.31	96.91	1.41
55	制何首乌 = = 1 = = >	丹 参 = 1	46.01	54.02	1.13
56	丹 参 = = 1 = = >	制何首乌 = 1	46.31	96.91	1.13
57	丹 参 = = 1 = = >	黄 精 = 1	45.81	95.88	1.22
58	黄 精 = = 1 = = >	丹 参 = 1	45.81	58.13	1.22

续表

序号	关联规则	支持度（%）	置信度（%）	作用度
59	炙甘草 = =1 = = > 当 归 = =1	45.32	100.00	1.00
60	当 归 = =1 = = > 炙甘草 = =1	45.32	45.54	1.00
61	制何首乌 = =1 = = > 羌 活 = =1	44.83	52.30	1.03
62	羌 活 = =1 = = > 制何首乌 = =1	44.83	91.92	1.03
63	紫河车 = =1 = = > 羌 活 = =1	44.33	64.29	1.32
64	羌 活 = =1 = = > 紫河车 = =1	44.33	90.91	1.32
65	黄 精 = =1 = = > 羌 活 = =1	43.84	55.63	1.14
66	羌 活 = =1 = = > 黄 精 = =1	43.84	89.90	1.14
67	枸杞子 = =1 = = > 陈 皮 = =1	42.86	44.39	1.01
68	陈 皮 = =1 = = > 枸杞子 = =1	42.86	97.75	1.01
69	菟丝子 = =1 = = > 陈 皮 = =1	42.66	44.16	1.01
70	陈 皮 = =1 = = > 菟丝子 = =1	42.66	97.75	1.01
71	丹 参 = =1 = = > 羌 活 = =1	42.86	87.88	1.84
72	羌 活 = =1 = = > 丹 参 = =1	42.86	89.69	1.84
73	炙甘草 = =1 = = > 黄 精 = =1	40.39	89.13	1.13
74	黄 精 = =1 = = > 炙甘草 = =1	40.39	51.25	1.13

药组（包含3味或者4味中药）39个，同上在关联中，设支持度≥70%，置信度≥80%，作用度≥1.03，共得出药组28个，分别如下：枸杞子、当归、菟丝子；枸杞子、菟丝子、淫羊藿；淫羊藿、当归、菟丝子；枸杞子、当归、淫羊藿；淫羊藿、当归、枸杞子、菟丝子；菟丝子、制何首乌、枸杞子、当归；制何首乌、菟丝子、当归；制何首乌、当归、枸杞子；枸杞子、菟丝子、制何首乌；制何首乌、菟丝子、淫羊藿；淫羊藿、制何首乌、当归；制何首乌、枸杞子、淫羊藿；菟丝子、淫羊藿、制何首乌；制何首乌、淫羊藿、

当归、菟丝子；菟丝子、当归、制何首乌、淫羊藿；枸杞子、制何首乌、当归、淫羊藿；菟丝子、当归、淫羊藿；菟丝子、黄精、枸杞子；黄精、当归、菟丝子；枸杞子、黄精、当归；黄精、菟丝子、淫羊藿；黄精、当归、枸杞子；枸杞子、菟丝子、黄精、当归；淫羊藿、枸杞子、菟丝子、黄精；淫羊藿、当归、菟丝子、黄精；枸杞子、淫羊藿、黄精；黄精、当归、淫羊藿；枸杞子、淫羊藿、黄精、当归（表1-4）。

表1-4 相关性大的药组

序号	关联规则	支持度（%）	置信度（%）	作用度
1	枸杞子 & 当归 = = 1 = = > 菟丝子 = = 1	96.06	100.00	1.03
2	枸杞子 & 菟丝子 = = 1 = = > 淫羊藿 = = 1	95.57	98.96	1.03
3	淫羊藿 & 当归 = = 1 = = > 菟丝子 = = 1	95.57	100.00	1.03
4	枸杞子 & 当归 = = 1 = = > 淫羊藿 = = 1	95.57	98.98	1.03
5	淫羊藿 & 当归 = = 1 = = > 枸杞子 & 菟丝子 = = 1	95.07	99.48	1.03
6	菟丝子 & 制何首乌 = = 1 = = > 枸杞子 & 当归 = = 1	85.71	100.00	1.04
7	制何首乌 = = 1 = = > 菟丝子 & 当归 = = 1	85.71	100.00	1.04
8	制何首乌 & 当归 = = 1 = = > 枸杞子 = = 1	85.71	100.00	1.04
9	枸杞子 = = 1 = = > 菟丝子 & 制何首乌 = = 1	85.71	88.78	1.04
10	制何首乌 = = 1 = = > 菟丝子 & 淫羊藿 = = 1	84.73	98.85	1.03
11	淫羊藿 = = 1 = = > 制何首乌 & 当归 = = 1	84.73	88.21	1.03
12	制何首乌 = = 1 = = > 枸杞子 & 淫羊藿 = = 1	84.73	98.85	1.03
13	菟丝子 & 淫羊藿 = = 1 = = > 制何首乌 = = 1	84.73	88.21	1.03
14	制何首乌 & 淫羊藿 = = 1 = = > 当归 & 菟丝子 = = 1	84.73	100.00	1.03

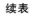

续表

序号	关联规则	支持度（%）	置信度（%）	作用度
15	枸杞子＝＝1＝＝＞菟丝子＆制何首乌＆淫羊藿＝＝1	84.73	87.76	1.04
16	菟丝子＆当归＝＝1＝＝＞制何首乌＆淫羊藿＝＝1	84.73	87.76	1.04
17	枸杞子＆制何首乌＝＝1＝＝＞当归＆淫羊藿＝＝1	84.73	88.85	1.03
18	菟丝子＆当归＝＝1＝＝＞黄精＝＝1	78.33	81.12	1.03
19	菟丝子＆黄精＝＝1＝＝＞枸杞子＝＝1	78.33	99.38	1.03
20	黄精＆当归＝＝1＝＝＞菟丝子＝＝1	78.33	100.00	1.03
21	枸杞子＝＝1＝＝＞黄精＆当归＝＝1	77.83	80.61	1.03
22	黄精＝＝1＝＝＞菟丝子＆淫羊藿＝＝1	77.83	98.75	1.03
23	菟丝子＝＝1＝＝＞淫羊藿＆黄精＝＝1	77.83	80.20	1.03
24	黄精＆当归＝＝1＝＝＞枸杞子＝＝1	77.83	99.37	1.03
25	枸杞子＆菟丝子＝＝1＝＝＞黄精＆当归＝＝1	77.83	80.61	1.03
26	淫羊藿＝＝1＝＝＞枸杞子＆菟丝子＆黄精＝＝1	77.34	80.51	1.03
27	淫羊藿＆当归＝＝1＝＝＞菟丝子＆黄精＝＝1	77.34	80.93	1.03
28	枸杞子＝＝1＝＝＞淫羊藿＆黄精＝＝1	77.34	80.10	1.03
29	黄精＆当归＝＝1＝＝＞淫羊藿＝＝1	77.34	98.74	1.03
30	枸杞子＆淫羊藿＝＝1＝＝＞黄精＆当归＝＝1	76.85	80.41	1.03

　　203 则处方中用药频次排在前 40 位的多为补虚药，《中药学》将能通过纠正人体气血阴阳虚衰的病理偏向，治疗虚证为主的药物称为补虚药。卵巢储备功能低下及卵巢早衰用药以补虚药为主，也说明了该病病性为虚，阴阳气血亏虚，冲任虚损，胞宫不能按时满

溢，故出现月经的异常甚至闭经，胞宫不能摄精不孕。药性是指药物与疗效有关的性质和性能，药性理论是研究药性形成的机制及其运用规律的理论。其基本内容是四气五味、升降浮沉、归经等。常用药物归肾、肝、脾三经者居多，这说明牛教授治疗该病主要是从调理肾、肝、脾三脏着手。

补虚药中，当归、菟丝子、枸杞子、淫羊藿、制何首乌、黄精、紫河车的用药频率均在 70% 以上，共用药 1255 次，占总用药的 32%，为牛建昭教授治疗该病的核心用药。这几味药，平补肝肾，补气血兼活血。牛教授认为，卵巢储备功能低下及卵巢早衰病性本质均为虚，这几味药中淫羊藿、菟丝子、紫河车补肾阳，制何首乌、枸杞子、黄精补肝肾之阴，紫河车、当归、制何首乌补血活血。配合起来温而不燥，补而不滋腻，补以源泉，助以动力，冲任虚损得以纠正，胞宫得以濡养，自然诸症改善。当归用药频率为 100%，《医学启源》谓"当归，气温味甘，能和血补血"。《神农本草经》谓治"妇人漏下绝子"。妇人以血为本，《灵枢·五音五味》曰"妇人之生，有余于气，不足于血"。当归味辛，性温，补血兼和血，补而不滞，既能补血之不足，又能活血之瘀滞，是妇科常用药。菟丝子味辛、甘，性平，为平补之药，具有补肾益精等作用，现代研究菟丝子中黄酮类物质有雌激素样作用。紫河车为产妇的胎盘，《本草纲目拾遗》谓其"治血气羸瘦，妇人劳损"，《本草经疏》曰"人胞乃阴阳两虚之药，有返本还原之功"。它为血肉有情之品，气味俱厚，具有补气、益精、养血的功效。现代研究紫河车含有多种蛋白、激素及酶，临床观察也发现紫河车单味药能提高卵巢早衰患者血清雌激素水平。淫羊藿，辛甘温，补肾壮阳，《日华子诸家本草》（简称《日华子本草》）曰："补腰膝，强心力，丈夫绝阳不起，女子绝阴无子。"现代药理研究认为其能增强下丘脑－垂体－性腺轴及肾上腺轴的作用。制何首乌，《本草纲目》谓"养血益肝，固精益肾……为滋补良药，不寒不燥"，其味苦、甘、涩，微温，具有补益精血的作用。黄精味甘性平，归脾、肺、肾经，具有补气养阴、健脾益肾的功效,《日华子本草》曰:"补五劳七伤,助筋骨。"枸杞子,其味甘性平,《本草经集注》曰:"补益精气,强盛阴道。"由以上分析可以看出,这7味药均为补虚药中药性比较平和之品,配合起来能增强补益肝肾的力量,现代药理研究也证实这些药味具有调节内分泌轴或增强免疫等作用。

4. 用药特点

卵巢早衰与卵巢储备功能低下相比,常用药物中多了活血化瘀药,是因为卵巢早衰的患者病程长,脏腑虚衰,心主血,脾统血,肝藏血,气行则血行,诸脏腑功能失调或气虚无力推动血行,血行不畅,瘀血阻滞脉络。除了虚的本质外,还夹杂着瘀血这一病理产物,体现了"久病入络"的思想。

5. 聚类分析

根据聚类结果,可以看出每类药基本上都包括补虚药,尤其是补肝肾药,再一次说明了本病以虚为本的特性。以用药推测证候及病因病机,可以得出阴虚无源以化,胞宫不能按时满溢,故出现月经的异常;胃肠失去濡润出现大便干燥;肾阴虚无以上济于心,心肾不交,故出现五心烦热、汗出、烦躁失眠等。治疗上以滋阴清热、养心安神为主,药性多偏甘寒。阳虚无以温化,兼情志不畅,肝郁气滞,导致生殖轴的失衡,故出现诸症。治疗上以温补肾阳、疏肝理气为主,用药多辛甘温。脾为后天之本,脾气虚无血以生,冲任气血虚亏,无以下达胞宫,用药多以健脾益气兼活血。先天不足,加之后天失养,致精血不足,脏腑失养,治疗上以补益精血为主,药性多甘平。久病脏腑功能不足,精气血不能互化,加之久病伤络,或手术损伤经络经脉,导致瘀血阻滞,病性虚实夹杂,治疗上以滋补肝肾为主,佐以补血活血。

6. 关联规则分析

在本研究中,支持度指药对或者药组出现的频次/总处方数,可信是指(中药1、中药2)出现的频数/中药出现的频数。作用度指置信度/期望置信度。

根据关联规则结果，可以看出药对及药组中的用药特点：同类药以增强疗效或者不同功效的药物配合为主。在同类药增强疗效上，由于药性及侧重点不同，配伍有所不同，以免有过燥过凉之偏颇。如菟丝子、淫羊藿这组对药同为补阳药，增强补肝肾之功，药性偏温；枸杞子配合菟丝子，两药滋补肝肾，药性平和；黄精配合淫羊藿，补阴药配合补阳药，阴阳平补，补而不燥。不同功效的相互配合：制何首乌与丹参是补益精血药与活血调经药相配合，两药一动一静，补而不滞；补肝肾药配合健脾药，如枸杞子和茯苓，在补肝肾的基础上健脾以生血，补后天之本，使精血互生。

由以上输出结果可以看出，丹参和羌活是两类不同的药，但置信度与作用度都比较高，且羌活与其他补肝肾药的支持度、置信度也比较高。查阅文献，两药常配合其他活血止痛药物治疗一些疼痛性疾病。丹参是妇科常用药，有"一味丹参散，功同四物汤"之说，《本草纲目》谓丹参"能破宿血，补新血"。现《中药学》将丹参归为活血调经药。羌活常用于治疗表症、痛症，《中药学》将其归为发散风寒药，用以治疗风寒湿邪引起的身体关节的疼痛等。但是在古书中，如《神农本草经》记载羌活除"主风寒所击，止痛"外，还可以治疗"女子癥瘕"，并且"久服，轻身、耐老"，可以看出其有活血、补益的作用。羌活现代药理研究提示有抗炎、镇痛、抗血栓、抗氧化等作用。有人认为其能舒经活络，发越阳气，用其配合其他药物治疗痛经，也配合右归饮成功治疗卵泡发育不良性不孕。牛建昭教授常用丹参、羌活配合其他补肝肾药用以治疗卵巢储备功能低下患者卵泡发育不良的问题，用以促进卵泡的发育以及排出，临床取得很好的效果。考虑可能与两药能改善盆腔局部血流、影响卵巢局部的微调控有关，具体药理机制有待进一步研究。

（二）牛建昭教授治疗早发性卵巢功能不全的用药特色

药物配伍是中医精华，精于方者，必精于药之配伍，现将牛建昭教授治疗卵巢功能减退常用的药对列举如下：

1. 生地黄 – 熟地黄

生地黄：甘、苦，寒，有清热凉血，养阴生津之功。熟地黄：甘，微温，有养血滋阴、补精益髓之功。两药合用，一寒一温，共奏养血滋阴之功。

2. 丹参 – 羌活

丹参：苦，微寒，无毒，养血活血。羌活：辛、苦，温，入膀胱、肾经，散表寒，祛风湿，利关节。两药配合用以促进卵泡的发育以及排出。

3. 白芍 – 赤芍

白芍：苦、酸，微寒。归肝、脾经。养血敛阴，柔肝止痛，平抑肝阳。赤芍：苦，微寒，归肝经，清热凉血，活血散瘀，白芍益脾，能于土中泻木。赤芍散邪，能行血中之滞，一补一散，动静结合，既防补中雍滞，又防散中太过。

4. 紫河车 – 紫草

紫河车：甘、咸，温，入肺、心、肾经，补肾益精，益气养血。紫草：苦，寒，入心包络、肝经，凉血、活血、清热、解毒，两者配伍使用可促使卵泡发育。

5. 当归 – 白芍

当归：甘、辛，温，补血、活血、止痛、润肠，用于调经，既能补血又能活血。白芍：苦、酸，微寒，归肝、脾经，养血敛阴，柔肝止痛，平抑肝阳，与当归配伍具有养血调经的功效。

6. 太子参 – 北沙参

太子参：甘、微苦，平，归脾、肺经，补气生津。北沙参：性微寒，味甘、微苦，养阴清肺，益胃生津。两参相伍，益气养阴，宜于气阴两虚之证。

7. 熟地黄 – 砂仁

熟地黄：甘，微温，归肝、肾经，补血养阴，填精益髓。砂仁：

辛，温，归脾经、胃经、肾经，化湿开胃，温脾止泻，理气安胎。砂仁配熟地黄，既可防熟地黄滋腻碍胃，又可引熟地入肾，两药合用使补而不腻。

8. 怀山药 – 山茱萸

怀山药：甘，平，归脾、肺、肾经，益气养阴，补益脾肺，补肾固精。山茱萸：酸、涩，微温，归肝、肾经，补益肝肾，涩精固脱。怀山药配山茱萸，健脾益肾，填精补髓，固气涩精，常用于脾肾两虚之崩漏、胎漏、带下、产后汗证、经行泄泻等证，亦常用于肾精亏耗所致的月经过少、闭经，阴道分泌减少等。

9. 菟丝子 – 枸杞子

菟丝子：甘，温，归肾、肝、脾经，滋补肝肾、固精缩尿、安胎、明目、止泻，始载《神农本草经》，被列为上品。既可补阳，又可益阴，具有温而不燥，补而不滞的特点。枸杞子：甘，平，归肝、肾、肺经，滋补肝肾，明目，润肺。两药相配，补而不腻，不温不燥。

10. 肉苁蓉 – 巴戟天

肉苁蓉：甘、咸，温，归肾、大肠经，补肾助阳，润肠通便。巴戟天：甘、辛，微温，归肾、肝经，补肾助阳，强筋骨，祛风湿。肉苁蓉温而不燥，入督脉，对阳虚精衰便秘有润肠通腑作用，配巴戟天治疗肾阳不足之腰膝酸软，宫寒不孕等。

11. 川续断 – 桑寄生

桑寄生：苦、甘，平，归肝、肾经，补肝肾，强筋骨，祛风湿，安胎。续断：苦、辛，微温，归肝、肾经，补肝肾，行血脉，续筋骨，安胎。两者配伍，治疗肾虚所致的妇科疾病如崩漏、胎漏、胎动不安。

12. 川续断 – 川牛膝

续断：苦、辛，微温，归肝、肾经，补肝肾，行血脉，续筋骨，安胎。川牛膝：苦、酸，平，归肝、肾经，逐瘀通经，引血下行，

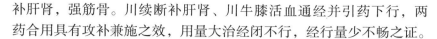

补肝肾，强筋骨。川续断补肝肾、川牛膝活血通经并引药下行，两药合用具有攻补兼施之效，用量大治经闭不行，经行量少不畅之证。

13. 夏枯草 – 墨旱莲

夏枯草：辛、苦，寒，归肝、胆经，清泻肝火，化痰散结。墨旱莲：甘、酸，寒，归肾、肝经，滋补肝肾，凉血止血。两药合用可清热平肝，凉血止血。用于肝气郁结所致的经前乳胀、乳痛及热迫冲任所致的月经量多、经水淋漓不止之症。

14. 白术 – 山药

白术：味甘、苦、微辛，性温，入脾胃经，补脾益气，燥湿利水，固表止汗。山药：味甘性平，入脾、胃、肺、肾经，补脾养胃，生津益肺，补肾涩精，肺、脾、肾同补。两者合用，既能补脾气，又能滋脾阴，一行一补则中焦得健，脾胃纳运如常，水湿得以运化。

15. 党参 – 黄芪

党参：味甘性平，入脾、肺经，补中益气、养血生津止渴。黄芪：味甘性微温，入脾、肺经，生品入药具有升发之性，升阳举陷、固表；炙品入药可补中气、益元气、温三焦、壮脾阳，利水消肿、生血生肌、内托排脓。党参：甘，平，归脾、肺经，补中益气，健脾益肺。党参补中气，长于止泻，黄芪固卫气，擅长敛汗。党参偏于阴而补中，黄芪偏于阳而实表。两药合用，一里一表，一阴一阳，相互为用，益气之力更强。

16. 乌药 – 益智仁

乌药：味辛、性温，归肺、脾、肾、膀胱经，辛开温通，上走脾肺，顺气降逆，散寒止痛，向下达于肾与膀胱，以温下元。益智仁：辛，温，入脾、肾经，既能温补肾阳、收敛固精、缩小便，又可温胃逐寒、暖脾止泻、摄涎唾。乌药以行散为主，益智仁以温补收摄为要。两药伍用，一散一收，温下元、散寒邪、补脾肾、缩小便，常用于下焦气滞、虚寒引起的腹痛、夜尿。

17. 枸杞 – 女贞子

女贞子：味苦、甘，性凉，归肝、肾经，可养阴益精、平补肝肾。枸杞子：甘，平，归肝、肾、肺经，滋补肝肾、明目、润肺，两者配伍，补阴而不腻滞，适于久服，临床常常用于治疗卵泡发育不良。

18. 陈皮 – 竹茹

陈皮：苦、辛，温，归肺、脾经，理气健脾，燥湿化痰。竹茹：甘，微寒，归肺、胃经，清热化痰，除烦止呕。两者配伍，一温一寒，温清相济，健脾清热，燥湿化痰，治疗女子脘腹痞满，心烦不安、失眠、多梦等。

19. 阿胶 – 龟甲胶

阿胶：性平，质地滋润，味甘，归肺、脾、肾经，补血止血、育阴润燥，为补血育阴润燥要药。龟甲胶性偏平和，味甘而咸，滋阴潜阳、益肾健骨、补血止血。两药配伍补血滋阴，育阴润燥，养血止血，临床多用于治疗因肝肾阴虚、虚火动血，冲任不宁所致崩漏、经期延长、月经过多等月经病。

20. 女贞子 – 墨旱莲

女贞子性凉，味甘、苦，归肝、肾经，补肝肾阴、乌须黑发、明目退热。墨旱莲性寒，味甘、酸，归肾、肝经，滋补肝肾、凉血止血。两药配伍，滋肾益阴，养肝明目，清热止血，临床多用于治疗因肝肾阴虚，热扰冲任所致崩漏、经期延长、月经过多等病，也可治疗症见五心烦热、夜寐不宁、两目干涩、口燥咽干的早更综合征。

21. 贯众炭 – 茜草炭

贯众炭性微寒，味苦，归肝、脾经，凉血止血。茜草性寒，味苦，归肝经，凉血活血、化瘀止血。临床多用于治疗血热妄行引起的多种出血证，炒炭后，寒性降低，性变收涩，止血作用增强。两药均性寒，味苦，既凉血活血，又化瘀止血。治疗因热瘀互结冲任所致之功能失调性子宫失血，症见经血非时而下，量多或淋漓不断，色深红有块，小腹刺痛、胀痛，块下痛减，口渴烦热。两药合用凉血止血而不留瘀。

22. 地榆炭 – 槐花炭

地榆：性寒，味苦、酸，归肝、大肠经，凉血止血，《本草求真》曰："性主收敛，既能清降，又能收敛，则清不虑其过泄，涩亦不虑其或滞，实为解热止血药也。"槐花：性微寒，味苦，归大肠、肝经，凉血止血。清代《本草易读》记载，槐花不但"治五种痔疮，解一切血症"，且对"肠风泻血，吐衄崩漏"也有桴鼓之应。两药炒炭色黑，黑在五行属水，水克火，故血遇黑则止。两药性味归经相同，配伍合用凉血止血相得益彰，治疗实热或虚热致冲任不固，经血不能制约之崩漏。

23. 艾叶炭 – 炮姜炭

艾叶炭性温，味辛、苦，归肝、脾、肾经，散寒止痛、温经止血。炮姜炭性温，味苦、辛、涩，归脾、肝、肾经，温经止血。两药辛温，合用温经止血，散寒止痛。治疗症见经来色暗有块，下腹冷痛者，或得热痛减、畏寒肢冷、腰膝酸软、带下清冷、下肢浮肿、小便清长，或因胞宫感寒或肾阳不足、胞宫失于温煦所致之崩漏。

24. 龙骨 – 牡蛎

生龙骨性平，味甘、涩，归心、肝、肾经，潜阳安神。煅龙骨为生龙骨的炮制品，功偏收敛固涩，生牡蛎性微寒，味咸、涩，归肝、肾经，平肝潜阳、重镇安神、软坚散结、收敛固涩，生牡蛎煅后去性存用，偏于收敛固涩。生龙骨和煅牡蛎，两药合用，临床多用于阴虚阳亢所致烦躁易怒、心悸失眠、头晕目眩、癫狂和气滞血瘀所致癥瘕包块。牡蛎和煅龙骨，两药合用，使收敛固涩之力增强，常用于经血量多、崩漏、经期延长等月经病。

25. 仙鹤草 – 乌贼骨

仙鹤草：性平，味苦、涩，归肺、肝、脾经，有收敛止血、补虚杀虫之功。《百草镜》云："下气活血，理百病，散痞满；跌扑吐血，血崩，痢，肠风下血。"乌贼骨：性微温，味咸、涩，归肝、肾经，固精止带、收敛止血。《本经》：主女子漏下赤白经汁，血闭，阴蚀肿痛，寒热癥瘕，无子。两药配伍收敛止血之功较强，因其药性平和，对于寒热虚实之崩漏证，随症加减，皆可应用。

26. 鹿角胶 – 鹿角霜

鹿角胶：性温，味甘、咸，归肝、肾经，温补肝肾，益精养血，温养止血。鹿角霜：性温，味咸，归肝、肾经，有温肾助阳、收敛止血之功。《本草蒙筌》云："主治同鹿角胶，功效略缓。"两药配伍温养益精，收敛止血。治疗肾阳不足、脾阳不振、精血亏损、胞宫虚冷、封藏失司、冲任不固所致月经病和不孕症。

27. 黑豆 – 葛根

黑豆：味甘，性平，入脾、肾经；补肾益阴，健脾利湿，除热解毒，按豆形象似肾，本为肾谷，而黑豆则尤通肾，加以盐引，则豆即能直入于肾也。《本草纲目》中有记载："常食黑豆，可百病不生。"常用于肾虚阴亏。西医学认为在豆类中含有很高的植物雌激素，可抗衰老。葛根：味甘、辛，性平，无毒。解肌退热，透疹，生津止渴，升阳止泻。《本草纲目》中这样记载："葛，性甘、辛、平、无毒，主治：消渴、身大热、呕吐、诸痹，起阴气，解诸毒。"西医学研究葛根中含有丰富的黄酮类物质和葛根素，尤其野葛中异黄酮的含量和活性远远超过大豆，在欧美以及日本的女性保健领域已经受到广泛重视。牛建昭教授通过临床实践发现这两个药配伍治疗卵巢功能减退效果显著，并且通过大量的科研基础实验研究得到了佐证。由于新药典中取消了紫河车，所以用葛根、黑豆合用代替了紫河车在临床中的使用，也解决了有些医院药房紫河车缺货所带来的困扰。

方由药成，法从方出，中医临证既要辨证准确，还要用药精当，做到理、法、方、药的和谐统一，才能收到满意疗效。药对，不外相辅相成和相反相成两大方面，而那些出于经方或时方的"药对"

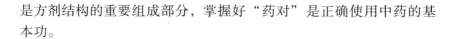

是方剂结构的重要组成部分，掌握好"药对"是正确使用中药的基本功。

六、基本治疗模式

（一）诊断标准

1. 临床表现

①月经先期；②月经后期；③经间期出血；④经期延长；⑤崩漏；⑥闭经。

2. 辅助检查

①卵泡早期患者血清中 FSH＞10IU/L、FSH/LH≥2、E_2 水平低；②AMH＜2ng/mL。

3. BBT（基础体温）

①高温期＜11 天；②高温上升幅度＜0.3℃；③高温期温度波动幅度＞0.3℃；④单相。

4. 符合中医肾虚的证候

（二）临床治疗基本模式——中医循周期治疗

该治疗模式体现中医辨证论治的特点（一轴四期）。经应如期，期贵有序，才能证明卵巢功能正常。牛建昭教授结合 40 余年来临床经验，通过调整月经周期，以肾主生殖为核心，以中医天人合一的整体观、辨证观为指导，或补肝肾，养血和血，或补脾肾，调理冲任，使月事以时下。

1. 月经期（重阳转阴）

月经周期 1~7 天，调经饮（党参、当归、赤芍、川芎、桃仁、红花、丹参、益母草、川牛膝）行气活血，因势利导，使胞宫脉络通畅，以助经血畅行，注意兼顾心、肝、肾生理功能协调平衡。肝藏血，心主血，胞络系于肾，月经期胞宫气血变化急骤，容易导致心、肝、肾功能紊乱。

2. 月经后（阴长）

月经周期 8 ~ 14 天，滋泡饮（党参、当归、淫羊藿、菟丝子、女贞子、枸杞子、黄精、葛根、黑豆）滋肾养阴，补气健脾，以后天资先天，填补精血，促进卵泡发育和内膜生长，随诊可酌加北沙参、白芍、石斛、山药、百合、生地黄、熟地黄、紫石英、覆盆子、莲子肉、黄精等。

3. 排卵期（阴盛阳动）

月经周期 14 ~ 16 天，促泡饮（党参、当归、淫羊藿、丹参、黄精、葛根、黑豆）在滋养肾阴精血的同时，加入少量行气活血之品，宣散脉络，以助卵泡的顺利排出；随诊可酌加水蛭、羌活、桃仁、红花、赤芍、丝瓜络、玫瑰花等。

4. 月经前期（阴阳俱盛）

月经周期 17 ~ 28 天，温宫饮（党参、当归、菟丝子、巴戟天、杜仲、山药、淫羊藿、肉苁蓉、葛根）滋补肾阴，温肾助阳，可全面调养冲任和胞宫，有益于维持黄体功能，以备种子育胎。随诊可酌加补骨脂、川续断等。

（三）临床辨证治疗结合相关辅助检查，随时调整治疗方案

1. BBT 测定

（1）目的：预测排卵日，以此作为确定治疗时限和监测、评价优质卵泡培育进展的指标，及时判断是否妊娠。

（2）特点：排卵日一般在下次月经前 12 ~ 14 天；体温最低，前 1 ~ 3 天白带增多呈拉丝状；排卵时一侧小腹胀痛；排卵后体温升高 ≥ 0. 3℃，若体温连续高温超过 16 天应考虑妊娠可能。

2. 排卵试条检测尿 LH

（1）目的：预测排卵日，以此作为是否需要调整治疗方案的重要参考。

（2）特点：在月经 8～16 天测试，LH 峰一般发生在早上，在下午到傍晚测定较准确些，若试条提示阳性，这预示在 12～48 小时排卵。

3. B 超探测

（1）目的：采用三维阴道 B 超探测，把握卵泡的发育进展，遴选和锁定优质卵泡，以确定治疗周期的阶段定位。

（2）检测时间：原则上分别在月经周期中第 7 天、第 9 天、第 11 天监测卵泡发育，但应根据卵泡直径的变化随时调整检测时间。

（3）体会："一轴四期"的时间长短是根据卵泡的发育情况决定的，卵泡顺利排出是"一轴四期"的关键点，所以一轴四期是辨证的，不是一成不变的，也可能是跳跃的，尤其对于 POF 的患者甚至还需要添加外源性激素。

①检测时间：卵泡直径 >10mm 进入检测视野；卵泡直径 <15mm，每 3 天监测 1 次；卵泡直径 >15mm，隔 1 天监测 1 次；卵泡直径 18mm×18mm 为优质卵泡。

注意：卵泡直径 <10mm，可隔 5～7 天再监测，连续 3 次卵泡直径 <10mm，建议放弃该周期的治疗。

优势卵泡直径 18～20mm，尿 LH 峰阳性者，立即用 HCG10000IU 肌注，辅助跳绳或爬梯促进排卵，指导同房；

②评价成熟卵泡能否顺利排卵成孕：

A. 优势卵泡壁弹性差时，较难顺利排卵成孕。B. 优势卵泡最长与最短直径差 >3mm 卵泡时，较难顺利排卵，且差距越大越难以排出。C. 优势卵泡位置离卵巢皮质越远，越难顺利排卵。D. 卵泡最长径 ≥25mm 时，过熟卵泡难以成孕。

③关于子宫内膜的分类、厚度、卵泡大小三者与妊娠：

内膜分类：

A 类子宫内膜：环形内膜，即三线征。

B 类子宫内膜：中央孤立回声，即宫腔中线欠清晰。

C 类子宫内膜：内膜中线消失。

子宫内膜的厚度在 8 ~ 16mm，内膜为 A 类，卵泡 20 ~ 21mm 时有利于孕卵着床而成孕；子宫内膜的厚度 < 7mm，或 > 16mm，即使有 20 ~ 21mm 的球形、弹性好的卵泡，也不利于孕卵着床而难以成孕；子宫内膜的厚度 > 10mm，卵泡最长直径 < 15mm 时，卵泡生长滞后于子宫内膜的生长，同样不利于孕卵着床而难以成孕。

第二节　典型医案

一、月经后期

医案

于某，女，22 岁，学生，初诊日期 2013 年 6 月 20 日（夏至前）。

主诉：月经后错 4 年伴经期延长。

现病史：患者近 4 年来月经周期后错，经期亦时有延长。此次月经 2013 年 6 月 10 日开始，量少，色暗，至今未净，伴腰酸，少腹坠胀，眠差多梦，头晕耳鸣，大便溏。末次月经 2013 年 4 月 28 日，行经 8 天，量少。

既往史：否认传染病及内科疾病史。

过敏史：无。

月经史：月经初潮 15 岁，经期 4 ~ 5 天，月经周期 28 天，量中等，色暗红、有血块，痛经。

体格检查：一般情况好，精神意识清楚，查体合作，舌质淡黯，苔薄白，脉沉。

辅助检查：B 超：子宫双附件未见异常。性激素检查：FSH 12.17mIU/mL，LH 4.13mIU/mL，E_2 83pg/mL，P 2.30ng/mL。

西医诊断：月经失调，卵巢功能减退。

中医诊断：月经后期，经期延长（肾虚血瘀）。

治则治法：血以通为补，久漏宜通，治以活血调经，化瘀止血。

处方：调经饮加减：桃仁 12g，红花 10g，赤芍、白芍各 10g，生地黄、熟地黄各 15g，川芎 6g，丹参 15g，益母草 15g，制香附 10g，川大黄炭 6g，三七粉 1.5g（冲）。7 剂。

二诊：2013 年 6 月 27 日。服上方 7 剂后，阴道出血止。最近因考试精神紧张，仍腰酸、眠差。舌质淡红，苔薄白，脉细。治以补肾调经，益气固冲，养血安神。予滋泡饮加减。

处方：党参 15g，淫羊藿 10g，菟丝子 15g，女贞子 15g，枸杞子 15g，黄精 15g，葛根 15g，黑豆 30g，太子参 15g，炙黄芪 15g，当归 10g，白芍 15g，茯苓 15g，炙甘草 6g，远志 6g，炒酸枣仁 15g，桑寄生 15g，炒川续断 12g，山药 15g。7 剂。

三诊：2013 年 7 月 3 日。诸症均已不明显，阴道无出血。腰隐痛，白带不多，胃脘不适，腹胀，便溏，日 1 次，纳可，眠佳。面色较前红润，舌质淡红，苔薄白，脉细。治宜双补脾肾，以澄其源，佐以活血促排卵以复其期，予促泡饮加减。

处方：党参 15g，当归 15g，淫羊藿 10g，菟丝子 15g，枸杞子 15g，黄精 15g，葛根 15g，黑豆 30g，白术 15g，炒山药 15g，茯苓 15g，丹参 25g，白芍 15g，川续断 15g，熟地黄 15g，砂仁 6g（后下）。7 剂。

经调理，月经于 2013 年 7 月 14 日来潮，量色质均正常，6 天净。纳可，二便调。舌淡红，苔薄白，脉细。精神好，面色红润。患者自述上学住校汤药不方便，要求服用中成药，予口服八珍益母丸、六味地黄丸、河车大造丸等药以补肝肾，养血和血，调周期，巩固疗效。

▓▓ **按语**　月经周期延后超过 7 天，甚至 3 ~ 5 个月来潮一次，称 "月经后期"，或称 "经期错后" "经行后期" "经迟" 等。月经后期若与月经过少并见，调治失当易发展为闭经，也有转为经期延长或漏下者。本病相当于西医学的月经稀发，多见不同程度卵巢功能减退引起的排卵功能不良。本病的发病机理有虚实之分。虚者可因先天不足、房劳多产、久病体弱而损伤肾气，冲任失养；

或产乳过多伤阴，思虑耗血伤脾，饮食劳倦乏后天之源，而冲任血虚；或久病伤阳，脏腑失于温煦，虚寒内生，血气生化运行逾期。实者可因经期、产后、感受寒邪；或食饮寒凉、直中肠胃，血为寒凝，气血运行迟涩；或抑郁恚怒，情志不舒，气机受阻，血为气滞，冲任不畅。虚实病机虽然各异，但皆可导致血海延迟充盈，月经后期。

本例肾虚型月经后期表现月经量少，色暗淡、质清稀，有初潮偏迟，腰酸腿软。肾虚精少，冲任失养，血海延迟充盈，故月经后期量少；肾虚则命门火弱，阴血失于温煦，津液失于温化，而经色暗淡、质清稀，带下稀少；肾生精髓，肾虚髓亏则其外府与清窍不荣，故腰酸腿软，眩晕耳鸣；舌暗淡、苔薄白、脉沉细均乃肾虚之征。临床诊疗应根据具体情况实施不同方案，此例患者就诊时已淋漓出血 10 天，根据舌脉证，治以活血通经，化瘀止血，血净后给予澄源复旧，促排卵，补肾固冲，兼调肝脾，恢复月经周期。

二、月经先期

医案

路某，女，28 岁，学生。初诊日期 2013 年 6 月 3 日（芒种前）。

主诉： 月经先期 3 年。

现病史： 13 岁月经初潮，月经基本规律。近 3 年来经期提前，甚至 20 日一行。月经量多，色淡，乏力、失眠、心烦。曾用中药治疗，效果不显。现胸闷心悸，颧部潮红，盗汗，腰酸肢楚，乏力，末次月经 2013 年 5 月 26 日。

既往史： 否认传染病及内科疾病史。

过敏史： 无。

月经史： 月经初潮 13 岁，经期 4~5 天，月经周期 30 天，量中，暗红，有血块，痛经（-）。

体格检查： 一般情况可，精神意识清楚，查体合作。舌红胖苔薄黄，脉细数。

辅助检查：B超示：子宫略小，双侧卵未见异常；基础体温呈单相；性激素检查：FSH 18.03mIU/mL，LH 10.15mIU/mL，余正常。

西医诊断：月经失调。

中医诊断：月经先期（阴虚火旺）。

治则治法：养阴清热，固冲调经。

处方：熟地黄15g，生地黄15g，龙眼肉15g，党参15g，白芍15g，阿胶9g（烊化），玄参15g，女贞子15g，白术15g，黄芪25g，地骨皮15g，青蒿10g，杜仲15g，麦冬15g，女贞子15g，墨旱莲15g。7剂。

二诊：2013年6月10日。服药后诸症略缓，脉舌同前，基础体温单相，原方加丹参15g，羌活10g以促排卵。

三诊：2013年6月18日。自诉诸症大减，偶有盗汗。BBT：温度已升高4天，舌略红苔薄，脉弦细。继续原方加减，去羌活加益母草15g，川牛膝15g以引血下行。

四诊：2013年6月27日。患者2013年6月22日月经来潮，量中，色暗红，有小血块，带经4天干净，无明显不适。

患者又先后以原方加减调治2个月，月经周期渐趋正常，基础体温呈典型双相，诸症悉除。

▎**按语** 本例是属阴虚火旺的类型，脉象、舌苔、内热等情况都证明符合此诊断，《丹溪心法·妇人八十八》云"经水不期而来者血热也"。血热则迫血妄行，经水也就提早而来。《傅青主女科》谓："先期而来少者，火热而水不足道。"上例却不然。原因是久病后，血虚而气亦亏，气不摄血、经量多而颜色不红，所以组方用药时在养阴清热中酌加黄芪、白术，即为补其气以摄其血。临症须辨清月经提前的病机属虚还是属实，月经提前质稠、有块、味秽臭，平素伴有带下量多色黄者，属实热者；提前而月经量多、色淡，无秽臭气味，多属虚热。结合其他兼证、脉象、舌苔参照，就不难诊断了。治疗的原则，虚热着重在虚，当归、地黄、白芍、玄参、阿胶等养血补虚，此外可再加地骨皮、青蒿、女贞子、墨旱莲等清热、凉血止血。如量多者则补气，党参、黄芪亦宜酌量加入而补气摄血。实热者，用生地黄、白芍、牡丹皮、黄柏、栀子清热止血，治病审因，冲任气血调和，月经才能恢复正常。

三、月经过少

医案1

王某，女，32 岁，初诊日期 2013 年 6 月 17 日（芒种后）。

主诉：月经量少 1 年。

现病史：患者 1 年前开始月经量涩少，带经期 1 ~ 2 天，仅用卫生护垫，色淡红。平时身体虚弱，时常头眩目花，耳鸣心悸，精神不振，经期提前，近日午后且有潮热。刻下症：头晕目眩，腰酸，纳少，多梦，二便调，带下量多偏黄。末次月经 2013 年 6 月 2 日。

既往史：否认传染病及内科病病史。

过敏史：青霉素类。

月经史：14 岁月经初潮，经期 4 ~ 5 天，月经周期 25 ~ 26 天，量中，血块（+），腹痛下坠但可忍。

体格检查：一般情况可，查体合作。形体消瘦，面色潮红，舌红苔薄黄，脉细数。

辅助检查：性激素：FSH 20.15mIU/mL，LH 18.1mIU/mL，E_2 90pg/mL；经前 B 超：内膜 0.6cm。

西医诊断：月经失调。

中医诊断：月经过少（血海不充，阴虚内热）。

治则治法：滋阴清热，补肾调经。

处方：促泡饮加四物汤加减：党参 15g，淫羊藿 10g，丹参 25g，黄精 15g，葛根 15g，黑豆 30g，当归 15g，白芍 15g，熟地黄 20g，白术 15g，陈皮 15g，巴戟天 15g，椿皮 15g，海螵蛸 15g，青蒿 15g。

7剂。

二诊：2013年6月24日。服药7剂后白带止，乏力缓解，仍有午后潮热，腰酸心烦，脉细数，舌苔薄黄。证为冲任阴虚内热。治拟补肝肾，清虚热，温宫饮加减。

处方：党参15g，当归15g，菟丝子15g，巴戟天15g，杜仲15g，山药15g，淫羊藿15g，肉苁蓉15g，葛根15g，熟地黄20g，砂仁6g（后下），白芍15g，黄芪15g，续断15g，狗脊15g，白术15g，茯苓15g，青蒿10g，生地黄20g，地骨皮15g。7剂。

三诊：2013年7月1日。服上方7剂调理后，低热已退，精神转佳，经水未至，此因冲任气血虚亏。治以调补气血，活血通经为主，调经饮加减。

处方：党参15g，当归15g，赤芍15g，川芎15g，桃仁10g，红花10g，丹参15g，益母草15g，川牛膝12g，黄芪15g，熟地黄20g，砂仁6g（后下），杜仲15g，续断15g，白术15g。7剂。

四诊：2013年7月7日。调理后经水于2013年7月2日来潮，量较前增多，带经3天干净，现略有腰酸神疲，舌淡苔正常，脉象稍细，治以健脾益气，调补冲任，滋泡饮合八珍汤加减。

处方：党参15g，淫羊藿10g，菟丝子15g，女贞子15g，枸杞子15g，黄精15g，葛根15g，黑豆30g，当归15g，熟地黄20g，砂仁6g（后下），川芎10g，白术15g，白芍15g，茯苓15g。7剂。

此后患者续用促泡饮、温宫饮、调宫饮、滋泡饮根据月经的不同时期随症加减2个月，月经基本恢复正常。

按语 一般月经涩少，多由于血海不充，经血乏源，故经水量少色淡，带经期短。此种表现，乃为虚证，不宜直接使用攻伐破血之药，治本之道应先养癸水，使血海冲任气血充沛。《丹溪心法》所谓："经水涩少为虚为涩，虚则补之，涩则濡之。"本例经量少而经期提前，乃是气阴两虚，血亏火旺之象。治疗初诊以当归、地黄、白芍、党参养血，白术、陈皮健脾以助生血，巴戟固肾，椿根皮、海螵蛸止带，青蒿清虚热，服药白带已瘥，而潮热未净。所以二诊除去止带的药，增加生地黄、地骨皮以增强青蒿清虚热的能力，复以芪、归同用，取当归补血汤以有形之血，必借无形之气以生之意。患者腰酸症状显著，腰为肾之府，经水乃由冲任主宰，而冲任隶于肾，肾气不足，与经水亦有关系，因此用杜仲、续断、狗脊、巴戟天以补气在腰膝，服药后虚热已退，而血海冲任渐充，虚热已清，经水不复提前。三诊时以调补气血，活血通经为主，予调经饮加减，故药后经水准期而经量增加，经期也延至3天。效不更法，随症加减而使月经恢复正常。

📌 医案 2

单某，女，20岁，初诊日期2013年3月20日（雨水后）。

主诉：月经量少半年。

现病史：患者1年前开始节食减肥，每天几乎不吃主食，近半年月经量减少，带经1~2天，仅用卫生护垫，色淡红。近期时感腰酸乏力，厌食。曾在外院行B超，子宫稍小，给予中药治疗效果不佳（自诉均为活血类具体不详）。刻下症：乏力，头晕，纳呆，眠少，二便调，末次月经2013年3月14日。

既往史：否认传染病及内科病病史。

过敏史：青霉素类。

经孕产史：13岁月经初潮，经期4~5天，月经周期28~32天，量中，血块（+），腹痛下坠可忍。

体格检查：一般情况可，查体合作。形体消瘦，面色萎黄，舌淡，苔白，脉细弱。

西医诊断：月经失调。

中医诊断：月经过少（气血亏虚）。

治则治法：补气养血，补肾调经。

处方：滋泡饮合八珍汤加减，处方：党参15g，淫羊藿10g，菟丝子15g，女贞子15g，枸杞子15g，黄精15g，葛根15g，黑豆30g，白术 15g，茯苓 15g，炙甘草 6g，当归 15g，熟地黄 15g，川芎 10g，砂仁 6g（后下），白芍 15g，焦神曲 15g，焦麦芽 15g，焦山楂 15g，阿胶 10g（烊），炙黄芪 15g，鸡内金 15g。7 剂。

　　二诊：2013 年 3 月 28 日。诸症略缓，舌脉同前，治法不变，原方加丹参 20g，茺蔚子 15g 以促排卵。

　　三诊：2013 年 4 月 15 日。月经较前增多，仍偏少，色淡，现为月经第 2 天，腰酸乏力，厌食等症大减，舌淡苔红，脉细。继用原方巩固疗效，停汤药后，嘱续服河车大造丸、乌鸡白凤丸调理。后追访患者月经正常。

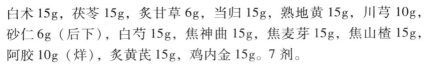 **按语** 　女子以血为本，血充则经调。本案患者因节食而致气血生化乏源，冲任气血不足，经来量少，色淡，面色萎黄，乏力头晕，舌淡，脉细弱，舌脉症均提示气血亏虚。鉴其过去求医服药，虽以活血药但效果不佳，反而使经血更少。所以在治疗上应先养血为主，益气为要，补血先补气，以八珍汤加滋泡饮加减，并佐以阿胶血肉有情之品，滋养冲任胞宫。用药后患者脾胃功能渐复，气血渐充，面色转润，精力亦振，冲任气血调和，月经量渐增，而获预期效果。

　　青春期女性过度节食减肥导致月经量少甚至闭经者，临床并不少见。辨证多属气血不足，肝肾亏虚，治法多以补肝肾、补气血、调经为主，主药可选八珍汤，并随月经周期的不同时期按序加减，疗程较长，可配合中成药河车大造丸、乌鸡白凤丸巩固疗效，应注意重视患者的心理治疗。此类病历应注意"若欲通之，先应充之"。若一味活血，非但不效，反而加重病情。脾气健运，血循常道，血旺而经调。脾胃为后天之本，气血生化之源，气血除营养周身外，则储藏于肝。在月经的产生中，肝血下注冲脉，司血海之定期蓄溢，参与月经周期、经期及经量的调节。肝经与冲脉交会于三阴交，与任脉交会于曲骨，与督脉交会于百会，肝通过冲、任、督脉与胞宫相通，而使子宫行使其藏泻有序的功能。肝肾同居下焦，乙癸同源，为子母之脏。肾藏精，肝藏血，精血同源而互生，同为月经的物质

基础；肝主疏泄，肾主闭藏，一开一合共同调节子宫，使藏泻有序，经候如常。

四、崩漏

医案

刘某，女，37岁，已婚。初诊日期2013年5月18日（立夏后）。

主诉：阴道出血1月余。

现病史：近3年月经尚规律，但带经期长，1个月8～12天，经量偏少。外院诊断卵巢功能减退，后半年间断添加口服孕酮治疗。2013年4月因母亲生病着急，而致月经1个月余未止，量时多时少，近3天阴道出血增多，至今量中不减，色红，夹血块，伴腰背酸痛，性情急躁易怒，乏力头晕，纳差，小便频。

既往史：否认传染病及内科疾病史。

过敏史：无。

月经孕产史：月经初潮13岁，经期4～5天，月经周期28天，量中等，色暗红、有血块，痛经（-）。孕1产1，工具避孕。末次月经2013年4月4日。

体格检查：一般情况好，精神意识清楚，查体合作，皮肤黏膜苍白。舌淡黯，苔薄白，脉弦滑。

辅助检查：B超提示：子宫双附件未见异常。

西医诊断：功能失调性子宫出血。

中医诊断：崩漏（肝郁脾虚，冲任不固）。

治则治法：疏肝解郁，益气养阴，化瘀止血。

处方：柴胡10g，枳壳10g，女贞子15g，墨旱莲15g，白芍15g，黄精15g，太子参15g，茜草炭10g，小蓟20g，乌贼骨15g（先煎），三七粉3g（冲），煅龙骨30g（先煎），煅牡蛎30g（先煎）。7剂。

二诊：2013年5月25日。服上方7剂后，阴道出血止，仍觉腰背酸痛，头晕，心烦急躁，多梦，舌淡红，苔薄白，脉弦滑。经后治以滋补肝肾、益气养血。

处方：生地黄、熟地黄各15g，山药15g，枸杞子15g，墨旱莲15g，女贞子15g，白芍15g，山茱萸10g，桑寄生30g，太子参15g，酸枣仁15g，阿胶10g（烊化），续断30g，党参15g，炙黄芪15g。7剂。

三诊：2013年6月8日。诸症减轻，近2日带下量多，舌红，苔薄白，脉细弦滑。考虑带下量多，可能进入排卵期，原方加入活血药促排卵。

处方：生地黄、熟地黄各15g，山药15g，枸杞子15g，墨旱莲15g，女贞子15g，白芍15g，山茱萸10g，桑寄生30g，太子参15g，酸枣仁15g，阿胶10g（烊化），续断30g，炙黄芪15g，党参15g，丹参25g，羌活10g。7剂。

四诊：2013年6月13日。基础体温已升高2天，其他未见异常。唯觉五心烦热，小腿酸困，视物不清。舌淡尖红，苔薄白，脉细弦。证属出血日久，肝肾受损。治以调补肝肾，养血清热。

处方：生地黄、熟地黄各15g，山药15g，枸杞子15g，墨旱莲15g，女贞子15g，白芍15g，山茱萸10g，桑寄生30g，太子参15g，酸枣仁15g，阿胶10g（烊化），续断30g，炙黄芪15g，党参15g，地骨皮15g，桑叶15g。7剂。

五诊：2013年6月27日。月经于2013年6月24日来潮，带经7天干净。此后予知柏地黄汤合逍遥散以善其后。经3个月后随访，月经已调，诸症皆除。

按语　崩漏指经血非时而至，或暴下不止，或淋漓不尽，前者称崩中，后者称漏下。二者常交替出现，且病机相同，但出血量和病势缓急有别。本病属于妇科常见病，又是疑难急重之证。关于崩的记载首见于《素问·阴阳别论》："阴虚阳搏谓之崩。"《诸病源候论》较早论述了"崩中漏下"的病名、证候，提出"冲任二脉虚损""不能制约经血"是其病因病机。张景岳《妇人规》中言："崩漏不止，经乱之甚者也。"将崩漏归属月经病。明代医家方约之所著

《丹溪心法附余》，被后世总结的"塞流、澄源、复旧"治崩三法，至今临证仍可借鉴。

崩漏相当于西医学中无排卵型功能失调性子宫出血病，治疗前首先应当除外生殖系统炎症、出血性妊娠病及生殖器肿瘤，特别是子宫内膜癌症或癌前病变。本病主要病机为冲任二脉损伤，不能制约经血，胞宫藏泄失常，多因脾虚、肾虚、血热、血瘀所致。本病应根据出血量、色、质等变化，结合舌脉、病程与患者体质，辨别虚、实、寒、热。若见经血非时暴下不止或淋漓不断，色淡或暗，质清稀，神疲倦怠，头晕心悸，面色㿠白，唇甲色淡，或腰膝酸软，眩晕耳鸣，舌淡黯，脉虚细者，多属脾虚、肾虚证；经血时多时少，色红或暗，质稍稠，兼有血块，腹痛，面赤口干，烦躁，舌红或黯，舌有瘀斑，脉动有力或弦数者，多属血热、血瘀等虚实夹杂或偏实证。崩漏辨证，尚需注意患者不同的年龄阶段。青春期多先天肾气不足，或后天阳明蕴热；育龄期易见肝郁血热，气血不调，或虚实夹杂；断经前后，肾阴虚者居多，同时累及肝脾等脏腑，阴阳失衡，阴损及阳。

总之，崩漏一证，虚多实少，热多寒少，常言"久崩多虚，久漏多瘀"。崩为漏之甚，漏为崩之渐；暴崩者证急，漏下者证缓。漏下虽缓，耗损气血未必为轻；暴崩虽急，正气尤存未必言重。即便是火，亦是虚火，非实火可比。即便是瘀，亦有兼证，非瘀滞实邪可拟。

本例患者因母亲患病，情绪紧张而致肝失调畅，气滞血瘀，瘀血阻滞冲任、子宫，血不循经，瘀血不去，新血难安，故经血时多时少，血黯有块，失血日久，脏腑失养，则见头晕乏力，腰酸痛。故治以疏肝解郁，益气养阴，化瘀止血。

此例患者既往因卵巢功能减退而引起近期延长，此次出血一月余未尽，辨其病机，缘由患者正值经期，突受意外刺激，情绪紧张而致。肝者将军之官，女子多愁善感，气机抑郁，疏泄失司。肝为血府，伤则不藏血，而为崩中漏下。治宜疏肝解郁，养

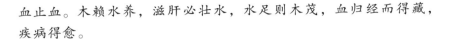

血止血。木赖水养，滋肝必壮水，水足则木茂，血归经而得藏，疾病得愈。

五、不孕症

医案1

陈某，女，33岁，初诊：2013年5月11日（立夏后）。

主诉：婚近3年未孕（未避孕）。

现病史：结婚3年未孕。月经14岁初潮，自述学习及工作压力的影响而致月经推后，甚至闭经，外院诊为POF，时断时续服用戊酸雌二醇片治疗。结婚后因3年未孕而来就诊。现情绪低落，腰膝酸软，乏力，性欲淡漠，阴道干涩，较一般人怕冷，二便尚可，纳眠可。

既往史：否认传染病及内科疾病史。

过敏史：无。

经孕产史：月经初潮14岁，经期4~5天，月经周期紊乱，量少，色暗红、有血块，痛经（-）。孕0产0，末次月经2013年2月8日。

体格检查：一般情况好，精神意识清楚，查体合作。舌质淡暗，苔薄白，脉沉细两尺弱。

辅助检查：B超：子宫偏小；BBT：单相；性激素：FSH 26.36mIU/mL；LH 6.82mIU/mL；E_2 15pg/mL。妇检：子宫小，附件：（-）。

西医诊断：原发性不孕症，卵巢功能减退。

中医诊断：无子（肾虚）。

治则治法：补肾调冲，益气活血。

处方：益肾促卵汤随症加减：

紫河车10g，党参15g，当归15g，枸杞子15g，菟丝子15g，淫羊藿15g，制何首乌5g，女贞子15g，丹参15g。

服上药近50剂，月经2013年7月2日来潮，量极少，2天干净。

现诸症明显减轻，舌淡红，苔薄白，脉细。复查 FSH 9.75mIU/mL；LH 5.34mIU/mL；E_2 65pg/mL；本周期 BBT：单相。效不更方，加紫河车至 30g。

后继续益肾促卵汤随症随期加减，月经已能 40～50 天来潮一次，BBT 已出现典型双相。

2013 年 12 月 28 日末次复诊。末次月经 2013 年 11 月 2 日，因 2013 年 11 月 25 日排卵试条呈强阳性，B 超可见优势卵泡，曾予原方 4 付加入水蛭、羌活以促排卵。现停经 56 天，无不适。唯晨起感恶心，嗜睡。妊娠试验阳性，诊断为早孕。

按语 我国对不孕症的定义是：婚后 2 年，有正常性生活，未采取任何避孕措施而不能生育者。不孕症在我国的发病率约为 15%，女方因素占 25%～37%，排卵性障碍在女性不孕症中占 30%。卵巢功能减退是引起排卵障碍的主要原因之一，从而导致女性不孕症的产生。临床上根据卵泡期激素检测结果，将符合 FSH > 10IU/L、FSH/LH > 2、E_2 水平低落（卵巢功能减退）的患者归于高促性腺激素性性腺功能减退。临床常由遗传因素、X 染色体突变、先天性酶缺乏、激素合成障碍、化疗、手术、感染、药物、免疫性疾病（如红斑狼疮）、卵泡消耗异常、压力等原因导致卵巢功能减退。患者临床表现为原发性或继发性不孕症伴月经稀发、经量减少、闭经、烘热、出汗、情绪改变、感觉异常、心悸、头晕、头痛、失眠、记忆力减退、性欲淡漠、生殖器官萎缩等；B 型超声检查可见子宫小，卵巢测值小于生育期妇女，无卵泡存在或虽有卵泡存在，但数目少，直径不超 10mm 者，连续监测未见卵泡发育。

在中医学中虽无此卵巢功能减退的病名，但对不孕症的研究历史悠久，《素问·上古天真论》："女子七岁，肾气盛，齿更发长；二七而天癸至，任脉通，太冲脉盛，月事以时下，故有子……七七任脉虚，太冲脉衰少，天癸竭，地道不通，故形坏而无子也。"这是对女性生殖生理功能的精辟论述，充分说明肾在女子月经、生殖中的重要地位，肾气－天癸－冲任－胞宫与"垂体－卵巢－子宫"的生殖轴理论有相同之处。牛建昭教授认为肾虚是卵巢功能减退和排卵性功能障碍并导致不孕症的主要病因病机，通过多年的临床经验总结出益肾促卵汤，具有补肾调冲，益气活血的功效。全方由紫河车、党参、当归、枸杞子、菟丝子、淫羊藿、制何首乌、女贞子、丹参组成。方中菟丝子、淫羊藿共为君药，补肾助阳，填精益髓，使肾中精充血旺；紫河车、党参、当归、枸杞子、何首乌、女贞子为臣药，紫河车甘、咸、性温，入肺、肝、肾，补气、养血、益精；当归、枸杞子、何首乌、女贞子滋阴养血填精，使精血化生有源；党参味甘性平，入脾、肺二经，补中益气、生津养血，在方中使用有后天养先天之意；丹参为佐药，味苦，微寒，入心、肝经，活血化瘀、凉血、安神，方中协同当归在经间氤氲之时有促排卵的作用。全方遵循"方从法出"，君臣佐药配伍严谨，体现了"阳中求阴，阴中求阳"的组方思路，兼顾了肾、肝、脾、肺、心五脏，使机体阴平阳秘，生化如期而促排卵。

医案2

何某，女，32岁。初诊日期2014年11月11日（立冬后）。

主诉：月经后错7年，备孕2年未孕。

现病史：2007年产后出现月经后错，月经量少，2月余一行经，月经经期3天即净，色淡质稀，无痛经。末次月经2014年11月7日。平素怕热，乏力，性欲淡漠，阴道干涩。

既往史：否认传染病及内科疾病史。

过敏史：无。

经孕产史：月经初潮14岁，经期4～5天，月经周期28～30天，量中、色暗红、无血块，痛经（－）。孕2产1，2014年人流1次，2007年自然分娩。末次月经2014年11月7日。

体格检查：一般情况好，精神意识清楚，查体合作。舌胖质淡暗，苔白，脉沉细两尺弱。

辅助检查：B 超：子宫、附件未见异常；BBT：单相；性激素：FSH 16.36mIU/mL；LH 6.82mIU/mL；E_2 10pg/mL。妇检：子宫偏小，附件：（ - ）。

西医诊断：不孕症，早发性卵巢功能不全。

中医诊断：断绪，月经后期（脾肾不足、气血亏虚）。

治则治法：补肾健脾，养血调经。

处方：滋泡饮加减：

党参12g，当归15g，菟丝子15g，枸杞子15g，紫河车10g，黄精15g，炙黄芪15g，炒白术15g，淫羊藿10g，女贞子15g，茯苓30g，桑寄生30g，川续断15g，锁阳10g，紫草10g。14 剂。

嘱患者监测排卵：基础体温 + 排卵试条（每日 10am～20pm 测试），试条强阳时行 B 超检查卵泡大小和内膜厚度，如果卵泡直径≥1.8cm，可以隔日同房一次，同房后复查 B 超看卵泡是否已排。

二诊：2014 年 11 月 25 日。服上药 14 剂后乏力减轻，基础体温单相，试条弱阳性，舌脉同前，继续补肾健脾，养血调经，并佐以活血药以促卵泡。

处方：党参12g，当归15g，菟丝子15g，枸杞子15g，紫河车10g，黄精15g，炙黄芪15g，炒白术15g，淫羊藿10g，女贞子15g，茯苓30g，桑寄生30g，川续断15g，锁阳10g，紫草10g，丹参25g，羌活10g。7 剂。

三诊：2014 年 12 月 2 日，服药后患者自述 11 月 28 日测排卵试条阳性，但未做 B 超，今日基础体温已升高 2 天，阴道干涩减轻。舌淡红，脉沉。继续补肾健脾，养血调经，投以温宫饮加减。

处方：党参15g，当归15g，菟丝子15g，巴戟天15g，杜仲15g，山药15g，淫羊藿15g，肉苁蓉15g，葛根15g，熟地黄20g，砂仁6g（后下），白芍15g，黄芪15g，续断15g，狗脊15g，白术15g，茯苓15g。7 剂。

四诊：月经于 12 月 12 日来潮，量略增，无其他不适。现为月经第 2 天，给予活血通经治疗，方以调经饮加减。

处方：党参 15g，当归 15g，赤芍 15g，川芎 15g，桃仁 10g，红花 10g，丹参 15g，益母草 15g，川牛膝 12g，黄芪 15g，熟地黄 20g，砂仁 6g（后下），杜仲 15g，续断 15g，白术 15g，茯苓 15g。7 剂。

此后间断服用中药，每次根据患者的基础体温、排卵情况斟酌选用促泡饮、温宫饮、调宫饮、滋泡饮随证加减，调理 4 个月后，月经周期、经量、经色基本恢复正常，患者于 2015 年 5 月告知已妊娠 5 周。

按语　月经后错－月经量少－闭经－不孕往往是早发性卵巢功能不全由轻到重的一个演变过程。《薛氏医案·女科撮要·经候不调》："其过期而至者有因脾经血虚，有因肝经血少，有因气虚血弱。主治之法……脾经血虚者，人参养荣汤；肝经血少者，六味地黄丸。"牛建昭教授在治疗此类患者时多从脾肾入手，以健脾补肾为主，并结合月经周期，重视调周治疗。旨在中医妇科理论的基础上，根据西医对卵巢生理月周期改变的认识，借鉴其相应疗法，将女性月经期、经后期、氤氲期、经前期不同月经周期中气血阴阳的变化特点，给予相应的中药配伍进行周期治疗。立方以补肾为主，经后期加以滋补肾阴、调养冲任之品（如女贞子、菟丝子、枸杞子）；排卵前期加理气活血之品（如丹参、羌活、水蛭、肉桂）；排卵后期加补肾阳之品（如巴戟天、肉苁蓉、炒杜仲、山药、续断）；月经期酌加活血化瘀之药（如桃仁、红花）。调周中补肾养阴可奠定物质基础，促进卵泡发育和尽早成熟，行气活血化瘀可推动卵巢活动，促使排出卵子，经前期补肾助阳，辅助阳长，振奋阳气，可以温煦子宫，以利胚胎着床和孕育，最终达到经调受孕效果。

医案 3

郑某，女，33 岁，初诊日期 2015 年 12 月 03 日（大雪前）。

主诉：胚胎移植（IVF）前发现卵巢功能低下，要求中药调理。

现病史：因双侧输卵管堵塞拟行试管婴儿手术，促排卵时发现卵巢功能低下，促排卵卵泡数少（AFC：1~2 个），今日来要求中医调理。近 1 年月经周期较之前缩短至 23 ～ 25 天，带经期 5 天，此次月经今日来潮，量中偏少，轻度经行腹痛，喜暖，经前乳胀。平素入睡困难，易早醒，情绪波动大，纳可，二便调。

既往史：否认传染病及内科疾病史。

过敏史：无。

经孕产史：月经初潮 15 岁，经期 4 ～ 5 天，月经周期 28 ～ 30 天，量中，色暗红、有血块，痛经（－）。孕 3 产 0，末次月经 2015 年 11 月 8 日。

体格检查：一般情况好，精神意识清楚，查体合作。舌紫，苔薄，脉沉细两尺弱。

辅助检查：AMH 0.58ng/mL，FSH 7.31mIU/mL，LH 2.7mIU/mL，E_2 25pg/mL。

西医诊断：继发性不孕症，卵巢功能减退。

中医诊断：断绪（肾虚肝郁）。

治则治法：补肾益精，疏肝调经。

处方：滋泡饮加减：

党参 12g，当归 12g，枸杞子 15g，菟丝子 15g，女贞子 15g，淫羊藿 10g，紫河车 10g，黄精 15g，紫草 10g，枳壳 10g，佛手 10g，刺五加 10g，郁金 10g，青皮 6g，陈皮 6g，茯苓 30g，桑寄生 30g，川续断 15g，炒酸枣仁 20g，远志 10g。7 剂。

嘱患者注意饮食调理，保证摄入足够的营养成分，多食豆制品如黑豆、黄豆等，以及蜂产品如蜂王浆等。

二诊：患者月经 5 天干净，入睡仍慢，夜间醒来次数减少，多梦，复睡已不困难，情绪较前平稳，纳可，二便调。舌紫，苔薄，脉沉细两尺弱。继续予补肾益精，疏肝理气佐以活血促排卵。促泡饮加减。

处方：党参 12g，当归 12g，枸杞子 15g，菟丝子 15g，女贞子 15g，淫羊藿 10g，紫草 9g，枳壳 10g，佛手 10g，刺五加 10g，郁金 10g，青皮 6g，陈皮 6g，茯苓 30g，桑寄生 30g，川续断 15g，炒酸枣仁 20g，远志 10g，丹参 15g，羌活 10g，石菖蒲 10g，百合 20g，盐杜仲 10g，珍珠母 30g。7 剂。

注意事项：睡觉前做呼吸运动：吸气 5 秒—憋气 7 秒—呼气 8秒，连续 3 次，帮助睡眠。禁食辛辣刺激之品，调畅情志。

三诊： 患者入睡已改善，偶多梦，情绪平稳，纳可，二便调。基础体温未见明显升温，舌紫，苔薄，脉沉细两尺弱。继续予滋补肝肾，理气调经。促泡饮加调经饮加减。

处方： 党参 15g，当归 15g，赤芍 15g，川芎 10g，桃仁 10g，红花 10g，丹参 15g，益母草 15g，枸杞子 15g，菟丝子 15g，淫羊藿10g，紫草 9g，枳壳 10g，青皮 6g，陈皮 6g，熟地黄 15g，白芍 15g，川牛膝 15g，柴胡 10g。7 剂。

四诊： 此次月经于 2015 年 12 月 30 日来潮，带经 5 天，量略增。基础体温呈不典型双相高温，爬升缓降 8 天，现月经已干净。

五诊至十六诊继续运用滋泡饮、促泡饮、温宫饮、调宫饮，根据月经的不同时期随症加减 3 个月后，患者 BBT 已出现典型双相，生殖中心经期复查 AFC 增至 5～6 个，准备促卵取卵，进入试管周期。

按语　紫草是导师治疗卵巢功能低下常用的一味草药，现代药理证实，紫草有抗炎消菌，改善微循环的作用，对于卵巢功能减退，尤其是卵泡生长发育障碍的患者，此药是老师必用之药，临床观察确实能促进卵泡生长，降低 FSH 水平。牛建昭教授往往与方中加入健脾药，这不仅仅体现了以后天资先天的学术思想，同时也体现了中医治未病的思想，因为此类患者往往思虑过度，情志不遂，久之会导致肝郁克脾而使脾胃功能紊乱。本案患者中，其 AMH 0.58 ng/mL，FSH 7.31mIU/mL，LH 2.7mIU/mL，FSH/LH ＞2，AFC 1～2 个，可明确诊断为卵巢功能低下。年龄、FSH、AMH 是现代判断卵巢功能的常用指标，也是试管婴儿入选标准的指标，对于卵巢功能低下的患者，补肾疏肝健脾是治疗大法，同时应根据月经生理过程中肾阴阳消长、气血盈亏的规律性变化，分为四个不同的时期配伍用药。

六、闭经

医案

武某，女，31岁，初诊日期2012年7月15日（大暑前）。

主诉：闭经1年半。

现病史：患者两年前由北京赴外地后因环境变迁，月经出现后错、稀发渐停闭，曾在外院给予间断孕酮治疗，刚开始月经尚可来潮，后来使用孕酮后无撤退性出血。患者身体羸瘦，面色不华，头眩目花，小便频数，腰酸畏寒，精神疲惫，阴道干涩，性欲低下，眼泡虚浮，脉沉细，舌质淡，苔薄白。末次月经2011年1月20日，现要求中药治疗，拒绝使用西药。

既往史：否认传染病及内科病病史。

过敏史：无。

月经史：14岁月经初潮，经期4~5天，月经周期25~26天，量中，血块（+），腹痛下坠可忍。

体格检查：一般情况可，查体合作。形体消瘦，面色萎黄，脉沉细，舌质淡，苔薄白。

辅助检查：B超示：子宫偏小，内膜0.3cm，余无异常；性激素：LH 67.12mIU/mL，FSH 96.55mIU/mL，E_2 20.7pg/mL，P 0.23ng/mL，T 36ng/dL，PRL 10.6ng/mL。

西医诊断：闭经，卵巢早衰。

中医诊断：闭经（肝肾虚亏，血海不足）。

治则治法：补益肝肾，调理冲任。

处方：紫河车10g，丹参15g，巴戟天15g，菟丝子15g，党参15g，淫羊藿15g，杜仲15g，熟地黄20g，白芍15g，紫石英30g（先煎），白术15g，黄芪15g。7剂。

二诊：2012年7月29日。四肢不温，小腹有虚冷感，冲任虚寒之象也，治宜温肾暖宫。

处方：艾叶 10g，肉桂 10g，乌药 10g，鹿角霜 10g，熟地黄 20g，丹参 15g，鸡血藤 15g，香附 10g，淫羊藿 15g，巴戟天 15g，川牛膝 10g，仙茅 10g，煅紫石英 30g，补骨脂 15g。7 剂。

三诊：2012 年 8 月 12 日。小腹虚冷感已缓，精力疲乏，脾胃为气血之源，必须重视。治以健脾益血，充养癸源。

处方：白术 15g，陈皮 15g，茯苓 15g，熟地黄 15g，砂仁 6g（后下），丹参 15g，巴戟天 15g，陈艾叶 10g，炒枳壳 10g，益母草 15g，泽兰 15g，党参 15g，炙黄芪 15g，太子参 15g，鸡内金 15g。7 剂。

四诊：2012 年 8 月 26 日。服药后小腹冷痛已愈，胃口渐开，有腹坠胀感，盖冲任渐充，治拟补肾健脾，理气调经。

处方：香附 10g，广郁金 10g，白术 15g，黄芪 15g，当归 15g，黄精 15g，枳壳 15g，川牛膝 15g，陈皮 15g，茺蔚子 10g，丹参 25g，党参 15g，淫羊藿 10g，菟丝子 15g，枸杞子 15g，黄精 15g，葛根 15g，黑豆 30g，炒山药 15g，茯苓 15g。7 剂。

五诊：2012 年 9 月 10 日。腿膝酸软，乳胀不舒，略有白带，腰酸殊甚。

处方：鹿角霜 15g，菟丝子 15g，紫河车 10g，陈皮 15g，香附 10g，潞党参 15g，白术 15g，茯苓 15g，桑寄生 15g，川续断 15g，炒杜仲 15g，巴戟天 15g，玫瑰花 10g，香橼 10g，佛手 10g，红花 10g。7 剂。

六诊：2012 年 9 月 24 日。服药后 9 月 20 日月经来潮，量少色暗，2 天干净。患者现略感腿膝软弱，虽然月经已来潮，但量少色暗，提示癸元不足，血海未充，继续调补气血，以八珍汤合五子衍宗丸巩固疗效。

处方：党参 15g，黄芪 15g，熟地黄 20g，菟丝子 15g，淫羊藿 15g，川续断 15g，玉竹 15g，当归 15g，白术 15g，陈皮 15g，茯苓 15g，川芎 10g，车前子 15g，白芍 15g，益母草 15g，丹参 15g，砂仁

6g（后下），枸杞子15g，覆盆子15g，五味子15g。7剂。

后随访患者间断口服汤药，月经40～50天一潮，量偏少、色、质正常。

按语 此患者31岁，月经停闭1年余，性激素：LH 67.12mIU/mL，FSH96.55 mIU/mL，E_2 20.7pg/mL，P 0.23ng/mL，T 36ng/dL，PRL 10.6ng/mL，雌激素偏低，从化验单检查结果及病史结合看，符合卵巢功能早衰的诊断。患者闭经1年余，雌激素低是有意义的。如果是患者自己来的月经，雌激素低，不是真的低，因为有些卵泡发育慢，雌激素升高后，卵泡很快就会长大。此患者B超示内膜0.3cm，说明患者可能缺乏生理剂量的雌激素。在临床上很多医生看到子宫内膜比较薄，或者雌激素比较低，就不使用孕激素撤退试验，认为会出血，无论是雌激素水平或超声报告的子宫内膜厚度，只供我们对病情的总体评估，对于停经或闭经的患者都需要进行孕激素撤退试验。此患者已行孕激素试验，无撤退性出血，说明患者确实缺乏生理剂量的雌激素。

中医学对经闭病因叙述很早，经典著作《内经》有"血枯""二阳之病发心脾，有不得隐曲，女子不月""胞脉闭""石瘕"等论述。《金匮要略》中又补充了"脾虚"和"寒积"。临床上可分为虚证、实证两种，虚为血枯，实为血滞，治疗依照"实则泻之，虚则补之"的法则，血滞宜破，血枯宜补。临床上以虚证居多，即使实证，也是体虚症证，属虚实型，纯粹实证较少。本例即为虚证，肝为藏血之脏，肝血虚少，血海不充，症见头晕目眩，面色不华，肾为癸水之本，肾气不足，冲任损，症见腰酸膝软，小溲频数，肝肾虚亏，经源枯涸，月水自难于来潮。此类病证治疗时绝不能一味通利行滞，而使血海枯涸。《普济方》谓："经水枯竭则无以滋养，其能行乎……但服以养血益气诸药，天癸自行。"本例治疗过程，以充养为主，紫河车、鹿角霜填补肾气，当归、生地黄等补益肝肾，其次再治其兼症，带下则用固涩之药，小腹虚冷则温宫，胸闷乳胀则疏肝理气，精神疲乏则益其气，兼症次第就愈，培其本，润其源，冲盛任通，经水也就恢复正常。肝肾虚亏属于血枯之类，因此在充养过程调理，不仅疾病痊愈，身体也会恢复健康，诚如张介宾在《景岳全书》所言："枯之为义、无血而然故，或以羸弱，或以困倦……无非血枯经闭之候，欲其不枯，无如养营，欲以通之，无如充之，但使雪消春水自来，则经脉自至。"

七、更年期综合征提早出现

医案 1

崔某，女，38 岁，工人，已婚。初诊日期 2013 年 5 月 8 日（立夏后）。

主诉：月经不规律 6 个月，伴烘热汗出等症 4 个月。

现病史：患者 6 月前开始出现月经后错，6~30 天不等，近 4 个月伴烘热汗出，心烦，入睡难，易醒。曾服用当归片，效果不显。末次月经为 2013 年 3 月 18 日，量、色、质正常，带经期 4 天。现烘热汗出、心烦欠寐，头晕，耳内疼痛，心烦易怒，两目干涩，口干，食纳可，大便干，1 次/2 日。

既往史：否认传染病及内科疾病史。

过敏史：青霉素。

经孕产史：月经初潮 14 岁，经期 4~5 天，月经周期 30 天，量中等，色暗红、有血块，痛经（-）。孕 3 产 1，末次人流 1999 年 6 月，工具避孕。末次月经 2011 年 3 月 18 日。

体格检查：一般情况可，精神意识清楚，查体合作，血压 130/90mmHg，舌质暗红，苔薄，脉细弦滑。

辅助检查：性激素：FSH 34.9mIU/mL，LH 22.7mIU/mL，E_2 90pg/mL，P 0.58ng/mL。

西医诊断：早发性卵巢功能不全。

中医诊断：月经后期（肝肾阴虚，心肾不交）。

治则治法：滋补肝肾，交通心肾。

处方：干生地黄 15g，枸杞子 15g，菊花 10g，白芍 15g，桑寄生

15g，玄参 15g，女贞子 15g，制何首乌 5g，桑椹子 15g，桑叶 15g，茯苓 15g，珍珠母 30g（先下），黄芩 10g，生龙骨、生牡蛎各 30g（先下），夜交藤 30g，夏枯草 15g。7 剂。

二诊：2013 年 5 月 22 日。药后全身觉舒，头晕耳痛已消，月经于 2013 年 5 月 16 日按期来潮，量中，色暗红，无血块，今尚未净，伴腰酸痛，胁胀，烘热汗出，舌淡黯，苔薄，脉细弦。正值经期，益气养阴，滋补肝肾。

处方：太子参 15g，五味子 10g，天冬、麦冬各 10g，枸杞子 15g，制何首乌 5g，桑寄生 15g，益母草 15g，生牡蛎 30g（先下），浮小麦 30g，夜交藤 30g，郁金 10g，珍珠母 30g（先下），生地黄 15g，地骨皮 15g，生黄芪 30g，生白术 15g，防风 10g。7 剂。

三诊：2013 年 6 月 5 日。月经已净，烘热汗出缓解，睡眠明显好转，小便灼热。舌淡红，脉沉弦。治以益气养阴，滋补肝肾，通淋。

处方：太子参 15g，生白术 15g，玄参 15g，珍珠母 30g（先下），何制首乌 5g，浮小麦 30g，白芍 15g，生牡蛎 30g（先下），五味子 15g，山药 15g，车前草 15g，天冬 15g，麦冬 15g，生黄芪 30g，防风 10g，生地黄 15g。7 剂。

四诊：2013 年 9 月 19 日。治疗后，近 3 个月经周期尚规律，周期为 25～30 天，诸症减轻，故未来复诊，现轻度烘热汗出、心烦口渴，余无不适。舌质略暗，苔薄白，脉细弦滑。用杞菊地黄丸、天王补心丸早晚各 1 丸，以善后巩固疗效。

医案 2

林某，34 岁，农民。初诊日期 2014 年 8 月 23 日（处暑）。

主诉：烘热汗出 3 月，停经近 4 月。

现病史：患者 22 岁产一女。2008 年初取环后，月经开始紊乱，或先期半个月或迟行半个月，逐渐稀发至月经停闭，最长停经半年。曾去多家医院诊治，诊断为卵巢功能早衰，过早绝经，继发不孕。

刻诊：停经近 4 个月，自觉烘热出汗，心烦少寐，腰酸膝软，毛发

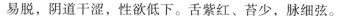

易脱，阴道干涩，性欲低下。舌紫红、苔少，脉细弦。

既往史：否认传染病及内科病病史。

过敏史：无。

经孕产史：13 岁初潮，经期 4~5 天，月经周期 28~30 天，量中，色红，有血块，痛经（－）。孕 1 产 1。

体格检查：一般情况可，精神意识清楚，查体合作，舌淡红、苔少，脉细弦。

辅助检查：FSH 56.9mIU/mL，LH 35.2mIU/mL，E_2 16pmol/L，P 0.17nmol/L。B 超：子宫内膜 2mm，两侧卵巢偏小。

西医诊断：早发性卵巢功能不全。

中医诊断：月经后期（肝肾不足、冲任亏虚）。

治则治法：滋肾养肝，调补冲任。

处方：①大生地黄 30g，太子参 30g，枸杞子 15g，麦冬 15g，地骨皮 15g，生白芍 15g，龟甲 15g，阿胶（烊入）10g，陈皮 15g，五味子 15g，紫河车 3g（冲服），生黄芪 30g，生牡蛎 30g（先下），浮小麦 30g，夜交藤 30g，珍珠母 30g（先下），生白术 15g，防风 10g，天冬 15g，7 剂；②芬吗通 3 盒，常规服，一月一盒。

以上述治疗方案，中药方随诊加减，服药 3 个月后，诸症明显改善。2014 年 11 月 30 日月经来潮，量明显增多，夹小血块。复查血性激素：FSH 10.8mIU/mL，LH 5.6mIU/mL，E_2 215pmol/L。后续仅用中药调理，月经亦能 40 天左右一次。

按语 妇女在 40 岁之前，出现类似绝经前后症状，如烘热汗出，烦躁易怒，头晕目眩，失眠心悸，腰膝酸软，手足心热，面目浮肿，尿频失禁，或伴有月经紊乱等与绝经有关的症状，西医称"早发性卵巢功能不全"，牛建昭教授将之称为"早更综合征"，临症施治参照"经断前后诸证""绝经前后诸证"的辨证论治。本病在古代医籍中未见专门论述，也无这一病名，其症状常散见于"经断复来""脏躁""郁证"等病证中。

本病发生的病因病机是肾气渐衰，天癸将竭。冲任二脉逐渐亏虚，精血不足，脏腑失于濡养，易引起机体阴阳失于平衡，从而导致本病发生。因此肾虚是本病致病的根本，同时由于受素体状况、社会环境、心理素质等因素的影响，使脏腑功能失于调节，导致肝、脾、心与肾脏等多脏腑间病理改变，从而出现本病复杂多样的临床表现。

治疗本病的关键，是从肾着手，进行补肾调冲，协调阴阳，若涉及他脏者，则兼而治之，达到恢复健康、延缓衰老的目的。因临床所见之证以虚证为主，且以肝肾阴虚较为多见。临床虽见阴虚火旺之证，但在组方用药上，要注意不宜过用泻火平肝之品，应以滋水涵木为主，才可使虚火自平。其次，天癸未绝，莫忘调经。许多妇女认为绝经是衰老的象征，故调其月经，推迟绝经年龄，不但可调节机体阴阳，而且从心理角度上看，对患者亦是一个极大的安慰。

医案1患者既有肾虚的表现又有肝阳偏亢的表现。方中用生地黄、天麦冬、白芍、枸杞、女贞滋补肝肾，养血填精，以滋肾水；五味子上敛心气，下滋肾精；珍珠母、生牡蛎平肝潜阳，镇静安神，配菊花平肝清热、明目而降血压，夜交藤交通心肾，水火既济。全方共奏滋阴益肾，平肝潜阳，交通心肾之功。

医案2患者年龄34岁，牛建昭教授投以中药五子衍宗、增液汤、玉屏风、两地汤加减以滋肾益肝、调补冲任，以阿胶、龟甲、紫河车血肉有情血肉之品峻补冲任，西药予芬玛通口服，中西医结合治疗，取效迅速，减少复发概率。

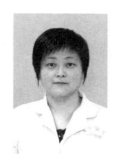

【本章作者】王燕霞，女，46岁，副主任医师。牛建昭全国名老中医药专家传承工作室负责人。

第二章　多囊卵巢综合征

>>>>>>>

第一节　辨治思想

　　多囊卵巢综合征（Polycystic ovary syndrome，PCOS）是妇科常见疑难杂症，为女性常见内分泌紊乱性疾病，主要表现为月经稀发或闭经、不孕、肥胖、多毛等，临床发病为 1% ~ 4%，其中育龄期妇女占 5% ~ 10%。中医古医籍中无多囊卵巢综合征这一病名的记载，根据其临床表现，归属于中医学中闭经、月经后期、崩漏、不孕等范畴。目前西医治疗多以改善生活习惯、调整月经周期、抗雄激素、促排卵治疗为主。单纯采用西药治疗，有时疗效不佳，患者常因害怕激素治疗导致依从性差，而中医治疗优势明显。

　　牛建昭教授从事中西医结合妇科临床、科研工作 50 年余，擅长治疗各类妇科疾病及疑难杂症。对多囊卵巢综合征的诊疗，具有丰富的临床经验，形成了自己独特的学术思想和诊疗思路。笔者有幸跟师学习三年余，在跟师随诊过程中，通过收集整理大量多囊卵巢综合征患者的病例，现对导师临床诊治 PCOS 的学术思想、诊疗思路及治疗方法等经验进行总结。

一、基本认识

　　很多多囊卵巢综合征的患者，自青春期月经初潮开始就出现月经失调，表现为月经后错无规律、闭经或经期延长、经血淋漓不尽等。牛建昭教授认为，先天肾气不充、天癸不足为青春期发病的主要病机。

胞络者系于肾，肾藏精，主生殖，肾精又参与经血的组成。牛建昭教授指出"肾为先天之本"，一方面由于肾藏先天之精，又称生殖之精，它禀受于父母，与生俱来，出生之前是形成生命的根本物质；另一方面，肾之先天对人体的禀赋及后天的发展起到"决定性的作用"。《素问·上古天真论》："女子七岁，肾气盛，齿更发长；二七而天癸至，任脉通，太冲脉盛，月事以时下，故有子……"《医学衷中参西录》提出："男女生育，皆赖肾气作强。"这些阐述了肾在女性月经生理方面中的重要作用。女子肾气的充盛才能够促使天癸成熟泌至，从而使得任脉畅通，冲脉旺盛，血海充盈，溢于胞宫而产生月经。禀赋素弱，肾气未充导致经血不足，故血海不能按时满溢；肾精可化生气血，冲任血海空虚则无精以化，气血欠荣，调和失运。

在后天生长发育的过程中，无论是青春期少女，或者成年女性，因嗜食肥甘厚腻，辛辣刺激，导致形体肥胖，或过度减肥、形体消瘦；学业、工作压力大、竞争激烈，导致精神压力过重、出现情志异常；生活习惯不规律，熬夜、晚睡，或感受寒邪，过服寒凉，寒邪搏于冲任，血为寒凝，运行迟滞，胞脉不畅，致血海不能按时满溢；或劳逸过度，饮食不节，损伤脾气，脾失健运，痰湿内生，下注冲任，壅滞胞脉，致使气血运行缓慢，血海未能按时满溢；或平素性情抑郁，情志不遂，气郁不宣，血为气滞，必然会导致体内五脏功能失调，气血精液运化失常，冲任失养或不畅，血海日耗而渐枯，出现月经后错不规律。因此牛建昭教授认为多囊卵巢综合征的另一病机是"后天失养"。

因此，培先天补后天为牛建昭教授治疗多囊卵巢综合征的基本原则。

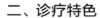
二、诊疗特色

1. 补肾为先，调肝为重，肝脾肾三脏同治

导师认为 PCOS 病因病机为肾、肝、脾三脏功能失调，痰湿、瘀血等病理产物的侵袭，使"肾－天癸－冲任－胞宫轴"功能紊乱而致病，临床常见虚实夹杂证，基本病机为肾虚、肝郁、痰湿、血瘀。肾主生殖，为天癸之源，冲任之本，肾气的盛衰决定着月经来潮与孕育，故肾精亏虚、肾阳不足为发病之根本。脾为后天之本，若先天不足，脾肾两虚，运化水谷、水湿功能失调，湿聚成痰，痰湿脂膜下注，壅塞冲任、胞宫而为病。

在培先天补后天的理论指导下，牛建昭教授治疗多囊卵巢综合征多以补肾为先。牛建昭教授所带领的团队长期致力于植物雌激素的研究，选取多种常用补肾中药进行实验研究，研究结果表明补肾类中药具有内分泌激素样作用，对女性性腺轴有双向调节作用。结合中医理论和研究成果，筛选后自创补肾基础方：党参、女贞子、菟丝子、肉苁蓉、丹参、淫羊藿、葛根、枸杞子、黑豆。

牛建昭教授指出，随着女性社会地位的提高，女性扮演多重角色：妻子、母亲、职场女强人。众多的压力使女性心理、生理都产生着巨大变化，经前乳房胀痛、胃脘胀气、便秘等症状比比皆是。导师指出，肝气郁结是多囊卵巢综合征发病的主要病因，肝失疏泄，气机郁结，则情志抑郁；久郁不解，失其柔顺舒畅之性，故急躁易怒；气病及血，气滞血瘀，冲任不调，故月经不调或经行腹痛。治疗上常常从肝论治，以疏肝、解郁、理气为基础，加以辨证论治，配以化痰，活血软坚等法，临床效果良好。

经验药方：柴胡 10g，郁金 10g，青皮 6g，陈皮 6g，木香 10g，砂仁 6g，焦槟榔 10g，当归 10g，茯苓 10g。

功用：疏肝解郁，理气和胃。

主治：肝气郁结证，精神抑郁，胸胁胀痛，脘闷嗳气，腹胀纳呆，月经不调，舌苔发白，脉弦等。

方解：此方为肝气郁结导致肝脾不和而设。柴胡、郁金可以疏肝理气解郁，以祛致病之因，为主药；当归补血活血为辅药；青皮、陈皮、木香、砂仁、茯苓、槟榔理气健脾共为佐药。所有药合用，既可疏肝理气解郁，补肝血，又可醒脾补中。肝郁体虚者，多用药性平和、行气而不伤阴的绿萼梅、佛手、香橼及养血柔肝的白芍和熟地黄。

2. 辨证论治

（1）肾气不足，气血两虚

先天禀赋不足，肾精不充，天癸不能按期而至，气血两虚，冲任不足，血海不能按时满溢，故症见初潮至迟，月经稀发，量少色淡，甚或闭经，难以受孕。患者多形体消瘦，面色无华，腰膝酸软，头晕耳鸣，乏力怕冷，小便清长或夜尿频。舌质淡黯，薄白苔，脉沉细。

方选金匮肾气丸合八珍汤加减，基础方如下：地黄、山药、山茱萸、茯苓、牡丹皮、泽泻、桂枝、黄精、车前子、党参、炒白术、炙甘草、当归、白芍等。

（2）肾虚肝郁

肝肾同处下焦，肾主封藏、肝主疏泄，共同调节胞宫之泻藏。若先天肾气不足，或后天房劳伤肾，水不涵木；或压力过大，郁怒伤肝，肝失疏泄，则胞宫泻藏失调；久郁化热，热破血妄行。症见经行后错，经量不定，色淡黯有块；或月经稀发、闭经；或月经先期、量多、崩漏不止；口苦咽干，经前胸胁胀满，乳房胀痛，婚久不孕，腰酸乏力，头晕耳鸣，心烦易怒；或精神抑郁，毛发浓密，面部痤疮，舌质红，薄黄苔，脉弦滑或弦数。

方选柴胡疏肝散合六味地黄汤加减，基础方如下：熟地黄、山茱萸、牡丹皮、泽泻、山药、茯苓、柴胡、栀子、郁金等。

（3）肾虚血瘀

先天禀赋不足，肾精不充，天癸不能按期而至；或气虚无力推动气血；或肝失疏泄，气机不畅，导致血液停滞，瘀阻脉道；或感受寒邪，血受寒则凝，瘀阻冲任，血不得下，血海不能满溢而致闭经。

症见经行后期，量少，色暗有块，少腹作痛，月经稀发或闭经，婚久不孕，面色偏黯，毛发浓密，舌质紫黯或有瘀斑、瘀点，脉弦细，或沉涩。

方选二仙汤合桃红四物汤加减，基础方如下：仙茅、淫羊藿、桃仁、红花、当归、党参、熟地黄、赤芍、白芍等。

（4）肾虚痰湿

肾虚气化不足，影响脾之运化，脾肾阳虚，水失健运，聚而成痰，痰湿阻滞气机，气机升降失常，遂致痰湿互结，壅滞阻塞经络，影响冲任通盛。

症见月经后错或闭经、不孕症，形体丰满、肥胖，神疲乏力，头晕心悸，口中黏腻，腰膝酸软，畏寒，或善叹息，乳房作痛，胸闷泛恶，大便不实，带下量多质黏，痤疮，多毛。舌胖大，边有齿痕，白腻苔，脉沉细而迟或弦滑而缓。

方选苍附导痰汤合理中汤加减，基础方如下：苍术、香附、陈皮、枳壳、半夏、川芎、白茯苓、山楂、党参、白术、生姜等。

3. 补肾调周法

中药调周法是在中医基础理论上，根据月经周期中阴阳消长的变化规律以及胞宫的藏泄规律，结合西医学中关于卵巢及子宫内膜周期性变化而创立。在月经周期的不同阶段采用中药周期性的方药治疗，以调节"肾 - 天癸 - 冲任 - 胞宫"轴的平衡，达到恢复月经周期、促进卵巢排卵、治疗不孕症的目的。

导师牛建昭教授汲取历代著名医家的学术思想及临证经验，并结合自己多年的临床实践，将论治 PCOS 分为四个时期，临床疗效显著。

（1）月经期至月经第 1～4 天 此期血室正开，宜活血调经、因势利导、促进行经。治法以养血活血、祛瘀生新，自拟"调经饮"，以桃红四物汤加减为主，药物组成：党参、当归、赤芍、川芎、桃仁、红花、丹参、益母草、川牛膝等。其中，桃红四物汤养血活血，加党参、丹参、益母草以益气调经，辅以川牛膝引药下行，共奏养血活血通经、引血下行而不伤正之功。

（2）经后期（卵泡期）至月经第 5～12 天　此期经血外泄之后，为胞宫血海空虚渐复、阴精蓄积之时，治疗以滋补肾阴、填精养血为主，以促进卵泡发育，自拟"滋泡饮"，药物组成：党参、当归、淫羊藿、菟丝子、枸杞子、女贞子、黄精、葛根、黑豆等。其中淫羊藿、菟丝子、女贞子、枸杞子、黄精滋肾，益精血，党参、当归益气养血，同时加入具有补肾填精之功效的葛根、黄豆。全方鼓舞阴精化生阳气，促进卵泡发育。

（3）经间期（排卵期）至月经第 13～15 天　此期是在重阴基础上升腾阳气，鼓动重阴转阳，治疗以滋阴补肾、活血通络，促进卵泡排出为主，自拟"促泡饮"，药物组成：党参、当归、淫羊藿、丹参、黄精、葛根、羌活、肉桂、黑豆等。其中党参、当归益气养血，淫羊藿、黄精、葛根补肾填精，丹参活血化瘀，调理冲任气血，酌加肉桂补火助阳，温通血脉，其中羌活为风药，以其风动轻清之性，行气活血祛湿，助肾气转阳，促进卵子发育和排出。全方温补而不滞，活血而不耗气。

（4）经前期（黄体期）至月经第 16～28 天　此期阴盛阳生、渐至重阳。阴阳俱盛，冲任气血旺盛，治疗以温补肾阳、调气活血、通经或助孕为主，促使黄体发育，为胎孕或行经做充分的准备，自拟"温宫饮"，药物组成：党参、当归、菟丝子、巴戟天、杜仲、山药、淫羊藿、肉苁蓉、葛根等。其中菟丝子、肉苁蓉填肾精，巴戟天、淫羊藿温肾阳，当归、枸杞子养血调经，党参、山药健脾益气，全方有温补脾肾、益气养血之功，使肾得封藏，促进黄体成熟。

三、治疗原则

1. 分"时"论治

多囊卵巢综合征的治疗是漫长而复杂的，且病情容易反复。牛

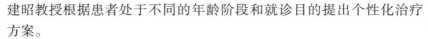

建昭教授根据患者处于不同的年龄阶段和就诊目的提出个性化治疗方案。

（1）辨患者有无生育要求

对无生育要求的多囊卵巢综合征患者，调整月经周期为主，治疗上以月经"定期"来潮为目的，按照盈虚消长的规律，因月经后冲任血海空虚，故滋肾填精，调养气血，先补3周左右，多以左归丸为基础方。第4周在子宫蓄经渐盈的基础上，改用活血化瘀、理气通经之品，多选用桃红四物汤。此类患者调经的目的在于预防多囊卵巢综合征的并发症。

对有生育要求的多囊卵巢综合征患者，治疗上先改善卵巢功能、调整月经周期，再促进卵泡发育，促使卵泡排出以助孕，孕后防止生化妊娠、自然流产或胚胎停育。可选用补肾调周期法，或者辨证论治。

（2）辨患者月经出血的特点

多囊卵巢综合征患者如处于月经稀发或闭经状态，治疗上先补肾填精、充养血海，继而活血通络，促使月经来潮。

多囊卵巢综合征患者如处于崩漏状态，阴道出血量多或淋漓不尽，治疗上先止血，后调整月经周期。

2. 分"形"论治

牛建昭教授根据多囊卵巢综合征患者形体胖、瘦、羸、弱的不同，提出个性化治疗。

（1）肥胖体型

《丹溪心法》中云："肥盛妇人，禀受甚浓，恣于饮食，经水不调，不能成胎，谓之躯脂满溢，闭塞子宫，宜行湿燥痰。"肥人多痰多湿，肥胖的主要发病原因为痰湿停聚，痰湿的产生与脾肾阳虚有关，所谓"脾为生痰之源"，脾气偏虚，水液精微失运，停聚而成痰湿。或由于平时饮食不当，嗜食膏粱厚味，损伤脾胃而产生痰湿，痰湿留聚胞宫胞脉，阻碍气机，经脉气血流通受阻，冲任不调而使月经紊乱，痰湿积聚，脂膜壅塞，则见体胖多毛。因此对于肥胖型多囊卵巢综合征患者，要以健脾利湿为始终，常用茯苓、白术、山药、陈皮、苍术健脾益气、除湿消脂。同时，水失健运还需得到肾阳的温煦，若肾阳不足，命门火衰，脾阳不振，则无法健运水谷精微。因此在健脾利湿的同时，应运用温补肾阳之品，如桂枝、菟丝子、锁阳等，且注意调节胰岛素、血糖，控制体重，中药常用山楂、荷叶、泽泻等。对于皮肤发黑、有黑棘皮征者，多属痰瘀互结，健脾的同时加以软坚散结、消癥之药，常用药物有三棱、莪术、海藻、昆布。

（2）消瘦体型

消瘦型多囊卵巢综合征患者，若身体羸弱，气血不足，治以滋肾填精、益气补血；若有多毛、痤疮者，多属阴虚火旺，治以滋阴清热，始终以抗雄激素治疗为主，常用药物有生地黄、牡丹皮、栀子等。

3. 生活方式指导

现代研究证明，生活方式指导是治疗 PCOS 的首选方法。牛建昭教授在方药治疗多囊卵巢综合征的同时，十分重视对患者生活方式的指导。

（1）调畅情志

叶天士在《临证指南医案·调经》中注重"怡悦情怀"，医案中多有记载。导师认为女子阴性凝结，易于怫郁，隐曲之情较多，易受情志所伤，且随着女性社会地位的提高，女性扮演多重角色：妻子、母亲、职场女强人。众多的压力使女性的心理生理都产生巨大变化，如经前乳房胀痛、胃脘胀气、便秘等。导师在临床用药的同时，注重疏肝理气，调畅情志并进行心理疏导，常用药为柴胡、郁金、青皮、陈皮、佛手、香橼、枳壳、远志、菖蒲等。

（2）养成良好的生活习惯

早睡早起，尤其注重"子午"时段的睡眠。子午觉指的是子时和午时都应该睡觉，原则是子时大睡、午时小憩。子时指的是夜里11 点到次日凌晨 1 点钟，午时指的是中午的 11 点至 13 点钟。子时是一天中最黑暗的时候，阴气最盛，阳气最弱，胆经当令。"阳气尽则卧"，这个时刻睡觉休息最好，睡眠质量也会最高，此时睡觉就是在养阴。午时又名中午、日正，是一天中太阳最为猛烈的时候，阳气达到极限，阴气最弱，心经当令，"阴气尽则寐"，这个时刻也应该睡觉，但阳盛时工作效率会很高，因此午时睡觉以小憩为好，此时睡觉就是养阳，养心调神。

（3）注重饮食

提倡健康饮食，宜高蛋白、低脂、低热量饮食，忌食油炸食品、甜食、零食。

（4）控制体重

将身高体重指数（BMI）控制在 20 左右，提倡节食加有氧运动控制体重。有学者认为肥胖的 PCOS 患者体重减轻 5%，可提高机体的胰岛素敏感性，从而减轻高胰岛素血症和高雄激素血症的发生，提高排卵率，恢复月经周期。牛建昭教授在控制体重方面，以"晓之以理、动之以情"的宣教方式，让患者认识到控制体重的严重性和必要性。用药方面，主要从健脾利湿着手，常用药物有茯苓、白术、泽泻、山楂、扁豆、荷叶等。

4. 中西结合，扬长避短

随着西医学技术的迅速发展，中医学治疗疾病的传统原则逐渐暴露出许多不足和缺陷，诸如临床存在无证可辨的现象、缺乏客观标准与针对性、四诊手段存在局限性等。导师牛建昭教授毕业于北京大学医疗系，多年的临床实践使她不拘于一家、一方，不断探索和构思治疗疾病的综合手段、方法，正确认识中医药的优势与局限，与时俱进，积极学习西医妇产科的前沿知识、方法，洋为中用，在总结前人经验的同时，结合多年的临证经验对 PCOS 形成了中西合参的诊疗思路，通过发掘疾病与证候之间的内在联系，将辨病与辨证论治相结合，形成了"以西辨病，以中辨证论治，中西参合"的诊病特色。对单纯使用中药效果不佳，或对中药依从性差的患者，采取中西医结合的治疗方法。如使用中药治疗的同时，对高雄激素血症患者酌情使用炔雌醇环丙孕酮片，对高胰岛素血症患者使用二甲双胍、枸橼酸氯米芬、来曲唑等促排卵。

5. 药食同源，用药柔缓、安全

导师对"不损天然之气血"有深刻的理解。妇人以血为本，血为月经的主要成分。气为血帅，血为气母，气血不仅可以相互资生、相互转化，而且血液的运行有赖于气的推动和统摄，故在产生月经的过程中，血是月经的物质基础，气是推动血行的动力，二者和调，才能维持经候如常。反之，血病必累及气，气病必累及血，气血失调则进一步引起月经失常。因此，调经应时刻注重顾护气血，应用破血耗气之品应慎之又慎。

另外，中药不良事件屡屡发生。导师认为导致中药毒副作用的原因甚多，有药物自身的因素、药物栽培过程的问题（如农药污染）、提取工艺及生产的问题，也有患者个体差异的情况，更有用药不当、乃至误用的问题。因此，导师临床选药、用药剂量都要经过深思熟虑，反复斟酌，尤其对备孕及已孕妇女，更是惜药如金，本着柔和、安全第一的原则。

导师最喜爱应用的药食同源的药物之一就是黑豆。黑豆，味甘，性平，无毒，有活血、利水、祛风、清热解毒、滋养健血、补虚乌发的功能。《本草纲目》曰："黑豆入肾功多，故能治水、消胀、下气、制风热而活血解毒。"黑豆营养丰厚，具有高蛋白、低热量的特性，每百克含蛋白质36.1g、脂肪15.9g、膳食纤维10.2g、碳水化合物23.3g、钙224mg、镁243mg、钾1377mg、磷500mg，还含有人体必需的 $VitB_1$、$VitB_2$、VitC、烟酸和微量元素铁、锰、锌、铜、钼、硒等，其中蛋白质含量高的可达48%以上，居豆类之首，素有"植物蛋白之王"的美誉。黑豆含有18种氨基酸，特别是人体必需的8种氨基酸。黑豆是植物中营养最丰富的保健佳品。此外，黑豆还含有较多的大豆异黄酮，大豆异黄酮具有拟激素样作用，能双向调节人体内激素水平，是当前医学研究的热点之一。牛建昭教授常云："补药一堆，不如黑豆数粒。"导师同样也致力于植物激素的研

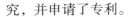

究，并申请了专利。

6. 仁医仁术，在点滴中体现人文关怀

西医学模式正在由传统的生物医学模式向生物 - 心理 - 社会医学模式转变。医学是自然科学、人文科学和社会科综合的学科，"整体观念"是中医学理论体系的主要特点，中医治疗疾病的一个特点就是建立在人体 - 自然 - 社会心理医学模式之上，注重调畅情志，也就是比较注重治疗中的人文关怀。

一项针对不孕症女性生理健康状况的调查显示，213 例不孕症妇女焦虑的发生率为 31.92%，抑郁的发生率为 23.94%，焦虑抑郁的发生率为 18.9%。不孕症妇女的压力主要源自于自身、家庭、社会及两种以上因素，对日常情绪的影响主要表现为担忧和烦躁。作为当代的妇科医生，更应该关注女性、甚至是女性家庭的心理健康，建立良好的心理支持机制，树立可信任的医生形象，保持良好的医患关系。这一点，我在跟师出诊时深有体会。

导师在治疗多囊卵巢疾病时注重疏肝、理气、调情志。通过询问病史，了解睡眠情况，判断患者情绪状态。导师常云"百病从气生""脾气来，福气走""心宽无病""心宽腿勤多动脑，粗茶淡饭活到老""能吃能睡，长命百岁"。她常通过睡眠判断患者的精神状态，如入睡困难者，常伴有焦虑症；如醒后入睡困难者，常伴有抑郁状态。职场女性常常伴阴虚火旺，情绪波动大，常用醋柴胡、郁金、百合、栀子疏肝理气，用灵芝、酸枣仁、珍珠粉、石菖蒲、远志健脾安神。

导师在治疗疾病时，注重食疗的作用，经常赠送患者自己主编的书籍，如《女性常见疾病的饮食》《月经病的防治与调养》《步入中医美容之门》《图解妇科病简易经络治疗》《女性肿瘤防治与调养》等。

导师常说："吃药不忌嘴，医院跑断腿。"在治疗时注重患者的依从性，注重药物的口感。常说良药苦口利于病，但是患者面对长期需要服用的苦药汤，也是一项艰巨的任务。因此，导师在开药时会根据患者病情，加用大枣、甘草调味。患者常说："牛教授的药好喝，甜丝丝的。"

导师在治病时，注重女性患者心理健康状况。当接触一个新患者时，导师总是用柔和的话语耐心倾听患者的主诉，如遇患者有家庭矛盾，导师会积极配合调节、解决，安抚患者，说教患者家属。常有患者这样说："牛教授，我每次看到您，我就觉得满怀希望，来看看您我就踏实了！"

导师在治病时，如患者是外地赶火车，时间紧迫时，导师会优先看病；如患者经济条件困难时，导师也会减免挂号费用。

何为大家？即使在点滴细小之间，也能体现出对患者无微不至的关怀！

第二节　典型医案

一、月经后错

医案

袁某，女，22 岁，初诊日期 2013 年 4 月 10 日。

主诉：月经后错数 10 年。

现病史：自初潮月经不规律，后错明显。初潮 12 岁，月经周期 1 个月至 2 个月，经行 5 ~ 7 天，量时多时少，痛经，血块较多，高三学习压力增加后月经后错更加明显，最长 5 个月行经一次。外院检查激素水平后诊断为多囊卵巢综合征，并口服达英 1 年半，于 2012 年 7 月停服达英。2012 年 9 月经来潮，随后月经仍后错明显，数月一行，末次月经 2013 年 3 月 31 日，经期 7 天，量中，无痛经，无血块，经前乳房胀痛；前次月经 2013 年 2 月 19 日，刻下：一般情况好，饮食一般，睡眠佳，二便调，痤疮。否认性生活史。舌黯，苔薄白，脉沉细。

实验室检查：激素六项：LH 10.42mIU/mL，E$_2$ 52pg/mL，FSH 6.57mIU/mL，T 0.62pg/mL，B超提示：双侧卵巢卵泡数多。

体格检查：形体偏瘦，面部少量痤疮，面部毛发偏重，口唇周围见小胡须。

西医诊断：多囊卵巢综合征。

中医诊断：月经后期（肾虚证）。

治则治法：补肝肾、养气血。

处方：枸杞子15g，菟丝子15g，醋柴胡10g，栀子10g，枳壳10g，青皮6g，陈皮6g，郁金10g，桔梗10g，生地黄15g，牡丹皮10g，玉竹20g，覆盆子15g，煅紫石英30g，夏枯草10g，补骨脂10g，淫羊藿10g，山茱萸10g。7剂。

二诊：2013年4月17日。服上药后，排气较多，大便每日一次，饮食、睡眠好，怕冷，痤疮。

处方：炒杜仲15g，枸杞子15g，山药15g，淫羊藿10g，菟丝子15g，皂角刺10g，连翘10g，栀子10g，补骨脂10g，巴戟天10g，当归15g，党参10g，制何首乌6g。7剂。

三诊：2013年4月25日。服药后无明显不适，痤疮略有缓解。

处方：党参15g，当归15g，菟丝子15g，巴戟天15g，杜仲10g，山药15，淫羊藿15g，肉苁蓉15g，柴胡10，栀子10g，炒枳壳10g，青皮6g，陈皮6g，皂角刺10g，夏枯草10g。7剂。

四诊：2013年5月10日。诉带下略多，乳房轻度胀痛，痤疮无加重，舌淡暗，薄白苔，脉沉细。

处方：党参15g，当归15g，赤芍12g，川芎10g，桃仁10g，红花6g，丹参10g，益母草15g，川牛膝12g，柴胡10g，栀子10g，炒枳壳10g，青皮6g，陈皮6g，皂角刺10g。7剂。

后以补肾疏肝治法巩固、调理治疗3个月，月经周期40天左右，按期而来潮。

▣▣ **按语** ▶　患者自初潮起月经后错，属先天肾精不足，形体消瘦，肾虚精血亏虚，冲任不足，血海不能按时满溢，故见经行后错。患者为年轻女性，社会压力大，牛建昭教授常言："气盛则热，热积而火。"阴虚内热、气郁化火更加明显。患者怕冷明显，说明患者不是实火是虚火，滋阴自能去火；不是实热是郁热，理气自能除热。因此补肾调经、补养气血为治疗该患者的基本大法，并兼顾使用滋阴清热、疏肝理气之品。患者一诊、二诊时，月经结束之后用补肾、滋阴清热、疏肝理气之品；三诊时，进入月经中后期，进入阳长阶段，在补肾、滋阴清热、疏肝理气的基础上，加入温阳之品，以促进阳长；四诊时，处于月经期前期及行经期，是除旧生新、排出瘀浊、气血活动最明显的时期，必须保持经水的顺利排出，故在补肾、滋阴清热、疏肝理气的基础上，加重理气活血之品的运用。

二、闭经

医案

王某，女，28 岁。初诊日期 2015 年 6 月 13 日。

主诉：月经稀发、闭经 14 年余，结婚 2 年余未怀孕（未避孕）。

现病史：14 岁初潮，既往月经不规律，经期 6 ~ 7 天，月经周期 3 ~ 6 个月，偶闭经 1 ~ 2 年，经量中等，色暗红，血块（ + ），痛经（ - ）。末次月经：2015 年 6 月 7 日（口服黄体酮，药物撤退）。患者平素大便偏稀，舌淡黯，舌体胖大有齿痕，苔白腻，脉沉滑。

辅助检查：性激素六项示：E_2 56.15pg/mL，FSH 7.47mIU/mL，LH 10.53mIU/mL，PRL 7.95ng/mL，T 35.24ng/mL。胰岛素释放试验提示高胰岛素血症，胰岛素抵抗。甲状腺功能正常。妇科超声提示卵巢增大、双卵巢卵泡数多。身高 160cm，体重 90kg。

西医诊断：多囊卵巢综合征，高胰岛素血症，不孕症，肥胖。

中医诊断：闭经，不孕症（痰瘀互结）。

治则治法：补肾化痰，活血化瘀。

治疗方案：①中药补肾调周序贯法，从滋泡饮开始口服，按照"滋泡饮 - 促泡饮 - 温宫饮 - 调经饮"的顺序口服，每剂方药中加苍术 10g、法半夏 10g、茯苓 15、炒白术 20g、生山楂 20g、泽泻 10g，共 1 个月，每日 1 剂，水煎服，早晚饭后半小时温服；②自测基础体温；③坚持运动，改变生活方式，减轻体重，每周减轻 1 斤；④定期随诊。

二诊：2015 年 7 月 10 日，月经尚未来潮，基础体温提示未排卵。舌脉同前。治疗方案：①黄体酮撤退出血：黄体酮胶囊，200mg/日，连服 5 天，②中药继服中药温宫饮，经期换调经饮，每剂方药中加苍术 10g，法半夏 10g，茯苓 15g，炒白术 20g，生山楂 20g，泽泻 10g。

三诊：2015 年 7 月 25 日，月经来潮，便溏改善，治疗方案：①中药补肾调周序贯汤药，按照"滋泡饮 - 促泡饮 - 温宫饮 - 调经饮"的顺序，每剂方药中加苍术 10g、法半夏 10g、茯苓 15g、炒白术 20g、生山楂 20g、泽泻 10g，共 1 个月，每日 1 剂，水煎服，早晚饭后半小时温服；②加服二甲双胍，每日一次，每次一片；③自测基础体温；④坚持运动，改变生活方式，减轻体重，每周减轻 1 斤；⑤定期随诊。

四诊：2015 年 8 月 25 日，月经来潮第 7 天复诊，量少，色暗，无明显痛经，大便稀溏明显改善，舌质淡，苔白，脉沉滑，体重减至 85kg。该患者运用中药治疗近 3 个月，体重减轻 5kg。嘱患者按照前次方案继续口服 1 个月。再次复查妇科超声示卵巢体积减小，卵泡数减少，高胰岛素血症治愈，雄激素水平下降。患者有怀孕要求，后续治疗以妊娠为目的，继续中药配合促排卵，并超声监测卵泡，指导性生活。

2015 年 11 月患者妊娠，并于 2016 年 8 月顺产一男婴。

▒▒ **按语** ▶ 因患者在外地，就诊不方便，应患者要求中西医结合，方药尽量简单，患者自诉需药物辅助控制体重，因此选用中药周期序贯疗法。患者就诊周期长，容易按时服用，且外地拿药方便，配合西药辅助治疗以控制体重，改善代谢。月经后期胞宫血海正值空虚渐复、阴精蓄积之时，治疗以滋补肾阴、填精养血为主，促进卵泡发育；卵泡得以发育，在排卵期重阴基础上，阳气升腾，鼓动重阴转阳，治以滋阴补肾、活血通络，才能促进卵泡排出；黄体期，为阴盛阳生、渐至重阳的阶段，阴阳俱盛，冲任气血旺盛，此期治疗以温补肾阳，调气活血为主，促使黄体发育；经期及经期1~3天，以养血活血，祛瘀生新为主，因势利导，促进行经。另外，患者体胖，肾阳虚弱，气化不利，气不行血，日久痰凝血瘀，阻滞冲任，闭塞胞宫胞脉，而见卵巢增大，卵泡数多；肾虚气化不利，加之脾气受损，水湿不化，聚而成痰，变生痰脂，蓄积于肌肤之中而成肥胖。因此要"培先天，补后天"，补肾同时健脾利湿，化痰通络。

以上两个病案均为多囊卵巢综合征引起的月经后错和闭经，治疗上都通过补肾调周、因势利导的基本方法，均获得良好效果。但是在细节上有很多差异：①体瘦者常常以肝郁内热为主，治疗上应加以疏肝、理气、清热之品；体胖者常常以脾虚痰湿为主，治疗上多健脾利湿、活血兼以清热。②两者年龄段不同，治疗目的不一。无生育要求者，力求月经如期而至，预防多囊卵巢综合征并发症的发生；有生育要求的女性，治疗上不仅要让月经能够如期而至，还要促进卵子发育，帮助卵子排出。因此个性化治疗需要贯穿治疗的始终。

三、崩漏

医案

徐某，女，20岁，初诊日期2013年3月24日。

主诉：月经淋漓不尽两周余。

现病史：患者月经欠规律，自13岁初潮起，月经2~4个月一行，经期7~10天，当压力大时曾出现阴道淋漓不尽半月余，曾就诊外院，查雄激素水平偏高。此次月经来潮后再次出现淋漓不尽，自服止血药效果不佳。就诊时患者诉倦怠乏力，腰酸，心烦，手脚心热，睡眠欠佳，经色鲜红，夹血块。舌边尖红，苔薄白，脉稍细滑。否认性生活史。末次月经 2013 年 3 月 8 日。

辅助检查：外院 B 超示子宫正常大小，内膜 0.6cm，双侧卵巢卵泡数多，提示双卵巢多囊样变。

查体：体型偏瘦，面色㿠白，少量痤疮；舌红，薄白苔，脉细稍数。

西医诊断：多囊卵巢综合征。

中医诊断：崩漏（肝肾阴虚）。

治则治法：滋阴补肾，固冲止血。

处方：生地黄 20g，牡丹皮 10g，阿胶 10g（烊化），山药 15g，炒白术 25g，煅龙骨 30g，煅牡蛎 30g，女贞子 15g，墨旱莲 15g，杜仲 15g，小蓟 15g，五味子 15g，仙鹤草 20g，党参 15g，菟丝子 15g，酸枣仁 15g，炒蒲黄 15g。7 剂。

嘱患者忌辛辣之品。

二诊：2013 年 4 月 2 日。服上药后，月经血止。加以六味地黄汤疏肝。

处方：生地黄 10g，熟地黄 10g，菟丝子 15g，杜仲 15g，牡丹皮 10g，泽泻 10g，山药 15g，柴胡 10g，栀子 10g，郁金 10g，白芍 20g，党参 15g，佛手 15g，香橼 10g，女贞子 15g，墨旱莲 15g。7 剂。

三诊：2013 年 4 月 17 日，月经尚未来潮，心情好转，学习压力大，纳眠可，手脚心热，舌边尖红，苔薄白，脉稍细滑。

处方：生地黄 10g，熟地黄 10g，菟丝子 15g，杜仲 15g，牡丹皮 10g，柴胡 10g，栀子 10g，郁金 10g，白芍 20g，党参 15g，女贞子 15g，墨旱莲 15g，当归 15g，川牛膝 12g，炒枳壳 10g。7 剂。

四诊：2013 年 4 月 22 日，病史同前，月经至今未来潮，下腹坠痛，腰酸，二便调，舌边尖红，质暗，苔薄白，脉稍滑利，提示月经即将来潮，以滋阴活血通络。

处方：生地黄 10g，熟地黄 10g，菟丝子 15g，杜仲 15g，牡丹皮 10g，桃仁 10g，红花 10g，炒枳壳 10g，当归 15g，益母草 15g，党参

15g，川牛膝 12g。7 剂。

随后月经来潮，根据患者情况，继续以补肾调经之法调理，数月后月经未见出血淋漓不止，月经来有定数。

▌▌**按语** ▶ 肝肾同处下焦，肾主封藏、肝主疏泄，共同调节胞宫之泻藏。若先天肾气不足，或后天房劳伤肾，水不涵木，或压力过大，或郁怒伤肝，肝失疏泄，则胞宫泻藏失调，久郁化热，热破血妄行，则月经出血淋漓不尽，或崩中、漏下，或月经先后无定期。患者素体阴虚，或久病失血伤阴，阴虚内热，虚火内炽，扰动血海，加之阴虚失守，冲任失约，故经血非时妄行。崩漏失血则阴愈亏虚，更伤冲任，以致崩漏反复难愈。治疗崩漏时遵循"塞流、澄源、复旧"三原则。塞流，以煅龙骨、煅牡蛎、小蓟、仙鹤草固涩、清热、凉血止血；血止后滋阴清热，巩固治疗；复旧以恢复卵巢功能为目的，若患者无生育要求，按照盈虚消长规律，调整月经周期。

四、无子

🖉 医案

某女，33 岁，初诊日期 2014 年 12 月 25 日。

主因： TVF 术前调理。

现病史： 2010 年因双侧输卵管积水行腹腔镜切除，2010 年和 2011 年行 IVF 失败，经期 7 天，月经周期 20～60 天不等，末次月经 2014 年 12 月 20 日，量多少不定，时痛经，外院曾诊断多囊卵巢综合征。2012 年因抗心磷脂抗体阳性治疗 1 年余，现乏力，劳累后心前区后背刺痛，多梦，心事多，心烦，急躁，易饿，体重增加，经前乳头硬。带下量多色黄，大便黏腻。

既往史： 2013 年因头痛，头晕，心慌，中药治疗 1 年余。劳累后心前区后背刺痛，曾检查无异常，心电图提示心肌缺血。

实验室检查： 外院 B 超提示双侧卵巢卵泡数多。

查体： 面色晦暗，体型偏胖；舌暗有瘀斑，薄白苔，脉沉涩。

西医诊断：不孕症，多囊卵巢综合征。

中医诊断：无子，月经后错（肾虚肝郁）。

治则治法：疏肝益肾，兼以清热活血

方药：醋柴胡10g，郁金10g，防风10g，炙黄芪20g，枳壳10g，青皮6g，陈皮6g，枳实10g，黄芩15g，莱菔子15g，火麻仁20g，白头翁10g，延胡索10g，大血藤15g，败酱草20g，黄柏10g，连翘10g，远志10g，丹参15g，巴戟天10g，锁阳10g，当归15g，党参10g，制何首乌6g，炒杜仲15g，枸杞子15g，山药15g，淫羊藿10g，肉苁蓉12g，菟丝子15g。7剂。

二诊：口服上方后，心烦多梦缓解，心前区刺痛有所改善，带下量减少。因患者再次行IVF进行自然周期取卵治疗，并配合辅助生殖技术，故治以调经促排。

处方：当归15g，紫河车10g，党参12g，枸杞子15g，菟丝子15g，制淫羊藿10g，酒黄精15g，丹参15g，羌活10g，醋柴胡10g，郁金10g，防风10g，炙黄芪20g，枳壳10g，青皮6g，陈皮6g，枳实10g，黄芩15g。7剂。

三诊：治以补肾疏肝、健脾利湿，促进黄体发育。

处方：醋柴胡10g，郁金10g，防风10g，炙黄芪20g，枳壳10g，青皮6g，陈皮6g，枳实10g，黄芩15g，白头翁10g，大血藤15g，败酱草20g，黄柏10g，巴戟天10g，锁阳10g，当归15g，党参10g，制何首乌6g，炒杜仲15g，枸杞子15g，山药15g，淫羊藿10g，肉苁蓉12g，菟丝子15g，车前子12g。7剂。口服至月经来潮。经期换方，按照补肾调周法口服调经饮。

此后4个月以补肾调周期法兼以疏肝为主治疗，患者定期就诊，同时接受IVF治疗，5个月后患者受孕。

▶▶ **按语** ▶　肾气不足，冲任虚衰，不能摄精成孕，冲任失调，血海失司，故月事不调。加之患者怀孕心切，情志不舒，肝失条达，冲任不能相资，故不孕。另外患者精神压力较大，肝郁气滞，经络不通，故见乳房胀痛，心事不宁，夜不得安。故应以补肾、疏肝清

热为主，并按照盈虚消长的规律，排卵期补肾活血以促排卵。

牛教授促排卵常用当归、紫河车、党参、枸杞子、菟丝子、制淫羊藿、酒黄精、丹参、羌活。方中紫河车温肾补精，益气养血；制淫羊藿补益肾阳，强筋健骨；菟丝子补肾阳、益肾阴、益肝阴，还可益全身之气；枸杞子滋补肝肾，益精滋阴。此四味药为君药，补肾益精，阴阳同补。其中紫河车为血肉有情之品，最能峻补阴阳而化生气血，制淫羊藿、菟丝子温壮肾阳，配伍枸杞子益肝肾，补精血，以辅助紫河车、淫羊藿、菟丝子之功。党参补中益气，养血生津，健脾养血，《本草正义》言："其尤可贵者，则健脾运而不燥，养血而不滋腻。"当归补血止痛，调经活血。党参、当归为气血同补之药，气化则生精，精血同源，精可化血，血可化精。酒黄精，补肾益气血，滋而不腻。党参、当归、酒黄精三味为臣药，此三者补后天之气血，以气血化源肾精，与紫河车、淫羊藿、菟丝子等补肾壮阳之品相调和，阴阳并补，气血兼顾。此外，丹参、羌活活血调经、祛瘀止痛为佐药。全方以温肾益精为主，辅以调补气血，活血调经，诸药合用，阴阳并补，气血兼顾，标本同治。患者症状改善后以补肾调周为法，兼以辨证加减，以恢复"肾-天癸-冲任-胞宫轴"的平衡，达到恢复月经周期、促进卵巢排卵、治疗不孕症的目的。

五、痤疮

❤ 医案

张某，女，27 岁，初诊日期 2013 年 4 月 6 日。

主诉：月经后错伴痤疮 10 余年。

现病史：月经后错，经期 76 天，月经周期 30~40 天，末次月经 2013 年 3 月 25 日，月经第 2 天痛经，怕冷，手脚凉，腋下痛。面部及后背痤疮，质地较红，有脓性分泌物，外院检查提示雄激素水平高，B 超提示卵巢多囊样变。平素脚心易汗出，纳眠可，二便调。

既往史：身体健康，未婚有性生活史。

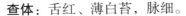

查体：舌红、薄白苔，脉细。

西医诊断：痤疮（多囊卵巢综合征）。

中医诊断：痤疮，月经后错（阴虚有热，上热下寒）。

治则治法：清肝胆湿热，滋肾阴兼顾活血。

处方：醋柴胡 10g，栀子 10g，川楝子 10g，全瓜蒌 15g，郁金 10g，青皮 6g，陈皮 6g，皂角刺 10g，桃仁 5g，红花 5g，怀牛膝 15g，赤芍 10g，白芍 10g，生甘草 6g，紫河车 10g，当归 15g，党参 12g，枸杞子 15g，菟丝子 10g，淫羊藿 10g，黄精 15g，制何首乌 6g，丹参 15g。7 剂。

嘱患者严格采取避孕措施。

二诊：2013 年 4 月 13 日。服上药后，痤疮稍淡，怕冷，手脚凉，腋下痛，易汗出，饮食佳，睡眠一般，二便调畅。

处方：连翘 20g，菊花 10g，金银花 15g，益母草 15g，夏枯草 15g，栀子 10g，生地黄 15g，牡丹皮 10g，桃仁 10g，红花 10g，怀牛膝 15g，石斛 10g，酸枣仁 20g，当归 10g，枸杞子 15g，山茱萸 10g，生白芍 15g，川楝子 8g。7 剂。

三诊：2013 年 4 月 28 日。

处方：桃仁 10g，红花 10g，熟地黄 15g，生艾叶 9g，生姜 10g，益母草 15g，栀子 10g，怀牛膝 15g，石斛 10g，当归 10g，枸杞子 15g，山茱萸 10g，生白芍 15g，川楝子 8g。7 剂。

按语 痤疮是青春期常见的一种毛囊皮脂腺慢性炎症，主要发生于面、胸等处，形成粉刺、丘疹、脓疱、结节、囊肿等，爱美之心人皆有之，漂亮的女孩经常会为满脸的痤疮而烦恼。临床月经失调、多囊卵巢征的患者，常常伴有面部、胸背部痤疮，中医药治疗寻常痤疮副作用小，疗效明显。

辨证分型的同时，导师认为伴随月经不调的患者常常属肾阴不足证，强调补肾阴在治疗痤疮中的重要性。导师常云："患者多是上焦有火，中焦有气，下焦有寒。"认为痤疮患者除有肺胃血热和肠胃积热外尚有素体肾阴不足、相火过旺的问题，故在临床各型中加入益肾滋阴药，调节人体性腺内分泌功能，并根据患者就诊时处在月经的不同时期，加以序贯调周干预，常在自拟妇科 4 个基本方中临证加减。

导师在治疗多囊卵巢伴随痤疮时，辨证分型分肺经郁热、热毒炽盛、湿热壅结、痰瘀凝滞、气滞血瘀。肺经郁热型药用生地黄、生石膏、黄芩、丹参、连翘、鱼腥草、赤芍；热毒炽盛型药用金银花、连翘、蒲公英、野菊花、黄芩、栀子、丹参；湿热壅结型药用茵陈、栀子、丹参、土茯苓，若肝胆湿热偏盛加柴胡、黄芩；痰瘀凝滞型药用党参、白术、茯苓、炒莱菔子、陈皮、黄芩、苍术、半夏、丹参、莪术；气滞血瘀型药用牡丹皮、赤芍、黄芩、栀子、当归、紫草、丹参、白芍、茯苓、女贞子、墨旱莲、佛手、生地黄。

六、痛经

医案

黄某，女，24 岁，初诊日期 2013 年 4 月 16 日。

主诉：月经后错伴经期下腹痛 10 年余。

现病史：自月经初潮至今，月经后错不规律，伴经期下腹痛，第 1~2 天明显怕冷伴汗出，无恶心，经血色暗，伴血块，小腹凉，得热痛减。经前乳房胀痛，经后 15 天带下有血丝，持续 1 周，经期大便稀。刻下：面部色斑多，多梦，醒后眼肿痛，纳可，大便两日一行，不干，手红，但汗凉。月经欠规律，13 岁初潮，经期 10 天，月经周期 27~40 天，末次月经啊 2013 年 3 月 23 日。

既往史：体健。数年前外院 B 超曾提示：双侧卵巢卵泡数多（PCO）。

西医诊断：原发性痛经，多囊卵巢综合征。

中医诊断：痛经（脾肾阳虚）。

治则治法：温经散寒。

处方：当归 15g，紫河车 10g，炒杜仲 15g，制何首乌 5g，熟地黄 15g，肉桂 10g，酸枣仁 15g，醋柴胡 10g，郁金 10g，青皮 6g，陈皮 6g，车前子 10g，百合 15g，石菖蒲 10g，党参 15g，女贞子 15g，菟丝子 15g，肉苁蓉 15g，丹参 15g，淫羊藿 15g，葛根 10g，枸杞子 15g。7 剂。

二诊： 2013 年 4 月 23 日。服上方后经前乳房无胀痛，大便每日一行，眼不肿，无冷汗。舌质暗，薄白苔，脉沉细。

处方： 柴胡 10g，白芍 15g，当归 15g，郁金 10g，香附 10g，生蒲黄 15g，乌药 10g，延胡索 10g，生艾叶 9g，炙甘草 10g。7 剂。经期服用。

三诊： 月经来潮后，诉经期疼痛明显好转，近期大便稀。治以补肾调周法，一方面调整月经周期，一方面温经散寒。调经 3 个月后月经如期而至，痛经明显缓解。

▒▒ 按语 痛经的主要病机为"不通则痛"和"不荣则痛"。《景岳全书·妇人规》云："经行腹痛，证有虚实。"临床上以实者多见，但亦不乏虚实夹杂者和因虚而痛者。实者多由气滞血瘀、寒凝血瘀、湿热瘀阻导致子宫气血运行不畅，"不通则痛"，疼痛多在经前或经期。虚者主要由气血虚弱、肾气亏损而致子宫失于濡养，"不荣而痛"，疼痛多在经后，临床上又以肝郁、寒凝、血瘀较为多见。

寒凝子宫、冲任，血行不畅，故经期下腹冷痛，寒得热化，瘀滞暂通，故得热痛减；冲任失畅，可见月经后推，量少有血块；寒邪内盛，阻隔阳气，故见手红但凉，寒凝气闭，四肢冰凉，冷汗出。

牛建昭教授治疗多囊卵巢综合征合并痛经，强调分阶段、分周期性的治疗，而并非只限经期止痛以治标。在急则治其标、缓则治其本的原则下，平素以调整月经周期为主，经期以温经、散寒、止痛为主。

牛建昭教授治疗原发性痛经病，经期常用柴胡、白芍、当归、郁金、香附、生蒲黄、延胡索、小茴香、肉桂、桂枝、吴茱萸、细辛、生艾叶等。方中以柴胡为君药疏肝解郁，使肝气条达。白芍酸、苦，性微寒，养血敛阴，柔肝缓中。当归甘、辛、苦，性温，养血和血，理气，为血中之气药。当归、白芍与柴胡同用，补肝体而助肝用，使血和则肝和，血充则肝柔，缓急止痛，共为臣药。郁金、香附行气解郁，助柴胡以疏肝。五灵脂、生蒲黄、延胡索活血化瘀，散结止痛。小茴香、肉桂、桂枝、吴茱萸、细辛温经通脉，散寒止痛，共为佐药。甘草与芍药同用则调和气血，善治腹痛，并调和诸药，为佐使药。诸药合用，共奏"疏肝化瘀，温经止痛"之效，临床疗效显著。

导师牛建昭教授治疗原发性痛经辨证以虚寒证为多。导师认为：少女痛经的病因有二，其一以子宫因素为主，即子宫过度倾屈，或子宫狭部张力增强或子宫畸形，使经血排出受阻，使子宫痉挛性收缩而引起痛经。其二，素体阳虚，寒从内生，经行不畅，又濒临经行或正值经期，嗜啖生冷，冒雨受寒，涉水游泳，寒邪客于胞宫，血为寒凝，瘀阻作痛。《景岳全书·妇人规》曰："若寒滞于经，或因外寒所逆，或素日不慎寒冷，以致凝结不行，则留聚为痛而无虚者。"以此入手，以温经汤加减，屡屡收效。

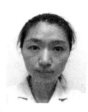

【本章作者】谢伟，女，医学硕士，北京中医药大学东直门医院主治医师，第五批全国老中医药专家学术经验继承人。

第三章 更年期综合征

>>>>>>>

第一节 辨治思想

作为一名中西医结合妇科专家，牛建昭教授在40多年的临床和科研实践中，形成了自身鲜明的学术思想体系。老师认为中西医两种医学各有所长，各有所短，而西医诊断疾病与中医辨证相结合在临床的广泛应用，充分体现了中西医两种医学有机结合的优势。

对于更年期综合征而言，面对患者五花八门的症状描述，老师常常对患者说这个时期的特点就是"乱"，并劝告她们"绝经别焦虑，规律莫违逆，衰老不是病，养生创奇迹"。本病治疗的重点是改善各种症状，提高生活质量，而非延长绝经期的到来。

一、基本认识

更年期是指从出现与绝经有关的临床特征起，至最后一次月经后一年期间，这时绝经症状发生率达到高峰。绝经症状是女性绝经前后出现的与性激素波动相关的一系列躯体及心理不适表现，是由卵巢功能衰退引起的，具体可表现为血管舒缩症状、神经精神症状、躯体症状及泌尿生殖道症状。绝经症状平均历时3~5年，少数在1年内症状即可消失，个别历时更长。绝经症状几乎可以发生在每一个经历绝经的女性，症状轻重程度因人而异，50%～70%的女性有明显感觉，这其中又有10%～15%绝经症状较严重，需要药物治疗。

中医古代医籍中无此病名，但有与本病有关的临床表现、病因病机、辨证论治方面的论述，分别见于"年老血崩""脏躁"和"百合病"等病证中。如《金匮要略·妇人杂病脉证并治》中指出："妇人脏躁，喜悲伤欲哭，像如神灵所作，数欠伸。"《金匮要略·百合狐惑阴阳毒病脉证并治》曰："百合病，百脉一宗，悉致其病也。意欲食复不能食，常默然，欲卧不能卧，欲行不能行……如有神灵者，身形如和，其脉微数。"

老师认为，更年期是中年期向老年期的过渡阶段，由于机体内阴阳平衡失调、气血运行失常、脏腑功能紊乱，导致了众多症状的出现。在这组临床症候群中，大多为主观症状，客观体征很少。更年期是每个女性生命进程中必经的生理过程，绝经本身不是一种需要治疗的疾病，但卵巢功能衰退导致的内分泌失衡和雌激素缺乏产生的一系列与绝经相关的问题或疾病，是需要引起重视并及时采取治疗措施以延缓疾病进程的。

更年期综合征常常表现为头晕耳鸣，精神萎靡，倦怠无力，心悸不宁，心烦易怒，失眠健忘，不思饮食，面浮足肿，形寒肢冷，便溏溲多或烘然而热，面赤汗出，手足心热，腰膝酸软，月经不调，口干舌麻，肢体酸痛等症。

从发病部位和病症特点来看，更年期综合征与五脏均有关系。例如肝气不舒则易出现易怒、抑郁等症；肾精不足则易出现腰膝酸软、潮热盗汗、耳鸣等症；脾气虚则易出现不思饮食、倦怠乏力、便溏等症；心阴虚则易出现失眠健忘、心神不宁等症，真可谓变证丛出。

老师认为，妇女进入更年期，肾气衰退，冲任二脉逐渐亏少，天癸将竭，月经减少以至停止，逐渐失去生育能力。正如《素问·上古天真论篇》所言："妇女七七，任脉虚，太冲脉衰少，天癸竭，地道不通，故形坏而无子也。"因此，尽管更年期综合征发病所涉及的脏腑较多、症状较为复杂，可出现涉及肝、心、脾、肺、肾各脏腑的病症表现，但必须立足于肾之根本，结合五脏虚实来辨证论治，治疗的关键在于调补肾阴阳，使之恢复相对平衡。

二、辨证论治

老师在临床中紧扣肾虚这一基本病机，从五脏的关系角度出发，将更年期综合征分为如下证型：

1. 肾阴虚型

【主症】头晕、目眩、耳鸣，头面部阵阵烘热汗出，目干涩、视物模糊，五心烦热，腰膝酸软，失眠易怒，足跟疼痛，舌红少苔、脉细数。

【治法】补肾滋阴降火。

【方药】知柏地黄丸加减，源自《医方考》。

熟地黄 15g，茯苓 20g，山茱萸 12g，知母 12g，百合 25g，黄柏 12g，生地黄 30g，白芍 15g，炒酸枣仁 20g，枸杞子 15g，黄精 15g。

若兼眩晕头痛甚者，可酌加独活 10g，川芎 10g；若兼潮热盗汗者，可酌加浮小麦 30g，黄芪 15g；若兼虚热夹瘀者，可酌加桃仁 10g，红花 10g，丹参 15g；月经量多而色红者，可酌加墨旱莲 20g，女贞子 20g；口干苦，目胀赤者，可加菊花 9g，黄芩 9g，夏枯草 20g；月经淋漓不断，色紫黑有块者，可酌加益母草 30g，茜草 10g。

2. 肾阳虚型

【主症】绝经前后月经量多，色淡，精神萎靡，面色晦暗，形寒肢冷，腰背冷痛，夜尿频数，小便清长，或面浮肢肿，性欲低下，舌胖嫩有齿痕，苔薄白，脉沉细弱。

【治法】温补肾精。

【方药】右归丸加减，源自《景岳全书》。

熟地黄 25g，枸杞子 15g，山茱萸 15g，山药 20g，杜仲 15g，菟丝子 15g，炙淫羊藿 10g，补骨脂 15g，当归 15g。

若兼头目昏晕，四末清冷，甚麻木者，酌加决明子 10g，牛膝 15g；若兼精神不振，心慌，大便不畅者，酌加肉苁蓉 10g，火麻仁 10g；若兼痰湿水盛者，酌加茯苓，白术；若兼面目、四肢浮肿甚者，酌加车前子 12g，茯苓 15g，泽泻 9g；性欲低下者，加淫羊藿 30g，仙茅 15g。

3. 肾阴阳两虚型

【主症】绝经前后月经紊乱，量少或多，时而烘热汗出，时而转之畏冷，乍寒乍热，头晕耳鸣，失眠多梦，手足心热，心悸自汗，健忘，腰背冷痛，浮肿便溏，神疲肢肿，舌淡，苔薄，脉沉弱。

【治法】温补肾阳，滋阴填精。

【方药】二仙汤加减，源自梁颂名《中医方剂临床手册》。

仙茅 15g，淫羊藿 15g，巴戟天 10g，知母 9g，黄柏 9g，当归 12g，菟丝子 15g，黄精 15g，女贞子 20g，墨旱莲 15g。

若汗出甚者，可酌加浮小麦 60g；若兼腰痛者，可酌加续断 15g，桑寄生 20g，延胡索 10g；若便溏浮肿者，可酌加党参 15g，白术 10g，炒薏苡仁 20g。

4. 心肾不交型

【主症】绝经前后月经紊乱，头晕耳鸣，烘热汗出，腰膝酸软，心悸，怔忡，健忘，失眠多梦，心烦不宁，口干咽燥，或见口舌生疮，舌尖红苔薄，脉细数。

【治法】滋阴降火，交通心肾。

【方药】交泰丸加减，源自《韩氏医通》。

生地黄 15g，麦冬 15g，当归 15g，白芍 15g，沙参 15g，茯神 15g，远志 6g，黄连 6g，肉桂 2g，夜交藤 30g，五味子 10g。

若汗出甚者可酌加浮小麦 60g；若烦躁失眠者可加煅龙骨 30g，煅牡蛎 30g；烦躁不安，莫名所哭者，酌加百合 20g，栀子 10g。

5. 肝肾阴虚型

【主症】绝经前后月经紊乱，色红量多，头晕耳鸣，目眩，两目干涩，心烦易怒，失眠多梦，五心烦热，烘热汗出，腰膝酸软，舌红少苔，脉细数。

【治法】滋肾疏肝。

【方药】一贯煎加减，源自《续名医类案》。

生地黄 30g，沙参 15g，当归 15g，麦冬 15g，川楝子 10g，枸杞子 20g，龟甲 20g，鳖甲 20g。

关节疼痛者，酌加桑寄生 20g，鸡血藤 10g；汗出甚者加浮小麦 60g，黄芪 20g；失眠不寐者，可加炒酸枣仁 20g，龙齿 30g；心神不安者，可加柏子仁 15g，合欢花 30g。

6. 脾肾阳虚型

【主症】月经愆后或闭而不行，行则量多，色淡质稀，面色晦暗，精神萎靡，畏寒肢冷，腰膝下腹冷痛，食少纳呆，久泻久痢，或下利清谷，小便清长而频，面浮肢肿，带下清稀，舌淡苔薄白，脉沉无力。

【治法】补肾壮阳，健脾祛湿。

【方药】健固汤加减，源自《傅青主女科》卷下。

党参 15g，白术 10g，茯苓 10g，薏苡仁 15g，淫羊藿 10g，山药 15g，砂仁 6g，陈皮 10g，麦芽 10g，法半夏 10g，补骨脂 10g。

若夜尿频数者，可酌加覆盆子 9g，益智仁 10g；带下清稀量多者，可酌加芡实 15g，白术 15g；浮肿者，可加泽泻，车前子；夜尿多者，可加益智仁 10g。

老师认为，尽管临床上更年期患者以肾阴虚型和肝肾阴虚型居多，但阴虚证型并非单纯存在，常见阴阳两虚，或兼夹肝郁脾虚、瘀血痰热等。临证过程中不忘以肾虚为基本病机，并结合五脏虚实，更加准确地进行辨证，有助于在更年期综合征错综复杂的病症表现中抓住重点，治疗效果更为显著。老师也提醒大家更年期用药不宜辛温香燥，以防损耗津液，犯"虚虚之戒"。

三、牛建昭教授对更年期综合证的诊疗特色

1. 更年期失眠心肾不交是关键

不寐是以经常不能获得正常睡眠为特征的一类病症，其病位重点在心，但与肝、脾、肾等脏器也有密切的关联。围绝经期即指妇女绝经前后，此时妇女因肾气渐衰，冲任脉虚，故而心火上炎，心肾不能交通，难以维持人体水火之平衡，易出现明显的睡眠障碍。

老师在继承古代医家的学术思想上，认为肾主藏五脏六腑之精气而不泄，是生命活动的原动力，心火居上，肾水位下，故能水火既济。更年期是妇女向老年迈进的一个分界线。这个时期的妇女由于肾气渐衰，天癸由盛到竭逐渐过度，以致阴精不足，月经逐渐闭绝，生殖能力逐渐丧失。肾水不能上济于心，心火亢盛，心肾之间的生理平衡被打破，即称为"心肾不交"。更年期失眠与妇女雌激素和孕激素水平紊乱有关。临床多表现为夜里出现潮热，潮热后频醒，醒了以后又睡不着等睡眠障碍现象；有时也表现为该醒的时候感觉困乏，不想醒，伴见潮热盗汗，少动懒言，情绪易激动，食欲下降，全身乏力，或可见肌肉、关节酸痛；兼见五心烦热，口干咽燥，腰背酸痛，小便频数，夜间盗汗，眩晕耳鸣，动作笨拙，健忘怔忡，舌质红，少苔或无苔，脉细数。临床以交通心肾作为治疗更年期失眠的基本大法。

从老师运用交通心肾常用药物来看，大多归心、肾二经，所选药物药性平和，亦具有安神之功，如黄连上清心火，用山茱萸、熟地黄下滋肾水，肉桂辛、甘，性大热，助阳补火，引火归原。又因此证多见心气虚，故常配伍党参、茯苓（神）、远志、百合、酸枣仁、夜交藤等益气养心安神之品，使水火得济，心肾交通，睡眠安然如常。

此外，老师特别注重对不寐患者进行心理劝导，解除烦恼，消除顾虑，避免情绪紧张，提倡适当参加体育活动和文娱活动，动静结合，使脑和各脏腑均得到休养和调节，辅助药力发挥，疗效更佳。

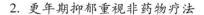

2. 更年期抑郁重视非药物疗法

更年期抑郁症是一种情感障碍性疾病，特指初次发病于更年期，以焦虑不安和情绪低落为主要症状的疾病，多发生在妇女绝经前后，其临床表现为情绪低落、思维迟钝、兴趣缺乏、易怒善哭、意志减退、语言动作减少，并伴有心悸失眠等躯体不适和植物神经功能失调的症状。中医古籍虽无此病名，但根据临床表现，本病应属"百合病""脏躁""郁证""梅核气""不寐"等范畴。更年期抑郁症目前已成为更年期妇女的多发病，已逐渐被社会所重视。

老师认为，雌激素表达水平的显著下降以及神经递质的分泌、释放和降解等过程出现异常是更年期抑郁发生的重要因素。正所谓"年四十而阴气自半也"。更年期妇女在经历过育龄期后，照顾子女后代付出的精力与时间要比男性更多，现代职业女性还要兼顾工作与家庭，在长期生活在双重压力下，终致劳伤心脾，肝气郁滞。

肾虚虽是致病之根本，但肾之阴阳失调可涉及心、肝、脾及冲任二脉。肝藏血，主疏泄，性喜条达，肝气疏泄功能正常，气机条达，肝肾精血充盛，才能气血平和，情志舒畅，思维敏捷，精力充沛；反之肝气郁结，疏泄失司，则情志抑郁，烦躁易怒。早期更年期抑郁症的病位在心、肝、肾，在治疗本病时以补肾、养心、调肝为基本大法，临床上常以经验方合甘麦大枣汤进行加减治疗。

由于更年期抑郁症属于心身医学疾病的范畴，发病与心理、精神因素密切相关，患病妇女因其处于特殊的年龄阶段，极易由于生理的改变引起心理异常，因此，耐心细致的心理治疗是提高更年期综合征疗效不可忽视的环节。中医学历来十分重视情志治疗，叶天士指出："郁证全在病者能移情易性。""心病终须心药医"，老师临床治疗本病时，在药物治疗的同时，亦注重对更年期妇女的心理疏导，即和患者交谈过程中态度和蔼，亲和力强，耐心解答患者提出的问题，并给予指导解决。向患者解释围绝经期的生理过程，使其认识到更年期是妇女一生中必经的生理阶段，使患者掌握必要的保健措施，消除无谓的恐惧和忧虑，以乐观积极的态度配合治疗。并提醒患者情绪异常对本病的不利影响，鼓励患者积极进行自我调节和自我控制，叮嘱家属协助配合，尽量提供宽松舒畅的生活环境与人际关系。

对情志因素引起的此类病证，良好的情志治疗、心理疏导不仅可配合药物提高疗效，还可收到药物治疗不能起到的佳效，使患者能够平稳度过这一生理波动时期。

同时，牛教授还会为患者讲解更年期饮食宜忌，以及穴位按摩等更年期养生保健知识，并常鼓励患者多散步，进行适量的运动，以增强体质、怡养身心、调和阴阳气血，并叮嘱患者劳逸结合，避免过度劳累和紧张。

四、牛建昭教授治疗更年期综合征用药规律总结

在 40 多年的临床实践中，牛教授对于更年期综合征从其病因病理、辨证立法和选方用药，进行了反复探索和实践，将行之有效的方药逐步定型下来，形成了独特的遣方用药经验。我们利用中医传承辅助平台（V2.5）软件，对牛教授治疗更年期综合征的 73 例病例和处方进行数据挖掘分析，从而探究辨治围绝经期综合征的组方用药规律。

（一）材料与方法

1. 病例处方来源

本研究以 2015～2017 年牛建昭教授在北京中医药大学国医堂、北京东城中医医院、北京广济中医院、北京中医药大学东直门医院国际部、博爱堂、安贞社区卫生服务中心出诊的处方来源进行筛选。这使得临床处方数据来源具有"多中心"特点，数据样本可以较好反应总体，减少数据偏差。最终筛选符合纳入标准的处方 73 个。

2. 病例处方的纳入标准

参照第七版《妇产科学》教材、第六版《中医妇科学》相关标准和《中药新药临床研究指导原则·女性更年期综合征诊断标准》制定纳入标准。

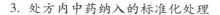

3. 处方内中药纳入的标准化处理

主要对处方内的中药名称进行标准化处理，例如"生地"标准化为"生地黄"、"炙草"标准化为"炙甘草"。

4. 分析软件

"中医传承辅助平台（V2.5）"软件由中国中医科学院中药研究所提供。

5. 处方的录入和核对

将上述筛选后的处方录入"中医传承辅助系统（V2.5）"软件。录入完成后，由具备中医理论背景的双人负责数据的审核，以确保数据的准确性。

6. 数据分析

通过使用"中医传承辅助平台（V2.5）"软件中的数据分析功能，对组方和类方进行分析。

（1）提取数据源：在"西医疾病"项中输入"更年期综合征"，提取出治疗更年期综合征的全部方剂。

（2）频次统计分析：将更年期综合征治疗方剂中每味药出现的频次由大到小排序，使用软件中"药频导出"功能，导出 Excel 表格。

（3）组方规律分析："支持度个数"（表示在所有药物中同时出现的次数）分别设为 20，"置信度"设为 0.8，按药物组合出现频次从大到小排序；"规则分析"分析所得的规则。

（4）新方分析：首先进行聚类分析（核心算法包括改进的互信息法、复杂系统熵聚类），在聚类分析前，先选择合适的相关度和惩罚度，然后点击"提取组合"按钮，发现新组方，并使用软件进行网络可视化展示。我们设置了相关度 9，惩罚度 2。

（二）结果与分析

1. 处方中药药性分布

从牛建昭教授治疗更年期综合征临床处方中，我们分析了全部处

方的中药四气、五味、归经，结果依次如图 3 – 1、图 3 – 2、图 3 – 3
所示。

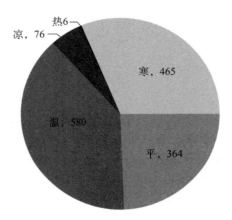

图 3 – 1　全部处方的中药四气分布

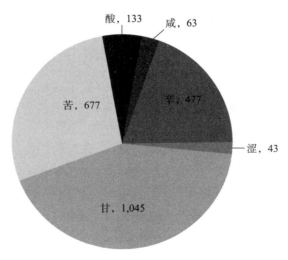

图 3 – 2　全部处方的中药五味分布

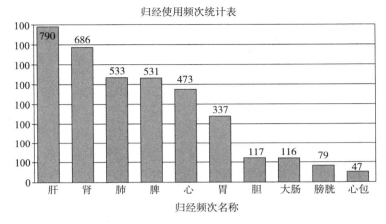

图 3 - 3　全部处方的中药归经分布

2. 用药频次

对牛建昭教授治疗更年期综合征的 73 首方剂中的药物频次进行统计，使用频次在 26 以上的药物有 20 味，如表 3 - 1 所示，使用频次排前五位的分别是浮小麦、枸杞子、党参、生地黄、当归。

表 3 - 1　方剂中使用频次 26 次以上的药物情况表

序号	中药名称	频次	序号	中药名称	频次
1	浮小麦	45	12	生黄芪	35
2	枸杞子	45	13	远志	34
3	党参	45	14	丹参	31
4	生地黄	45	15	知母	30
5	当归	43	16	太子参	30
6	菟丝子	42	17	黄柏	28
7	酸枣仁	42	18	北沙参	28
8	淫羊藿	39	19	羌活	27

续表

序号	中药名称	频次	序号	中药名称	频次
9	白芍	39	20	杜仲	27
10	百合	38	21	紫河车	26
11	郁金	36	22	柴胡	26

3. 基于关联规则分析的组方规律研究按照药物组合出现频次由高到低排序，如表 3 - 2 所示。前三位分别是"党参、枸杞子""菟丝子、枸杞子""党参、当归"，分析所得药对的用药规则，如表 3 - 3 所示。并进行关联规则网络展示，如图 3 - 4 所示。

表 3 - 2　　　　处方中支持度个数为 14 条件下药物组合频次表

序号	药物模式	频次	序号	药物模式	频次
1	党参，枸杞子	43	15	菟丝子，黄精	32
2	菟丝子，枸杞子	41	16	当归，淫羊藿	32
3	党参，当归	41	17	白芍，浮小麦	32
4	当归，枸杞子	39	18	酸枣仁，远志	31
5	菟丝子，当归	38	19	生地黄，百合	31
6	生地黄，白芍	37	20	浮小麦，生黄芪	31
7	菟丝子，淫羊藿	35	21	丹参，党参	30
8	生地黄，浮小麦	35	22	百合，酸枣仁	30
9	枸杞子，淫羊藿	34	23	生地黄，远志	29
10	党参，淫羊藿	33	24	丹参，当归	29
11	黄精，枸杞子	33	25	丹参，黄精	28
12	生地黄，酸枣仁	33	26	菟丝子，杜仲	27
13	酸枣仁，浮小麦	33	27	酸枣仁，生黄芪	27
14	百合，浮小麦	33	28	远志，浮小麦	27

表3-3　处方中药物组合的关联规则（置信度≥0.95）

序号	规则	置信度	序号	规则	置信度
1	杜仲->菟丝子	1	11	菟丝子，枸杞子->党参	0.975609756
2	珍珠母->百合	1	12	黄精，枸杞子->菟丝子	0.96969697
3	杜仲->淫羊藿	1	13	当归，淫羊藿->党参	0.96875
4	青皮->陈皮	1	14	丹参，党参->当归	0.966666667
5	续断->桑寄生	1	15	白芍，酸枣仁->生地黄	0.965517241
6	北沙参->太子参	1	16	白芍，远志->酸枣仁	0.962962963
7	钩藤->生地黄	1	17	当归，浮小麦->党参	0.961538462
8	石斛->麦冬	1	18	珍珠母->生地黄	0.958333333
9	紫河车，黄精->菟丝子	1	19	白芍，酸枣仁，生黄芪->浮小麦	0.956521739
10	枸杞子，浮小麦->党参	1	20	菟丝子，紫河车->当归	0.954545455

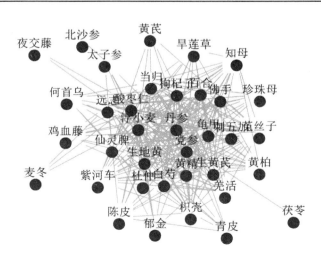

图3-4　支持度个数为14，置信度为0.95的药物网络展示

4. 基于熵聚类的方剂组方规律研究

（1）基于改进的互信息法的药物间关联度分析：依据方剂数量，结合经验判断和不同参数提取数据的预读，设置相关度为8，惩罚度为2，进行聚类分析，得到方剂中两两药物间的关联度，将关联系数0.07以上的药对列表，如表3-4所示。

表3-4　基于改进的互信息法的药物间关联度分析

序号	药对	关联系数	序号	药对	关联系数
1	党参-墨旱莲	0.1325704	26	石斛-黄精	0.08388048
2	党参-龟甲	0.1325704	27	菟丝子-北沙参	0.08341467
3	菟丝子-龟甲	0.1175938	28	党参-珍珠母	0.08286721
4	白芍-钩藤	0.1081073	29	鸡血藤-焦栀子	0.08266246
5	白芍-浮小麦	0.1045353	30	当归-紫河车	0.08167332
6	淫羊藿-龟甲	0.1042556	31	党参-石斛	0.07902181
7	远志-龟甲	0.1042556	32	石斛-枸杞子	0.07902181
8	菟丝子-石菖蒲	0.1026579	33	钩藤-百合	0.07827234
9	党参-鸡血藤	0.0947181	34	珍珠母-石斛	0.07792383
10	白芍-茯苓	0.09368819	35	麦冬-太子参	0.07715607
11	党参-太子参	0.09351975	36	麦冬-桑寄生	0.07458329
12	墨旱莲-黄精	0.0922299	37	淫羊藿-巴戟天	0.07456261
13	龟甲-黄精	0.0922299	38	墨旱莲-丹参	0.07448828
14	淫羊藿-淫羊藿	0.09154272	39	酸枣仁-龟甲	0.07448828
15	党参-何首乌	0.09076625	40	龟甲-丹参	0.07448828
16	鸡血藤-酸枣仁	0.08993745	41	桑寄生-炙甘草	0.07361734
17	菟丝子-紫河车	0.08973581	42	桑寄生-石菖蒲	0.07321924

续表

序号	药对	关联系数	序号	药对	关联系数
18	党参 – 北沙参	0.08926082	43	黄柏 – 莱菔子	0.07292357
19	枸杞子 – 北沙参	0.08926082	44	白芍 – 石斛	0.07289845
20	百合 – 巴戟天	0.08792853	45	麦冬 – 酸枣仁	0.072133
21	珍珠母 – 焦栀子	0.08721668	46	丹参 – 杜仲	0.07114404
22	菟丝子 – 太子参	0.08522159	47	淫羊藿 – 黄精	0.0708456
23	鸡血藤 – 石斛	0.08511519	48	生黄芪 – 佛手	0.07075948
24	白芍 – 墨旱莲	0.08482248	49	续断 – 郁金	0.07014036
25	白芍 – 龟甲	0.08482248	50	当归 – 墨旱莲	0.07004195

（2）基于复杂系统熵聚类的药物核心组合分析：以改进的互信息法的药物间关联度分析结果为基础，按照相关度与惩罚度约束，基于复杂系统熵聚类，演化出 3 味药核心组合，如表 3 - 5 所示。

表 3 - 5　基于复杂系统熵聚类的药物核心组合分析

序号	核心组合			序号	核心组合		
1	续断	太子参	北沙参	17	菊花	芡实	绞股蓝
2	防风	独活	狗脊	18	黄芩	枳实	莱菔子
3	防风	独活	桂枝	19	黄芩	莱菔子	玉竹
4	防风	独活	细辛	20	何首乌	肉苁蓉	黑枣
5	香橼	黄芪	刺五加	21	锁阳	柴胡	肉苁蓉
6	香橼	刺五加	石菖蒲	22	锁阳	柴胡	巴戟天
7	白芍	远志	生地黄	23	锁阳	肉苁蓉	炙黄芪
8	陈皮	枳壳	青皮	24	锁阳	山药	巴戟天

序号	核心组合			序号	核心组合		
9	陈皮	青皮	柴胡	25	生黄芪	黄芪	刺五加
10	陈皮	柴胡	白梅花	26	生黄芪	酸枣仁	百合
11	麦冬	远志	石斛	27	黄芪	独活	五爪龙
12	麦冬	石斛	乌枣	28	黄柏	知母	百合
13	升麻	火麻仁	白术	29	鸡血藤	珍珠母	墨旱莲
14	钩藤	珍珠母	墨旱莲	30	鸡血藤	珍珠母	龟甲
15	钩藤	珍珠母	龟甲	31	鸡血藤	珍珠母	浮小麦
16	枳壳	佛手	石菖蒲	32	刺五加	佛手	石菖蒲

（3）基于无监督熵层次聚类的新处方分析：在核心组合提取的基础上，运用无监督熵层次聚类算法，得到6个新处方，如表3-6所示。使用"网络展示"功能得到网络展示图，如图3-5所示。

表3-6 基于无监督熵层次聚类的新处方分析

序号	候选新处方
0	防风-独活-狗脊-桂枝
1	香橼-黄芪-刺五加-独活-五爪龙
2	升麻-火麻仁-白术-莱菔子-玉竹
3	枳壳-佛手-石菖蒲-白芍-黄柏-百合-生地黄
4	黄芩-枳实-莱菔子-白芍-生黄芪-百合-生地黄
5	龟甲-白芍-百合-生地黄-钩藤-桑寄生-石斛-墨旱莲
6	白芍-鸡血藤-远志-珍珠母-党参-当归-菟丝子-羌活-丹参-黄精

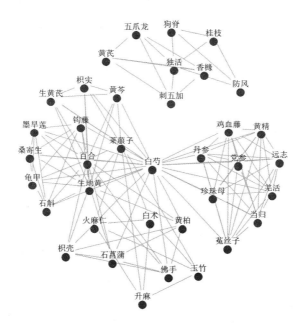

图 3 - 5 基于无监督熵层次聚类的新处方网络展示图

（三）讨论

中医传承辅助系统软件是一种最新研发的针对中医药数据分析的集成软件。该软件基于改进互信息法、复杂系统熵聚类、无监督的熵层次聚类等算法，可以对中医临床病例进行无监督数据挖掘。中医药临床病例的数据具有小样本、非线性、多维多阶性的特点，相比有监督的数据挖掘方法而言，此类方法更适合中医药数据的特点，其优点在于可以用于非线性数据的分析，以及克服了聚类分析的单分配问题等。

本研究以中医传承辅助系统软件为工具，对牛建昭教授治疗更年期综合征临床处方进行了收集、筛选、数据标准化等工作，最终筛选出符合标准的更年期综合征临床病例处方 73 首，涉及药物 161味。利用此软件中集成的关联规则和熵聚类方法，对临床处方数据集进行挖掘，得到牛建昭教授治疗更年期综合征的高频药物 22 味（表 2－1）、高频药物组合 28 对（表 3－2），筛选出置信度大于0.95 的关联规则药物 20 个（表 3－3）。基于改进的互信息法的药物间关联度分析，得出关联系数 0.07 以上的两两药对 50 个（表 3－4），基于复杂系统熵聚类的药物核心组合分析，得出三味药核心组合 32 个（表 3－5），基于无监督熵层次聚类的新处方分析得出 6 个新方（表 3－6）。

在牛建昭教授治疗更年期综合征病例处方的用药频次统计中（表 3－1），排前十中药分别为：浮小麦、枸杞子、党参、生地黄、当归、菟丝子、酸枣仁、淫羊藿、白芍、百合。可以看出牛建昭教授善用益气柔肝（党参、当归、白芍）、补肾益精（枸杞子、生地黄、菟丝子、淫羊藿）、敛阴安神（浮小麦、酸枣仁、百合）等药物。用药频次可以较好反映出牛建昭教授治疗更年期综合征时，强调"和阴阳、调情志"的特点。同时，高频次药物中又有郁金、柴胡、知母、黄柏、丹参等，反映出牛建昭教授灵活运用处方，针对虚实夹杂的病因，施以疏肝清热、活血化瘀等辨证施治的特点。所分析的处方高频次中药，与现代中医药研究也有较大的关联，体现出牛建昭教授用药的科学内涵。近年来，中医药在治疗更年期综合征方面取得了一定进展，其中对"丘脑－垂体－性腺轴"的影响成为研究热点。研究发现，白芍、枸杞子、党参、菟丝子、柴胡等在性激素方面对于升高雌二醇水平、降低卵泡刺激素和促黄体生成素水平有明显效果；生地黄、知母、黄柏、丹参等对 GnRH 及神经递质具有调节作用，进而调节下丘脑－垂体的促性腺机能；白芍、柴胡、当归对雌激素受体上调下丘脑中 ERmRNA 在下丘脑组织中的表达，提高 ER 的生物效应，从而起到治疗更年期综合征的作用。

本次数据挖掘高频药物组合，共计 28 组（表 3－2）。高频药物组合是指在所有处方中出现频次高的药物组合，是研究名老中医处方规律的有效途径之一。例如本数据挖掘中统计的高频药物组合

"百合－地黄"，临床以百合地黄汤合甘麦大枣汤为研究，发现其具有明显消除或改善肝肾阴虚型更年期综合征患者临床症状的作用，临床研究总有效率90.0%。高频药物组合排名前五为"党参－枸杞子""菟丝子－枸杞子""党参－当归""当归－枸杞子""菟丝子－当归"，可以看出牛建昭教授常用药组以"益气活血、补肾温阳"为主。除排名前五的药物组合外，高频药物组合中亦有温肾助阳之"菟丝子－淫羊藿""菟丝子－杜仲"；敛汗安神之"酸枣仁－浮小麦－百合""远志－浮小麦"；滋阴补肾之"黄精－枸杞子""黄精－菟丝子"；益气活血之"党参－丹参""当归－丹参"。

　　本次以关联规则挖掘置信度大于0.95的药物组合，共计20组（表3－3）。数据挖掘中的"关联规则"，可以理解为"若A存在，则B存在的概率"；置信度可以理解为"概率"。关联规则能够挖掘出处方中某药物出现对其他药物出现的影响，可以进一步揭示药物间的相互作用及医生处方时的思维推理连贯性。例如规则"白芍，酸枣仁，生黄芪→浮小麦"，置信度为0.956521739，即当处方中出现白芍、酸枣仁、生黄芪时，浮小麦出现的概率为95.6521739%，白芍、酸枣仁与生黄芪组合具有益气敛阴、安神除烦的效果，而浮小麦具有止汗养心的功效，由此可以揭示牛建昭教授在治疗更年期综合征表现出"阴不入阳"系列症状时的处方思路。

　　基于改进的互信息法的药物间关联度分析，得出高关联药对50个（表3－4）。高频药物组合可以揭示医生对于特定疾病的处方习惯，而高关联药物则进一步挖掘出药物间的密切联系，与通俗所说"药对"含义相近。基于复杂系统熵聚类的药物核心组合分析，得出三味药核心组合32个（表3－5）。核心药物组合可以更深入地揭示名老中医的处方规律，是探究处方中起核心作用药物配伍最重要的信息，可以为进一步的临床和基础科研提供方向与指导。例如，挖掘出的核心药物组合"知母－百合－黄柏"，基础研究发现使用知母与百合组方治疗自然衰老型围绝经期综合征大鼠，可有效调节其中枢神经递质含量，从而改善更年期综合征临床症状；治疗肾阴虚型围绝经期综合征大鼠，其子宫系数明显增高，雌二醇、孕酮水平升高，促卵泡成熟激素、促黄体生成素水平有所下降，证实知母百合汤能明显改善围绝经期综合征大鼠的肾阴虚症状。临床研究表明，使用知母和百合治疗肝肾阴虚型更年期综合征效果理想，可显著改善临床症状及睡眠质量，促进机体性激素水平恢复正常。

基于无监督熵层次聚类的新处方分析得出 6 个新方（表 3 - 6）。新处方对于学术研究的启发性更强，综观新处方中的核心药物：白芍、菟丝子、鸡血藤、丹参、生地黄、党参、百合，可以体现出以补肾、柔肝、健脾相结合，从而活血通络、养阴安神的治疗思路。同时，得出的新处方，可以跳出固有理论的框架，体现出信息技术对中医药研究的补充作用。

本数据挖掘研究对探索牛建昭教授治疗更年期综合征的组方规律提供了有益的线索和启示，为学术传承提供更好的技术支持。实践证明，新的技术能够辅助探究名老中医用药规律，并且揭示其内在的科学机理，是连接名老中医学术经验与现代中医药研究的桥梁。

第二节　典型医案

一、更年期血管舒缩功能紊乱

医案

李某，女，51 岁。2015 年 7 月 14 日初诊。

主诉：闭经 6 个月，潮热盗汗加重 30 天。

现病史：患者 1 年前月经周期紊乱，月经量少，近 6 个月未来月经，烘热汗出、心烦易怒明显，自觉不适故来门诊就诊。刻下症见：烘热汗出，以头面部明显，夜间尤甚，早醒，心烦易怒，腰膝酸痛，眩晕耳鸣，手足心热，大便干结，小便数。舌紫红，苔薄黄腻，脉细数。

既往史：高血压病史。

西医诊断：更年期综合征。

中医诊断：绝经前后诸证（肾水不足，肝阳偏亢）。

治则治法：滋补肝肾，平息肝火，兼以润燥缓急之法。

处方：知母 10g，黄柏 6g，生地黄 15g，山茱萸 15g，生黄芪 20g，浮小麦 60g，乌枣 10g，生甘草 6g，枸杞子 15g，北沙参 15g，百合 20g，麦冬 20g，鸡血藤 15g，白芍 20g，生山栀 10g，醋龟甲 15g，桑寄生 30g，续断 15g，制远志 10g，炒酸枣仁 20g，钩藤 10g。7 剂。

药后诸症悉减，自行续服 14 剂，后告病愈，未曾再犯。

 按语　女性在更年期由于卵巢功能的衰退、激素水平快速的下降，伴随表现出一系列急剧波动的临床症状，统称更年期综合征。血管舒缩功能紊乱致潮热、潮红及出汗等症状的出现，这被视为更年期最初的标志性症状。其发病机制可能是卵巢功能衰退、激素急剧波动和快速下降，导致神经递质（去甲肾上腺素、5 - 羟色胺、β - 内啡肽）分泌失调及功能紊乱，继而下丘脑体温调节中枢功能失调，发生潮热、潮红及出汗。

本案患者已过七七之年，月经已止，肾阴不足，精亏不能化血，水不涵木，而致肝失柔养，肝阳上亢，肝火内盛，出现一派肾虚肝旺证候，如心烦起急，眩晕耳鸣，手脚心热等症；而肾阴不足，阴不维阳，虚阳上越，故烘热汗出明显。牛教授针对患者肾水不足，肝火旺盛之证，选用知柏地黄丸合甘麦大枣汤随症加减，以求滋肾水、平肝火，兼以养心安神，甘润缓急。方中知母、黄柏、生地黄、山茱萸补肾滋阴降火；生黄芪、浮小麦、乌枣、生甘草益气固表敛汗；桑寄生、续断平补肝肾；枸杞子、北沙参、百合、麦冬、鸡血藤、白芍滋阴，龟甲填精；山栀清肝火，远志、炒酸枣仁、钩藤安神；诸药合用，滋阴降火，固表止汗。故而 7 剂后即收显效，守方续服，病告痊愈。

二、更年期子宫肌瘤

医案

谢某，女，48 岁。2015 年 8 月 20 日初诊。

主诉： 月经延后，带经期延长 3 月余。

现病史： 患者近 3 个月来月经延后，经期伴小腹刺痛，量少，色暗有血块，淋漓不尽，带经期十余日。B 超示有子宫肌瘤病史（大小约 5.1cm×4.3cm），欲保守治疗。刻下症见：头晕困重，烘热汗出，头晕耳鸣，腰膝酸软，胸闷气短，身体畏寒，手脚怕冷，大便溏泄。舌淡红，苔薄白，脉弦紧。

西医诊断： 更年期综合征，子宫肌瘤。

中医诊断： 绝经前后诸症（肾阴阳俱虚，痰瘀互结）。

治则治法： 阴阳双补，化痰散瘀。

处方： 当归 12g，党参 15g，枸杞子 15g，巴戟天 10g，杜仲 12g，炒山药 15g，何首乌 6g，菟丝子 15g，女贞子 10g，淫羊藿 10g，肉苁蓉 10g，茯苓 30g，炒白术 20g，苍术 10g，皂角刺 10g，石见穿 15g，三棱 15g，莪术 15g，荔枝核 10g，橘核 10g。7 剂。

嘱其保证避孕。

二诊： 2015 年 8 月 29 日。患者诉更年期症状大为改善，头晕、心悸诸症均大有好转，睡眠亦佳，大便成形，唯盗汗仍存。原方既效，上方减三棱、莪术以防伤正，加炒白术 10g，山茱萸 20g，以扶正固表，补益肝肾。续服 20 剂。患者 B 超诊查子宫肌瘤缩小至 4.0cm×3.8cm，诸症悉减。予杞菊地黄丸合桂枝茯苓丸，后未再复诊。

按语 子宫肌瘤与内分泌紊乱有关，绝经后肌瘤会逐渐缩小或消失，因此更年期女性即使肌瘤大小达到手术指征，仍可选用保守治疗。本案患者有子宫肌瘤病史，见烘热汗出，头晕耳鸣，腰膝酸软等肾阴虚证，又见畏寒，手脚凉，胸闷心慌等阳虚证，证属肾阴阳俱虚，痰瘀互结，故牛教授注重调和阴阳，化痰散瘀，配以健脾燥湿，使温清并用，气血调畅，则诸症痊愈。方中枸杞子、女贞子滋补肾阴；菟丝子、杜仲、肉苁蓉、淫羊藿、巴戟天温补肾阳；党参、茯苓、炒白术、苍术健脾燥湿化痰；当归、三棱、莪术活血化瘀；皂角刺、石见穿、荔枝核、橘核软坚散结，均为治疗子宫肌瘤要药。本案治疗 1 个月经周期，肌瘤得到控制并明显缩小，月经紊乱和潮热盗汗症状亦明显减轻，后予丸药缓下，巩固疗效，收功甚显。

三、更年期失眠

医案

张某，女，51 岁，2015 年 5 月 26 日初诊。

主诉：绝经 1 年。诉失眠多年，烘热汗出 2 年，加重 1 个月。

现病史：心烦易怒，心情抑郁，喜叹息，纳差，少气懒言，乏力倦怠，口燥咽干，入睡困难，多梦易醒，醒后难再入睡，舌红苔厚腻，舌体胖大有齿痕，脉弦沉细。

西医诊断：更年期综合征。

中医诊断：绝经前后诸症，不寐（肝郁脾虚，心肾不交）。

治则治法：交通心肾，疏肝理气，调和阴阳。

处方：生黄芪 30g，浮小麦 60g，百合 20g，珍珠母 30g，夜交藤 15g，钩藤 12g，生地黄 15g，白芍 20g，龟甲 15g，鸡血藤 15g，炒酸枣仁 20g，炙远志 10g，五味子 15g，党参 12g，何首乌 3g，紫河车粉 5g，丹参 15g，黄精 15g，当归 15g，菟丝子 15g，枸杞子 15g，淫羊藿 10g，炒杜仲 10g，香橼 10g，佛手 10g，枳壳 10g，石菖蒲 10g。7 剂。

二诊：2015 年 6 月 2 日。服上方后潮热汗出、倦怠乏力、失眠均有减轻，仍有口燥咽干。上方加太子参 15g，北沙参 15g。7 剂。

三诊：2015 年 6 月 23 日。症状缓解。

处方：生黄芪 20g，生地黄 15g，白芍 20g，甜叶菊 2g，炙甘草

8g，太子参15g，北沙参15g，浮小麦60g，百合20g，珍珠母30g，鸡血藤15g，龟甲15g，枳壳10g，炒酸枣仁20g，炙远志10g。7剂。

按语　　《素问·上古天真论》论述女子发育过程，云："七七任脉虚，太冲脉衰少，天癸竭，地道不通，故形坏而无子。"这一论述提示女性在49岁左右的生理特征：肾气渐衰、天癸渐竭、月经渐断至绝。故中医各家治疗更年期综合征历来重视补肾虚与调护气血。同时，由于更年期兼症众多，故具体论治又重视心、肝、脾三脏。

牛老师在临床中认为肾虚虽是致病之根本，但肾之阴阳失调可涉及心、肝、脾和冲任二脉。心主血脉，主神志，故心阴不足则可见失眠多梦、健忘、口干舌燥。肝藏血，主疏泄，性喜条达，肝气疏泄功能正常，气机条达，肝肾精血充盛，才能气血平和，情志舒畅，思维敏捷，精力充沛；反之肝气郁结，疏泄失司，则情志抑郁，烦躁易怒。又肝木乘脾，则导致脾气下陷，少气懒言，倦怠乏力。妇人七七之年，肾精渐亏，精亏不能化而为血，致肝血不足，阳失潜藏，肝阳偏旺。肾精亏虚，肾水不能上滋心阴，心火不能下移，则出现心肾不交之证。心肾不交，水火不济，相火偏亢，阴不配阳，则潮热、烘热汗出，虚火浮越，故心烦意乱，舌红少津，失眠多梦，甚者彻夜未眠。牛教授治以交通心肾，疏肝理气，调和阴阳。

初诊方用淫羊藿、枸杞子、菟丝子、紫河车粉、杜仲以补肾精，调节肾之阴阳平衡；生黄芪、党参、浮小麦、龟甲、生地黄、五味子以滋阴降火、固表止汗；夜交藤、远志、鸡血藤、何首乌交通心肾以安神舒寐；珍珠母镇心安神、百合降心火养心安神、酸枣仁降胆经虚火以治不寐；白芍、丹参、当归、黄精养血柔肝；香橼、佛手、枳壳疏肝理气；石菖蒲开心气而解郁；黄芪、党参、大枣、炙甘草补益中气，方中又有浮小麦而合甘麦大枣汤之寓意。

再方加太子参、北沙参，益气养阴生津而消燥热。

三诊之时，疗效已显，故围绕主症，去上方之五味子、党参、何首乌、紫河车、丹参、当归、菟丝子、枸杞子、淫羊藿、炒杜仲、香橼、佛手、石菖蒲。以精简之方续服巩固疗效。症状减轻，睡眠可安。

四、更年期抑郁

医案

唐某，49 岁，2016 年 11 月 29 日初诊。

主诉：情绪低落 1 年余，停经 2 年。

现病史：患者自述 2 年前月经闭止，1 年前因家里变故出现情绪低落、眠差多梦，伴心悸、气短，汗出，时有濒死感，心电图检查未见明显异常，期间曾服中药调理，未见明显缓解。刻下症见：情绪低落，心悸，乏力，多梦早醒，胡思乱想，记忆力减退，怕冷，腰痛，口臭，纳呆，舌胖大紫暗，苔白厚，脉沉滑。

西医诊断：更年期综合征。

中医诊断：肝郁脾虚，肾气亏虚。

治则治法：疏肝健脾，补肾安神。

处方：柴胡 15g，郁金 15g，佛手 10g，茯苓 10g，石菖蒲 10g，制远志 15g，百合 20g，炒酸枣仁 30g，刺五加 10g，浮小麦 60g，炙甘草 10g，党参 10g，砂仁 15g（后下）。7 剂。

二诊：2016 年 12 月 6 日。服上药后睡眠有所好转、食欲增强，仍有怕冷、腰酸、乏力、喜悲伤欲哭。

处方：茯苓 30g，桑寄生 15g，续断 15g，生黄芪 15g，太子参 15g，北沙参 15g，菟丝子 15g，枸杞子 15g，党参 12g，炙淫羊藿 10g，酒黄精 15g，炒酸枣仁 20g，炙远志 10g，刺五加 10g，浮小麦 60g，炙甘草 10g，鸡内金 15g。7 剂。

三诊：2016 年 12 月 20 日，患者情绪转佳，眠差、心悸症状明显改善，舌质淡，苔白滑。上方减炒酸枣仁、炙远志、刺五加。7 剂。嘱服上药后自购解郁安神片 6 盒，连服 1 个月以巩固疗效。未再复诊。

> **按语**　更年期抑郁症为女性更年期精神障碍，以情感持续性

低落、焦虑以及精神紧张为主要临床表现，严重影响更年期女性的生活质量。牛老师认为，妇女进入更年期后，肾之精气渐衰，天癸将绝，冲任亏虚，脏腑失于濡养，阴阳渐失平衡。肾藏精，肝藏血，肝肾同源，肾精不足则水不涵木，肝失濡养，疏泄不利，气机郁滞，从而产生抑郁、焦虑等系列精神障碍。因此，更年期抑郁症以"肾虚"为本，"肝郁"为标。

初诊先以疏肝解郁，安神定志法改善患者睡眠障碍，方中以柴胡、郁金、佛手疏肝解郁，升发少阳之气，党参、茯苓、砂仁益气健脾，防少阳之邪内传太阴，体现"治未病"的涵义，石菖蒲、远志、百合、炒酸枣仁、刺五加化痰开窍，安神定志，浮小麦、甘草养心安神。

二诊待肝气条达、睡眠改善后，改为补肾健脾为主、养心安神为辅，方中以桑寄生、续断、菟丝子、枸杞子、炙淫羊藿、北沙参、酒黄精温阳补肾填精，党参、生黄芪、太子参、茯苓益气健脾，炒酸枣仁、远志、刺五加、浮小麦、炙甘草养心安神，鸡内金顾护脾胃。

三诊患者诸症皆减，乃守原方加减巩固疗效，并嘱常服解郁安神类中成药防止复发。

在治病过程中心理治疗也同样重要。患者寡言失笑，老师循循善诱，助其查找心结，予以开导劝慰，又嘱其爱人在生活上对患者忍让、关心、爱护，每每谈到患者心坎上，精神状态亦有所向好。故而在治疗此类疾病时，非药物的治疗举足轻重。

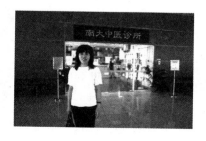

【本章作者】李彧，女，医学博士，硕士生导师，北京中医药大学中医学院研究员。第六批全国老中医药专家学术经验继承人。

第四章 子宫内膜异位症

第一节 辨治思想

子宫内膜异位症（简称内异症或 EMT、EMs）是指具有活性的子宫内膜组织（腺体和间质）出现在子宫内膜以外的部位引起的一种激素依赖性疾病，而侵入子宫肌层，未扩散至浆膜层的称为子宫腺肌症。本病虽属良性疾病，却有着一些类似恶性疾病的生物学特征，如种植、侵蚀、远处转移等表现，是西医学中难治之症和重点研究的疾病，严重影响中青年妇女的健康和生活质量，被形象地称为妇女盆腔的"沙尘暴""良性癌""现代病"。

一、概述

内异症的病名由 VonRokitansky 于 1860 年被首次描述，但其病因及发病机制迄今尚未完全阐明。1899 年 Russell 最早提出子宫内膜型的腺体可以由卵巢中的副中肾细胞残余而产生这一体腔上皮化生学说，后来又出现了子宫内膜种植学说、免疫学说、干细胞分化学说、遗传学说及子宫内膜在位学说等各种假说，但其病因病理机制目前尚缺乏统一的认识。目前较认同的发病机制包括种植学说（经血逆流、医源性种植、淋巴及静脉传播）、体腔上皮化生学说、诱导学说。而子宫内膜发生异位后是否形成内异症取决于遗传因素、免疫因素、炎症及在位内膜的特性等。

　　子宫内膜异位症在中医古代医籍中没有相对应的病名，根据其临床症状、体征等，隶属于中医"癥瘕""痛经""不孕"等范畴。如《景岳全书》云："淤血留滞为癥，唯妇人有之。其癥则由经期或产后，凡内伤生冷或外受风寒；或患怒伤肝，气滞血留；或忧思伤脾，气虚而血滞；或积劳积弱，气弱不行，血运之时，余血未净，而有所逆，则流滞月积渐成癥矣……妇人久癥宿痞，脾肾必亏，邪正相搏，牢固不动，气联于子脏则不孕。"又如《古方汇精》中有关于"逆经痛"的记载，"凡闺女在室行经，并无疼痛，及出嫁后，忽患痛经，渐至滋蔓，服药罔效，此乃少年新娘，男女不知禁忌，或经将来时，或行经未净，遂尔交媾，震动血海之络，损伤冲任，以致瘀滞凝结，每致行经，断难流畅，是以作疼，名曰逆经痛，患此难以受孕"。再如《诸病源候论》言："血癥令人腰痛，不可以仰俯，横骨下有结气，牢如石，小腹里急苦痛，深达腰腹，下牵阴里……月水不时，乍来乍不来，此病令人无子。"这些记载与西医学对子宫内膜异位症的认识非常相似。

　　现代中医学家对子宫内膜异位症的研究日趋深入，血瘀是本病最基本的病机这一认识已得到大家的公认。瘀血的形成可由肝郁、痰凝、脾虚、肝肾亏虚等所致，也可由寒、湿、火等外邪引起。病机方面，从单一的血瘀到肾虚、肝肾亏虚、气滞血瘀、痰瘀互结、寒凝血瘀、瘀热互结、脾虚痰瘀等立论，不同的医家又有不同的认识。

　　目前西医治疗内异症主要有药物治疗、手术治疗以及期待疗法。西药治疗主要包括假孕疗法、假绝经疗法、雄激素疗法、药物性卵巢切除疗法等。采用的药物对下丘脑、垂体、卵巢、异位的子宫内膜有直接抑制作用，因短暂闭经而使异位子宫内膜萎缩，同时也阻止月经来潮时经血逆流种植于腹腔。或者促使患者体内卵巢功能低下，表现为弱雌激素效应。手术治疗分为保守性手术、半保守性手术、根治性手术。目前常用的治疗方法是手术去除病灶，术后辅以激素类药物治疗。不孕患者，可酌情采用助孕技术，但药物治疗的副作用和保守术后复发仍是存在的难题。

中医治疗子宫内膜异位症往往从辨证论治、周期序贯入手，还有各种外治法，如灌肠、针灸及联合疗法等。辨证治疗一直是中医治疗疾病的精髓，是针对疾病的病因病机采用不同的药物加以治疗。内异症患者在月经周期的不同阶段，随着肾中阴阳和冲任气血的盛衰变化，证候属性也有差异，在月经的不同时期采用不同的治疗原则和方药，方能取得较好的疗效。

二、基本认识

（一）病因认识

牛教授认为，子宫内膜异位症是由先天不足、后天失养或烦劳过度，损伤正气，或久病失治、误治，以及外邪侵袭，内外合邪引起脏腑气血、阴阳失调。内异症病因复杂，与外感邪气、情志失调，以及脏腑、气血功能失常均有关，归纳起来主要有以下几个方面。

1. 内在体质因素

牛教授认为，子宫内膜异位症的发病及其证候，往往与患者体质因素有关。如素体阳气不足者，常致寒凝血瘀；素体肝郁气滞者，常致气滞血瘀；素体痰湿较重者，常致痰瘀互结；素体脾气虚弱者，常致气虚血瘀；素体肾虚者，常致肾虚血瘀。体质是受先天禀赋的差异及后天条件的影响形成的，它有着对某种病因存在易感性的特点，因此往往是一种致病因素的基础。正如清代吴德汉《医理辑要·锦囊觉后篇》曰："要知易风为病者，表气素虚；易寒为病者，阳气素弱；易热为病者，阴气素衰；易伤食者，脾胃必亏；易劳伤者，中气必损。须知发病之日，即正气不足之时。"由此可见，体质与发病类型有着密切关系。

2. 外在诱发因素

牛教授认为，子宫内膜异位症在病情发展过程中呈现渐进性加重的临床特点，往往由于某些因素而诱发或使病程进展加快，造成病情恶化。具体来讲，内异症诱因有以下几点。

（1）感受外邪：女性经、带、产、乳均以血为用，而寒邪、热邪、湿邪较易与血相搏结而致病，子宫内膜异位症以寒邪侵袭致病者较为多见。妇女若在经期淋雨、受凉，或过食生冷等，感受寒湿之邪，则寒湿邪气直入冲任胞脉，寒为阴邪，易伤阳气，脏腑失于温煦，气化失常，便成为寒证。寒主收引，湿阻气机，血脉运行不畅，日久成瘀。瘀血停留冲任胞脉及胞宫，离经之血流通受阻，不通则痛而发痛经。正如《傅青主女科》曰："寒湿满二经而内乱，两相争而作痛。"瘀血内停，气血不畅，又可使冲任胞脉功能不足而发生月经失调；瘀血留结于下腹，阻滞冲任胞脉，则排卵功能受损、运卵不畅而致不孕；瘀积日久，形成癥瘕。若患者素有湿热内蕴，或经期、产后感受湿热之邪，稽留于冲任，蕴结于胞中，湿热与经血相搏结，阻滞于经脉则形成湿热瘀结，此类型内异症发病率相对较低，一旦发病，患者往往表现出类似盆腔炎的症状。

（2）情志内伤，肝气郁滞：内异症以育龄期妇女多发，此年龄段妇女正值成家立业之时，生活、工作压力较大，容易情志内伤，忧思恼怒，久郁不解，肝气郁结，气机阻滞，疏泄失常；或肝木横逆脾土，脾失健运，水失转输，水湿内停；或肝郁气结，气滞血瘀，血液不归正化；或肝郁化火，下灼肾阴，导致脾肾阴虚，从而影响脏腑之气机，使气机升降失常，气血紊乱，冲、任、督、带脉受损，发生诸如痛经、癥瘕、不孕等病症。正如《傅青主女科》曰："经欲行而肝不应，则拂其气而痛生。"言的是肝气郁结，气机不利，使气血运行受阻，不通则痛，内异症中常可见经行腹痛或持续性下腹疼痛。

（3）饮食不节，脾胃受损：饮食失宜，后天之本失养，影响脏腑气血功能是导致本病发生的重要原因之一。若过食肥甘厚腻，则湿浊内生，困阻脾胃；若过食寒凉生冷，则易伤脾阳，而生寒湿；若嗜食煎、炒、油炸辛辣之品，则助阳化热，易生湿热。三者均可致湿浊内生，与离经之血相搏，湿瘀互结，故而癥瘕积聚久不消散，腹痛加剧，月经失调且不孕。正如《医宗金鉴》曰："因宿血积于胞中，新血不能成孕。"或饮食不足，饥饱失调，脾胃气虚，气虚则无力运血，冲任气血运行迟滞则致血瘀发生，瘀血内停，气血不畅而冲任、胞脉失于滋养，内异症中常可见月经失调、月经量少、经行不畅以及经净后小腹持续坠痛等。

（4）久病虚损，劳累过度：大病久病，耗伤气血，经行血泻，冲任气血更虚，胞脉失于濡养，故而痛经。损伤脾气，中气不足，冲任不固，血失统摄，以致经行量多。忧思伤脾，气虚血滞，使瘀血内留，渐积成癥。过度劳累，则耗气伤津，足以影响脏腑气血的功能，尤其在月经期、妊娠期和产褥期。正如《素问·举痛论》曰："劳则气耗。"经期、孕期、产后的妇女血气相对不足，若用力负重或过度劳累，则更容易耗气动血，损伤脾肾，气虚运血无力，则致血液运行迟滞而致痛经、癥瘕、不孕等。

（5）手术所伤：堕胎、小产、人工流产、取（放）节育器、剖宫产等手术，均可直接损伤子宫胞脉，造成的损伤又可直接导致冲任和胞宫藏泻功能发生异常，余血内流，使经血不能遵循常道而逆行，离经之血蓄于胞中而留瘀，瘀血日久则渐成癥瘕。瘀血不去，新血难安，血不归经，或瘀伤脉络，络伤血溢，导致月经先期、月经过多、经期延长甚至崩漏等；瘀血留结于下腹，不通则痛而发痛经；阻滞冲任胞脉，形成癥瘕则排卵、运卵不畅，阻碍两精相合而致不孕。

（二）病机认识

牛教授认为，上述因素（先天禀赋不足，或经期、产后生活不节，或感受六淫之邪，或七情所伤，或多次分娩、小产，或医者手术不慎等）均为本病的危险因素。究其机理，其均可导致冲任损伤及胞宫的藏泻功能异常，使得有活性的子宫内膜组织生长在子宫腔以外的其他部位，并随着卵巢周期的变化，同样发生与在位子宫内膜一样的周期性剥脱出血，从中医的角度讲属"离经之血"，其停滞体内即成瘀血。血溢于脉外或血置于脉外即失去脉道的约束及脉气的鼓动，停滞积聚而为瘀。瘀血内停冲任胞脉，就必然影响女性生理生殖功能而致各种疾病。此血及脱落之内膜不能排出体外或及时吸收化解，即是"瘀血"。瘀血内停是发病的基础，致病因素加之于经期或经期前后血动之时是发病的条件，在月经前、经期内气血下注冲任，血海满盈，出现周期性瘀血阻滞更甚。

瘀血阻滞冲任、子宫、胞脉等，血液流通受阻，不通则痛，故痛经；瘀血阻滞冲任、子宫，血不循经，胞宫藏泻功能失常，故经血非时而下，或淋漓不断，或暴下不止，故成崩漏、月经过多或经期延长，且瘀血不去，新血难安，反复发作；瘀血内停，冲任阻滞，胞脉闭阻，两精不能相交，故不孕；瘀血阻滞日久，积结成瘤，故成癥瘕。

总之，本病的关键在于瘀，不同的病因（寒邪、热邪、湿邪、气滞、痰阻、气虚、肾亏、手术损伤等）可以引起寒凝、热瘀、气滞、痰瘀、气虚、肾虚等不同的病理过程，最终均形成血瘀的病理状态，瘀血既是原发病的病理产物，又是继发病的起因，所以血瘀是本病的病理本质，活血化瘀是治疗本病的关键。牛教授认为，在临床中我们应该清醒认识本病病因病机的丰富内涵，针对不同年龄、不同病因、不同病程、不同体质来分析病因病机，正确辨证，最终准确把握治则和用方。

（三）脏腑病位认识

牛教授认为，子宫内膜异位症病位主要在下焦，以冲任、胞宫、胞络为病，与肝脾肾关系密切。

1. 冲任胞宫

冲脉为"十二经之海"和"血海"，任"主胞胎"，《素问·上古天真论》说："任脉通，太冲脉盛，月事以时下。"由此可见冲脉为月经之本也。任脉主一身之阴，凡精、血、津、液等阴精都由任脉总司，故称"阴脉之海"。"任脉通"，可使天癸达于任脉，则任脉在天癸的作用下，所司精、血、津、液的旺盛、充沛，才能促使胞宫行经的生理功能。冲任与妇女经、带、孕、产等均有极其密切的关系，故冲任损伤，是妇产科疾病的主要病因。徐灵胎《医学源流论》曰："冲任二脉皆起于胞中，上循背里，为经脉之海，此皆血之所从生，而胎之所由系。明于冲任之故，则本源洞悉，而后其所生之病，千条万绪，以可知其所起。"感受外邪或内伤七情、生活所伤、瘀血痰饮为患或体质禀赋等原因，以及脏腑功能失常、气血失调，均可直接或间接地损伤冲任，使胞宫、胞脉、胞络发生病理变化，导致本病的发生。

2. 肝

妇女以肝为先天，以血为本，肝为血脏，与冲任二脉息息相关，肝经气血失调能直接影响冲任，引起经带胎产诸病。此外，肝的经脉循行于人体的阴器、胞宫及乳房。因此，无论妇女生理机能的异常，还是经、带、胎、产诸病，均与肝密切相关。女子以血为本，历经月经、妊娠、生产等生理过程，数次失血，极易造成肝血不足，肝失所养。正如《灵枢·五音五味》曰："妇人之生，有余于气，不足于血，以其数脱血也。"肝为将军之官，其性刚强，须得疏泄条达，以柔和为顺。现代社会，人们物质生活水平不断提高，随之而来的便是日渐增加的生存压力，生活琐事及工作压力等，导致情志失和，造成肝气郁结、肝阳上亢等证。肝失条达，致藏血及疏泄失常，继而影响到肝的生理功能及冲任二脉，肝气郁而不条达，气滞则血行不畅，脉络受阻，或蓄溢失常，可致闭经、痛经、不孕症等。

3. 肾

肾为先天之本，内藏真阴、真阳，主生长、发育、生殖及脏腑气化。肾主藏精，这个精包括先天之精和后天之精。肾又为天癸之源，冲任之本，气血之根，"胞络者系于肾"，与胞宫相系、脑髓相通，同时也是五脏六腑的根本，是生命活动的原动力。肾脏的盛衰，关系到人体各脏腑的生理活动及病理变化。如《素问·上古天真论》曰："女子七岁，肾气盛齿更发长。二七而天癸至，任脉通，太冲脉盛，月事以时下，故有子。"由此可见，肾精足，肾气盛，则经、带、孕、产、乳正常，肾气虚往往导致冲任不固，常衍成崩、闭、坠胎、不育、癥瘕等一系列妇科疾病。若肾气虚，封藏失职，以致冲任不固，则可出现月经周期、经期、经量、经色等异常，如见月经提前或错后、月经先后无定期、经间期出血、月经量少、痛经，甚则出现崩漏或者闭经。肾阴不足，则冲任失养，临床上可出现月经后期、月经过少、月经稀发、闭经、不孕等。如阴虚生内热，以致虚火妄动，则可见月经先期、崩漏等。若肾阳虚衰，命门火虚，胞宫失于温煦，临床上可见下腹或阴中寒冷、性欲下降、宫寒不孕等。

4. 脾

子宫内膜异位症的主症为痛经、月经失调（多表现为月经过多或经期延长）和不孕。脾为中土，主运化水谷之精微，为后天之本、气血生化之源，而妇女经、孕、胎、乳皆以血为用，故临床导致妇女疾病的原因虽然很多，但多与脾胃机能失调有密切关系，正如东垣所言"内伤脾胃，百病由生"。脾胃机能衰弱则妇科诸疾随之而起。脾主运化，以升为健，脾胃虚弱则运化失职，可致清气不升、浊气不降。停聚下焦为湿为痰，痰湿阻滞，一则损伤阳气，另则阻滞气机，合离经之血而为瘀，"不通则痛"，故发为痛经。痰浊、瘀血有形之邪内阻，两精不能相和，发为不孕。另脾统血，脾胃虚弱则统血失职，血溢脉外而为离经之血。脾虚不能正常运化水谷之精微，则气血生化之源不足，以致气血虚少，血海不盈，不能按期满溢，可致月经后期、月经过少、闭经等。若水湿壅阻，聚液成痰，痰湿阻滞于冲任，以致胞脉、胞络闭阻，痰湿凝聚胞中，可致月经后期、闭经、不孕等。若痰瘀互结，积聚胞中，可致癥瘕痞块。

三、治疗原则

子宫内膜异位症常常以痛经、癥瘕、不孕为主症，血瘀是关键，但导致血瘀的病因多种多样，或素体气虚推动乏力，血瘀冲任；或肾气受损，冲任瘀血内滞；或情志不舒致肝气郁结，气机不畅，冲

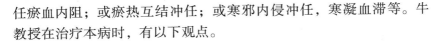

任瘀血内阻；或瘀热互结冲任；或寒邪内侵冲任，寒凝血滞等。牛教授在治疗本病时，有以下观点。

（一）重视活血化瘀

瘀血内停是子宫内膜异位症的发病基础，血瘀是本病的主要病因病机，因此治疗上牛老十分重视活血化瘀方法的运用。牛教授治疗本病的基本方中就选用了较多的活血化瘀之品，如皂角刺、石见穿、莪术、三棱等，以活血化瘀、消癥散结、破瘀止痛、祛瘀生新，从而达到气血调畅、通则不痛的目的。牛教授认为，活血化瘀法虽贯穿治疗始终，但活血亦应有轻重之别，同时应结合患者的年龄、症状、月经情况，因人而异，选方用药，不可等同处之。

活血化瘀法用以内异症所致痛经的治疗时，牛教授认为，非经期应以消癥为原则，经前及经期应以止痛为原则。但如果患者需要长期治疗或素体虚弱，牛教授必加入扶正之品（如炙黄芪、党参等），以减轻久用攻伐药物而耗伤气血的副作用；活血化瘀法用于内异症所致崩漏时，牛教授一般在将活血药物减量的同时，多加入清热凉血、软坚散结之品（如生地黄、牡丹皮、煅龙骨、煅牡蛎等），一方面抑制子宫内膜生长、减少出血，另一方面软坚散结、抑制包块生长；活血化瘀法用于内异症所致不孕症时，牛教授常将活血化瘀药用于月经期及排卵期，重在滋补肝肾和调经、促排卵、助孕；活血化瘀法用于内异症所致癥瘕时，牛教授一般在重用活血化瘀药的同时，多加入虫类药（如水蛭等），以达到搜风剔络从而增强消癥散结之功。

（二）疏肝理气，行气解郁

肝为情志之官，七情伤肝，直接影响肝之条达。《女科经纶》云："忧思过度，则气结，气结血亦结……忿怒过度则气逆，气逆血亦逆，气血结逆于脏腑经络，而经于是乎不调矣。"指出了气机郁滞为妇人发病之重要因素，肝郁日久必致瘀血内生，"瘀血"为气郁必然的病理结果。而《女科经纶》曰："百病皆生于气，而于妇人尤为甚……"

牛教授认为，子宫内膜异位症的发病人群以产后、育龄期、更年期妇女居多，此类人群多数面临生活、工作、家庭等多重压力，再加上生活的不规律、激素水平的波动，最易致情志失常，肝气郁结，日久成瘀，且内异症病位多在胞宫胞脉，为肝经所过之处。因此，牛教授在治疗内异症的基础方中配伍了行气药（如橘核、荔枝核等），取其气行则血行之意，从而达到行气散结止痛的目的。

（三）补肾健脾，调理冲任

子宫内膜异位症是一个渐进性发病过程，病程较长，短者数年，长者可达十数年。《肾虚血瘀论》曰："久病及肾，久病则虚……虚者肾虚也……五脏六腑之虚，经络阴阳之虚，气血津液之虚，机体官窍之虚，四肢百骸之虚。百虚皆以脏腑之虚为要，脏腑之虚则以肾虚为本。本者，其根本也。"因此，病程日久，必伤及正气，脏腑功能失司、阴阳失衡，穷必及肾。肾气不足，冲任、胞脉失于濡养，冲任气血运行乏力、流通不畅，导致冲任失司，气血瘀阻。肾藏精，主命门真火，为先天之本；脾主运化水谷精微，化生气血，为后天之本，脾非先天之气不能化，肾非后天之气不能生。脾的运化，必须得肾阳的温煦蒸化，始能健运；肾精又赖脾运化水谷精微的不断补充，才能充体。因此，牛教授在治疗病程日久的内异症患者时，往往添加健脾补肾的药物（如茯苓、桑寄生、川续断等），从而达到标本同治的目的，防止疾病的进一步恶化。

肾主生殖，肾气不足导致冲任、胞脉失于濡养，或者气虚无力运化血脉，冲任、胞宫气血瘀阻；胞脉失养或阻滞，胎元不能内居胞宫着床或两精相搏受阻，均可导致不孕。针对内异症导致的不孕症，牛教授认为从肾论治尤为重要。

（四）审症求因，灵活处之

牛教授认为，内异症病程长，发病较为复杂，病因既有内在体质因素，又有各种外在诱发因素，因此临床中病机往往虚实寒热、错综复杂。临床辨证应将八纲辨证、脏腑辨证和气血津液辨证结合起来，更应该认识到血瘀既是致病因素，又是各种病变过程中的病理产物。在治疗时，不应单纯地活血化瘀，一味地使用攻伐之品，应该针对导致血瘀的不同的病理因素分别处之，或行气，或补虚，或温经，或清热，或化痰，或利湿，或健脾等，做到攻补兼施、标本同治。

四、用药总结

（一）常用中药

1. 三棱

三棱性平，味辛、苦，归肝、脾经。有破血行气、消积止痛之功。《本草纲目》曰："三棱能破气散结，故能治诸病，其功可近于香附而力峻，故难久服。"《开宝本草》曰："老癖癥瘕，积聚结块，产后恶血血结，通月水，堕胎，止痛利气。"《本草经疏》曰："三棱，从血药则治血，从气药则治气。老癖癥瘕积聚结块，未有不由血瘀、气结、食停所致，苦能泄而辛能散，甘能和而入脾，血属阴而有形，此所以能治一切凝结停滞有形之坚积也。"牛教授常用剂量：10~20g。

2. 莪术

莪术性温，味辛、苦，归肝、脾经。有破血行气、祛瘀止痛之功。《药品化义》曰："蓬术味辛性烈，专攻气中之血，主破积消坚，去积聚痞块，经闭血瘀，扑损疼痛。与三棱功用颇同，亦勿过服。"《药性通考》曰："乃攻坚之药，可为佐使，而不可久用。"《萃金裘本草述录》曰："破气中之血，血涩于气中则气不通，此味能疏阳气以达于阴血，血达而气乃畅，故前人谓之益气。"牛教授常用剂量：10~20g。

牛教授临床中常以三棱配莪术。《医学衷中参西录》曰："三棱气味俱淡，微有辛意；莪术味微苦，气微香，亦微有辛意，性皆微温，为化瘀血之要药。以治男子痃癖，女子癥瘕，月经不通，性非猛烈而建功甚速。其行气之力，又能治心腹疼痛、胁下胀疼，一切血凝气滞之症。"两药均是破血行气止痛药，功效相同，但强弱有别，三棱味苦、辛，性平，入肝、脾血分，为血中气药，长于破血中之气，以破血通经。莪术入肝、脾气分，为气中血药，善破气中之血，以破气消积。二药伍用，气血双施，活血化瘀、行气止痛、化积消块力彰。

3. 橘核

橘核性平，味苦，归肝、肾经。有理气止痛、消肿散结之功。《本草纲目》曰："治小肠疝气及阴核肿痛。"《本草经疏》曰："橘核，出《日华子》，其味苦温而下气，所以能入肾与膀胱，除因寒所生之病也，疝气方中多用之。"《本草汇言》曰："橘核，疏肝、散逆气、下寒疝之药也……又妇人瘕疝，小腹攻疼，腰胯重滞，气逆淋带等疾，以一两，白水煎服立定，盖取苦温入肝而疏逆气之功也。"橘核在妇科临床常与夏枯草、蒲公英、玄参、天花粉、郁金等配伍以消肿散结、行气止痛，治疗因肝气郁结、郁热湿毒阻滞乳络所致乳痈未破溃者；常与荔枝核、王不留行、海藻、昆布、皂角刺、川楝子等配伍，以疏肝理气、活血通络、软坚散结，治疗因肝郁气滞和乳络阻滞致乳癖疼痛、妇人癥瘕积聚之少腹疼痛、经来腹痛等。牛教授常用剂量：10~15g。

4. 荔枝核

荔枝核性温，味甘、微苦，归肝、胃经。有行气散结、祛寒止痛之功。《本草备要》曰："入肝肾，散滞气，辟寒邪，治胃脘痛，妇人血气痛。"《本草衍义》曰："治心痛，小肠气痛，以一枚煨存性，研末，新酒调服。"该药既能散寒止痛，又能理气止痛。在妇科临床上，荔枝核的应用范围、主治功用与橘核基本相同，治疗妇女乳癖、乳痈、癥瘕之疼痛、经来腹痛等。牛教授常用剂量：10~15g。

牛教授临床中常以荔枝核配橘核。荔枝核、橘核二药都入厥阴肝经，为治厥阴肝经的要药。荔枝核入厥阴肝经，行散气滞，长于治疗厥阴肝经寒凝气滞所致的疝痛、睾丸痛；橘核功专行气散结止痛，治疗阴疝肿痛、少腹冷痛下坠、阴囊寒凉等。荔枝核性温，散寒温通止痛之力优于橘核。荔枝核善走肝经血分，功善行气，散寒，止痛；橘核沉降，入足厥阴肝经，功专行气，散结，止痛。二药参合，专入肝经，直达少腹，祛寒止痛，散结消肿之功益彰。

5. 乳香

乳香性温，味辛、苦，归心、肝、脾经。有活血行气、化瘀止痛之功。《本草求真》曰："乳香香窜入心，既能使血宣通而筋自伸，复能入肾温补，使气与血互相通活，俾气不令血阻，血亦不被气碍，故云功能生血，究皆行气活血之品耳。非如没药气味苦乎，功专破血散瘀，止有推陈之力，而无致新之妙。"《本草汇言》曰："乳香，活血祛风，舒筋止痛之药也……又跌仆斗打，折伤筋骨，又产后气血攻刺，心腹疼痛，恒用此，咸取其香辛走散，散血排脓，通气化滞为专功也。"牛教授常用量剂量：3~6g。

6. 没药

没药性平，味苦、辛，归肝、脾、心、肾经。有活血止痛、消肿生肌之功。《医学衷中参西录》曰："治各种瘀血阻滞之痛症，如跌打损伤，症见伤处疼痛，伤筋动骨或麻木酸胀，或内伤瘀血，心腹疼痛，肢臂疼痛等症。"在妇科临床上，其功用主治与乳香相似，治疗血瘀气滞之痛经、产后腹痛、癥瘕腹痛、乳房包块结节疼痛等。牛教授常用剂量：3~6g。

牛教授临床中常以乳香配没药。《本草纲目》曰："乳香活血，没药散血，皆能止痛消肿生肌，故二药每每相兼而用。"《医学衷中参西录》曰："乳香、没药，二药并用，为宣通脏腑、流通经络之要药，故凡心胃胁腹肢体关节诸疼痛皆能治之。又善治女子行径腹疼，产后瘀血作痛，月是不以时下。"另外，乳香偏于活血行气止痛，痹证多用，而没药偏于散血消瘀止痛。

7. 党参

党参性平，味甘，归脾、肺经。有补中益气、生津养血之功。

《中药材手册》曰："治虚劳内伤，肠胃中冷，滑泻久痢，气喘烦渴，发热自汗，妇女血崩、胎产诸病。"最宜用于平素倦怠乏力、精神不振、语音低沉、自觉气短、稍一活动就喘促的肺气虚弱者，侧重于脾胃气虚者，若四肢无力，食欲不振，大便稀溏，也宜使用党参。常以党参与白术、茯苓、炙甘草配伍，即补气健脾的著名方剂四君子汤。肺气与脾气皆虚，宜用党参与黄芪、白术、茯苓、陈皮、当归、升麻、柴胡、炙甘草、生姜、大枣配伍，即补中益气汤。妇科临床常治疗因气虚不摄、冲任不固所致月经过多、崩漏，与黄芪、白术、阿胶、川续断、桑寄生、菟丝子等配伍，治疗脾肾气虚所致胎动不安、胎漏下血等。牛教授常用量剂量：10~15g。

8. 黄芪

黄芪性温，味甘，归脾、肺经。有补气升阳、益卫固表、利水消肿、托疮生肌之功。《本草正》谓："其所以止血崩血淋者，以气固而血自止也，故曰血脱益气。"《中国药典》记载："用于气虚乏力，食少便溏，中气下陷，久泻脱肛，便血崩漏，表虚自汗，气虚水肿，痈疽难溃，久溃不敛，血虚痿黄，内热消渴；慢性肾炎蛋白尿，糖尿病。"黄芪补气以摄血，同时可升举阳气，在妇科临床常与党参、白术、煅龙骨、煅牡蛎、仙鹤草等配伍，治疗气虚不摄，冲任不固所致月经过多、崩漏下血；与党参、炒白术、艾叶、鹿角胶、炮姜、益母草、山楂炭等配伍，治疗产后气血不足，胞宫虚寒所致恶露不绝等。牛教授常用剂量：15~30g。

9. 龙骨

龙骨性平，味甘、涩，质重沉降，归心、肝经。有镇惊安神、敛汗固精、止血涩肠、生肌敛疮之功。《药性论》曰："逐邪气，安心神，止冷痢及下脓血，女子崩中带下，止梦泄精，梦交，治尿血，虚而多梦纷纭加而用之。"《本经》曰："主咳逆，泄痢脓血，女子漏下，癥瘕坚结，小儿热气惊痫。"在妇科临床上可应用龙骨治疗崩漏下血、赤白带下、妊娠胎漏、吐衄便血等症。龙骨有生龙骨、煅龙骨之分，其功效和主治虽相似，但在具体应用中却各有所长。张锡纯用龙骨的经验："约皆生用，惟治女子血崩，或将漏产，至极危时，恒用煅者，取其涩力稍胜。"煅龙骨还能生肌敛疮，《本草纲目》记载煅龙骨研末外敷有"收湿气，生肌敛疮"的功效，可治皮肤湿疮。生龙骨偏于平肝潜阳、镇惊安神，能收敛浮越之元气，凡心神耗散皆能敛之，癫痫癫狂、烦躁心悸、失眠多梦等均宜用之。《本经逢原》曰："涩可以去脱，龙骨入肝敛魂。"功长治疗肝阳上亢之眩晕、失眠、多梦。煅龙骨收敛止血之功强于生用，镇惊安神，平肝潜阳多用生龙骨，收敛固涩止血宜煅用。牛教授常用剂量：15～30g。

10. 牡蛎

牡蛎性微寒，味咸，归肝、胆、肾经。质重沉降，具有重镇安神、潜阳补阴、软坚散结、收敛固涩、止汗涩精之功。《药性论》曰："主治女子崩中。止盗汗，除风热，止痛。治温疟。又和杜仲服止盗汗。患者虚而多热，加用地黄、小草。"现妇科临床上常用牡蛎配伍龙骨、仙鹤草、茜草等，治疗月经过多、月经延长、崩中漏下；常与山药、芡实、白芷、椿根皮、白果、车前子等配伍，治疗赤白带下。煅牡蛎其收敛止血功用强于生用，补阴之力减弱。煅牡蛎与煅龙骨常配伍使用，其收敛之性强于煅龙骨。收敛固涩，制酸止痛宜煅用，其他生用。牛教授常用剂量：15～30g。

11. 乌药

乌药性温，味辛，归胃、肾经。有行气止痛、温肾散寒之功。《本草求真》曰："凡一切病之属于气逆，而见胸腹不快者，皆宜用此。功与木香、香附同为一类。但木香苦温，入脾爽滞，每于食积则宜；香附辛苦入肝胆二经，开郁散结，每于忧郁则妙。此则逆邪横胸，无处不达，故用以为胸腹逆邪要药耳。"《药品化义》曰："乌药，气雄性温，故快气宣通，疏散凝滞，甚于香附。外解表而理肌，内宽中而顺气。以之散寒气，则客寒冷痛自除；驱邪气则天行疫瘴即却；开郁气，中恶腹痛，胸膈胀满，顿然可减；疏经气，中风四肢不遂，初产血气凝滞，渐次能通，皆藉其气雄之功也。"该药性温祛寒，用于寒凝气滞之胸腹诸痛。在妇科临床上常与炮姜、桂枝、艾叶、川芎、羌活、独活等配伍，治疗产后受寒、气血不畅所致产后身痛，寒凝气滞及胞脉不通之痛经等。牛教授常用剂量：6～10g。

12. 艾叶

艾叶性温，味辛、苦，归肝、脾、肾经。有散寒止痛、温经止血、调经安胎、除湿杀虫之功。《本草纲目》曰："温中、逐冷、除湿。"《药性论》曰："止崩血，安胎止腹痛。止赤白痢及五脏痔泻血。长服止冷痢。"《本草从新》曰："逐寒湿，暖子宫，止诸血，温中开郁，调经安胎。"归纳之，艾叶有止血、安胎、止痛、调经、助孕、止带、杀虫、止痢之功，尤宜于虚寒性疾病。如在妇科临床常与炮姜炭、巴戟天、补骨脂、炒川续断等配伍，治疗肾阳不足、冲任不固所致崩漏下血、月经过多、经期延长等；与菟丝子、桑寄生、川续断、仙鹤草等配伍，治疗肾气不足、胞宫虚寒所致胎漏下血、胎动不安；与肉桂、干姜、吴茱萸、乌药等配伍，治疗阳气不足、胞宫寒冷之痛经；与巴戟天、淫羊藿、枸杞子、菟丝子、杜仲等配伍，治疗肾阳亏虚、胞宫虚寒之不孕症；与白鲜皮、地肤子、百部、花椒、苍术、苦参等配伍，煎汤熏洗坐浴，治疗外阴瘙痒等。艾叶炭温经止血的作用较艾叶为强，温经止血宜炒炭用，其余生用。牛教授常用剂量：3～9g。

（二）常用方

1. 自拟非经期内异调理方

皂角刺10g，石见穿15g，半枝莲20g，三棱15g，莪术15g，橘核10g，荔枝核10g，白花蛇舌草20g为牛教授治疗内异症的非经期调理基础方，其中皂角刺消毒透脓、搜风、杀虫；石见穿又称"活血草"，可活血化瘀、清热利湿、散结消肿；三棱、莪术破血行气、消积止痛；白花蛇舌草清热解毒、消痈散结、利尿除湿；半枝莲凉血解毒、散瘀止痛、消肿、清热利湿，橘核理气、散结、止痛；荔枝核行气散结、祛寒止痛。全方共奏活血行气、散结止痛之效，方中寒温并用、气血同调，亦可防止疾病的异常传变。

2. 自拟经期内异止痛方

生地黄15g，牡丹皮10g，煅龙骨、煅牡蛎各30g，丹参15g，延胡索12g，乳香5g，没药5g，水蛭3g，三棱15g，莪术15g，苏木10g，桃仁10g，红花10g，党参15g，当归15g，川芎10g，赤芍10g，白芍10g，肉桂10g为牛老治疗内异症的经期调理基础方，其中生地黄、牡丹皮、煅龙骨、煅牡蛎滋阴凉血、收敛止血；丹参、延胡索、乳香、没药活血止痛、消肿生肌；水蛭破血通经、逐瘀消癥；三棱、莪术破血行气、消积止痛；苏木活血祛瘀、消肿定痛；桃仁、红花活血化瘀止痛；党参、当归补气养血；川芎养血活血；赤芍、白芍养血凉血、柔肝止痛；肉桂补火助阳、引火归原、散寒止痛、活血通经。全方寒温并用、攻补兼施，止痛治标为主，祛邪不伤正。

3. 调周－促排卵－助孕方

对于以求子为主诉的内异症患者，牛教授认为应以调周、促排卵、助孕为重点。具体而言，行经期胞脉充盈，血海由满而溢，血室正开，子宫泻而不藏，经血从子宫下泄，推陈出新。牛教授认为此期治疗关键在于"通"，因势利导，治宜养血活血调经，方用自拟调经饮（桃仁、红花、党参、当归、赤芍、川芎、丹参、益母草、川牛膝）。方中选用桃红四物汤加减养血活血，加党参益气养血，防止损伤正气，加丹参、益母草活血调经。经后期是卵泡发育期，此期子宫、胞脉空虚，阴血不足。治疗应以滋肾养血、调理冲任为主，从而促进卵泡发育与卵子成熟，方用自拟滋泡饮（党参、当归、菟丝子、女贞子、枸杞子、黄精、黑豆、葛根、淫羊藿），方中菟丝子、女贞子、枸杞子、黑豆滋肾填精，当归养血活血，党参益气生血，黄精益气养阴，淫羊藿补肾温阳以达阳中求阴之效。经间期子宫、胞脉阴精充沛，冲任气血旺盛，以达到"重阴"的状态，而重阴必阳，阴阳开始转化，阴精化生阳气，出现氤氲之候。此期用自拟促泡饮（在滋泡饮的基础上酌加丹参、羌活），目的在于扩张血管，促进血液循环，促进卵泡排出。其中丹参活血，羌活开窍，与滋泡饮合用补肝肾、养血活血、破卵助孕。经前期阳气渐长，子宫、胞脉逐渐达到"重阳"的状态。此期为阳长期，阴精与阳气皆充盛，子宫、胞脉、冲任的气血旺盛、血海充盈，为孕育做好准备。治疗以温养脾肾而固本，未孕能调经、已孕可养胎安胎。方用自拟温宫饮（菟丝子、巴戟天、党参、山药、杜仲、肉苁蓉、淫羊藿、葛根、当归）。方中菟丝子、肉苁蓉、杜仲、葛根补肾填精，当归养血调经，巴戟天、淫羊藿温肾扶阳，党参、山药健脾益气，全方具有温补脾肾、养血填精之效。

五、诊疗特色

牛教授认为，子宫内膜异位症以瘀血阻滞胞宫、冲任为其基本病机，针对这一根本病机，确定了活血化瘀的基本治疗原则。针对血瘀这一本病关键所在，活血化瘀虽是基本法则，但内异症的治疗应根据患者的年龄、症状、病变部位和范围、生育要求等全面考虑，制订个体化方案。

（一）治疗以"是否生育"为分水岭

牛教授在治疗内异症患者时，首先询问患者是否有生育要求，结合患者年龄及病史，指出适合患者的最佳治疗方案。患者如果有生育要求，尤其是未曾生育的患者，牛教授往往抓住其最主要矛盾，治疗上以调周、促排卵、助孕为主，辨证思路应回归到月经病及不孕症的治疗上，活血化瘀法可用于月经期、卵泡期及排卵期，但黄体期不用或慎用，同时活血化瘀药味应少、药量应小。对于没有生育要求的患者，究其血瘀的本质，活血化瘀法应为首并贯穿于治疗的始终。

（二）结合西医发病机理，运用"止痛法"治疗内异症

子宫内膜异位症最常见的症状为疼痛，并且疼痛通常超过半年，

缠绵反复，最常见的是痛经、深部盆腔痛、下腹部疼痛伴或不伴有腰痛。疼痛可以表现为间断的无法预料的慢性盆腔痛，或经期疼痛，或持续性疼痛，或者在运动后加重。有人将子宫内膜相关的痛经（Dysmenorrhea）、大便痛（Dyschezia）、性交痛（Dyspareunia）合称为 3D 综合征。

子宫腺肌病之痛经是由于卵巢激素作用致使肌层内的异位内膜反复出血，加之血液留滞，导致整个子宫肌层的充血、肿胀，子宫肌壁肥厚、扩张，浆膜层张力增加而引起疼痛，同时像正常子宫内膜一样，异位内膜在月经期也产生前列腺素 E_2（PGE2），当子宫受到前列腺素（PGs）激惹时，过度收缩、子宫血流减少，局部缺血导致疼痛加重，甚至出现严重的挛缩样疼痛。

结合以上机理，故牛教授问诊过程十分详尽，尤其重视患者痛经发病的具体时间，此具体时间并非单纯医家常说的经前、经期还是经后，亦包括经量多时疼还是量少时疼。疼痛发生在月经量多时，牛教授认为此乃子宫过度充血、肿胀所致，治疗时常在活血止痛的基础上加入滋阴凉血止血之品（如生地黄、牡丹皮、煅龙骨、煅牡蛎等），目的在于使充血、肿胀的子宫得以恢复、扩张的血管得以舒缓而疼痛自止；疼痛发生在月经量少时，牛教授认为此乃子宫过度收缩所致，治疗时常在活血止痛的基础上加入温肾补血之品（如淫羊藿、巴戟天、锁阳、肉苁蓉等），目的在于使过度收缩的挛缩子宫得以温煦伸展，子宫血流增加，缺血改善而疼痛自止。

（三）运用中药"内膜失活法"治疗内异症

牛教授认为，西医学在治疗本病时，不论是药物的假孕疗法、内膜萎缩法、假绝经疗法亦或是手术疗法，目的均是使患者子宫内膜失去活性（内膜萎缩或蜕膜样改变），从而使得内膜不再有周期性变化，疗效确切，但复发率及副作用均较高。针对这种情况，牛教授认为中医亦可参照西医的机理，对于年龄较大、无生育要求的患者，通过对其肾－天癸－冲任－胞宫轴的整体抑制或仅抑制生殖轴的某个环节，促使达到闭经的效果，使患者安全平稳地过渡至经断，同时通过整体论治，又可兼顾患者全身其他症状，具有西药不可比拟的优势及潜力。中医内膜失活法应在整体观念和辨证论治的基础上处方用药，并参考现代药理研究的成果。《石室秘录·子嗣论》曰："胞胎之脉，所以受物者也，暖则生物，而冷则杀物矣。""生"为生发、促进之意，"杀"为肃杀、抑制之意，"物"指孕育胚胎、月经的化生，强调调经种子重在暖胞宫，若欲使其经断，则可反其道而为，治疗时稍加苦寒肃杀之药，可望逐步达到断经的目的。根据文献报道，临床中多选用知柏地黄汤加减，此方在六味地黄丸滋阴补肾的基础上，加用苦寒之知母、黄柏清泻相火，使全方体现出偏寒凉的特点，久用可使经断。现代研究结果表明，滋肾阴、泻相火之类中药可明显抑制中枢兴奋性氨基酸递质的释放，从而促进抑制性氨基酸递质、神经肽 Y 和 β 内啡肽的释放，使下丘脑 GnRH 神经元的功能活动显著降低，下丘脑 GnRH、垂体 FSH、LH 的基因表达水平显著下调，GnRH、FSH、LH 的合成及分泌明显减少，从而明显抑制下丘脑 - 垂体的促性腺功能，促使逐步达到绝经的目的。最后再根据患者的临床表现，随症加减，或凉血止血，或益气健脾，或活血化瘀，标本同治。同时适当选用经现代药理研究证实可抑制下丘脑 - 垂体 - 卵巢 - 子宫生殖轴的中药，如生地黄、太子参、鳖甲、知母、黄柏、牡丹皮、黄芩、半枝莲、白花蛇舌草等。

（四）建议患者"经期"与"非经期"同调

内异症患者往往以经期疼痛为主诉，牛教授认为患者在非经期治本的同时，经期标本同治尤为重要，这样可以明显改善患者的生活质量，提高患者的依从性，防止疾病的进一步发展。牛教授要求患者经前 3 天就服用经期方药，在活血化瘀的基础上加上温暖胞宫（乌药、艾叶等）及活血止痛之品（如延胡索、乳香、没药等），如果患者疼痛十分剧烈，往往加上水蛭等虫类药破血、逐瘀、通经，从而达到通则不痛的目的。

（五）中西医结合治疗

对于病情顽固，症状比较严重，年龄在 35 岁以上尤其是 38 岁以上，又有生育要求的患者，牛教授往往建议患者进行中西医结合治疗，甚至推荐患者采用辅助生殖技术，避免在等待过程中卵巢功能日益低下引起的不良后果。即便是无生育要求，但患者症状比较严重，中药治疗效果不显著或无效的患者，牛教授也会建议患者结合西医疗法，如行宫内节育器（曼月乐环）放置术、手术治疗及西药药物治疗等，最终目的均为改善患者的临床症状，提高患者的生活质量。

第二节　典型医案

一、经期延长

🗸 医案

郭某，女，41 岁，初诊日期 2016 年 2 月 16 日。

主诉： 阴道出血淋漓不尽 4 个月。

现病史： 患者近 4 个月来无诱因出现阴道出血淋漓不尽，有正常的月经周期，月经后阴道有少量出血，2012 年曾被诊断为子宫腺肌症。既往月经经期延长，经期 5 ~ 9 天，月经周期 30 天，月经量多，血块多，腰酸痛，小腹冷痛，无吐泻伴随症状。末次月经 2016 年 2 月 14 日。平素怕冷，手足冷，乏力疲倦，纳可，眠可，二便调。舌淡紫，齿痕，苔白，脉沉细数。孕 1 产 1，现无生育要求。

既往史： 既往否认慢性病病史，否认食物及药物过敏史。

实验室检查：（2015 年 12 月 9 日）大连医科大学附属第一医院查血 CA125 528U/mL，血 CA199 42.9U/mL；超声：子宫前位，大小 84mm×117mm×92mm，轮廓清，形态规则，子宫肌壁回声不均，见强光反射，栅栏样，后壁明显，内膜厚 7mm，回声均匀。双卵巢大小正常，其中左卵巢内可见液暗区范围 43mm×22mm。提示：子宫腺肌症、左卵巢巧克力囊肿？

西医诊断： 子宫异常出血，子宫内膜异位症。

中医诊断：经期延长，经行腹痛（脾肾不足，冲任失调）。

治则治法：健脾补肾，固冲止血。

处方：生地黄15g，牡丹皮10g，煅龙骨30g，煅牡蛎30g，炙黄芪20g，党参15g，桑寄生30g，川续断15g，茯苓30g，太子参15g，桂枝10g，生艾叶8g，延胡索10g，小蓟10g。7剂。

二诊：2016年2月23日。药后月经7日止，足冷，乏力，二便调。舌淡紫，齿痕，苔白，脉沉细数。

处方：皂角刺10g，石见穿15g，半枝莲20g，三棱15g，莪术15g，橘核10g，荔枝核10g，白花蛇舌草20g，茯苓30g，桑寄生15g，川续断15g，太子参15g，北沙参15g，炙黄芪15g，补骨脂10g。7剂。

三诊：2016年7月28日。连续服用50剂后月经量少，月经周期延长为40天，痛经愈。（2016年7月18日）大连医科大学附属第一医院复查血CA125 114.6U/ml，血CA199 40.9U/ml；超声：子宫前位，大小78mm×86mm×76mm，轮廓清，形态规则，子宫肌壁回声不均，见强光反射，栅栏样，后壁明显，内膜厚5mm，回声均匀。双卵巢大小正常。提示：子宫腺肌症。现无不适，末次月经2016年6月18日，现经前。舌淡紫胖，齿痕，苔白，脉沉细。

处方：党参15g，丹参15g，桃仁10g，红花10g，熟地黄15g，当归15g，赤芍10g，川芎10g，川牛膝10g，益母草15g，肉桂10g，制香附10g，延胡索10g，茯苓15g，苍术10g，白术10g。7剂。

▓▓ **按语**　子宫内膜异位症是指具有活性的子宫内膜组织出现在子宫内膜以外的部位时引起的一种激素依赖性疾病；侵入子宫肌层，未扩散至浆膜层的称为子宫腺肌症。这种异位的内膜随着卵巢周期的变化同样发生与在位子宫内膜一样的周期性剥脱出血，从中医的角度讲属"离经之血"，此血及脱落之内膜不能排出体外或及时吸收化解，即"瘀血"。瘀血阻滞冲任、子宫、胞脉等，血液流通受阻，不通则痛，故痛经；瘀血阻滞冲任、子宫，血不循经，胞宫藏泻功能失常，故经血非时而下，或淋漓不断，或暴下不止，故成崩漏、月经过多或经期延长，且瘀血不去，新血难安，反复发作；瘀血阻滞日久，积结成瘤，故成癥瘕。对年过四十的患者，牛教授多从脾肾论治，正如《素问·阴阳应象大论》曰："年四十而阴气自半也，起居衰矣。"脾气虚陷，冲任不固，血失统摄，故经血非时而下，量多如崩，或淋漓不断；脾虚气血化源不足，中气不足，故神疲体倦，乏力懒言；脾主四肢，脾虚则四肢失于温养，故四肢不温；肾阳虚衰，冲任不固，血失封藏，亦可致经血淋漓不断；肾阳虚衰，外府失荣，故腰痛，畏寒肢冷；脾肾不足，气血运化无力，血失脉外而发为瘀血，瘀血日久化热故可见脉数。舌淡紫，苔白，脉沉细，均为脾肾阳虚兼有血瘀的表现。可见本病乃虚实夹杂、寒热错杂之候。

初诊时患者已出血4个月，依据"塞流、澄源、复旧"的治崩原则，故以健脾补肾，固冲止血为治疗原则。方中党参、太子参、黄芪、茯苓健脾益气；桑寄生、川续断滋补肝肾；生地黄、牡丹皮、小蓟清热凉血，滋阴止血，配伍煅龙骨、煅牡蛎增强收敛止血之功；桂枝、艾叶温暖胞宫，配伍茯苓、牡丹皮等又有桂枝茯苓丸的寓意；延胡索止痛化瘀；全方寒温并用，攻补兼施，标本同治，七剂药后血有归经，漏下自止。二诊患者经期恢复正常，无生育要求，当时处于月经后期，以卵巢囊肿、乏力、怕冷为主要表现，舌淡紫，齿痕，苔白，脉沉细。治疗以健脾补肾、活血化瘀为主。方用自拟非经期内异调理方的基础上加入补脾益肾药，其中皂角刺消毒透脓、石见穿活血化瘀、清热利湿、散结消肿，三棱、莪术破血行气、消积止痛，白花蛇舌草清热解毒、消痈散结、利尿除湿，半枝莲凉血解毒、散瘀止痛，橘核理气、散结、止痛，荔枝核行气散结、祛寒止痛，共奏活血行气、散结止痛之效。健脾益肾药选用茯苓、太子参健脾益气除湿，北沙参养阴清肺、益胃生津，桑寄生、川续断、补骨脂滋补肝肾，全方寒温并用、气血同调，标本同治亦可抗癌，防止疾病的异常传变。三诊时患者服方50余剂，月经转归，经量正常，痛经愈，无不适。实验室复查子宫体积减小，卵巢巧克力囊肿消失，血CA125、CA199均下降。结合患者月经周期，经前因势利导，治宜养血活血调经，方用自拟调经饮。方中桃红四物汤养血活血，党参益气养血、防止损伤正气，丹参、益母草活血调经，川牛膝引血下行；淡紫齿痕舌为患者脾虚表现，加入苍术、白术、茯苓增强健脾除湿之效，肉桂引火归原，配伍延胡索加强散寒止痛及活血通经之功。综观本案，体现了牛教授"急则治其标，缓则治其本"、祛邪同时扶正、标本同治的治疗思路；同时，内异症导致的癥瘕患者，一般基础治疗 60 剂后牛教授会让其复查超声，观其疗效的同时，为下一步的治疗方案提供参考。

二、妇人腹痛

医案

刘某，女，46 岁，初诊日期 2016 年 8 月 7 日。

主诉：子宫全切术后周期性腹痛 1 年。

现病史：2015 年因痛经、子宫腺肌症行腹腔镜下子宫全切手术，术后每月仍有周期性腹痛，持续 2~3 天，疼痛难忍，需要口服止痛片，疼痛受寒加重，无呕吐腹泻。平素胃凉，纳可，入睡困难，二便调。舌紫胖，苔白，脉沉细数。孕 3 产 1，人流 2 次。

既往史：既往否认慢性病病史，否认食物及药物过敏史。

实验室检查：未见。

西医诊断：腹痛待查，子宫腺肌症（子宫全切术后）。

中医诊断：妇人腹痛（肾虚血瘀）。

治则治法：补肾宁心，健脾和胃，活血止痛。

处方：党参 15g，当归 12g，菟丝子 15g，枸杞子 15g，山药 15g，淫羊藿 10g，巴戟天 10g，盐杜仲 12g，制香附 10g，乌药 10g，芡实 15g，五味子 15g，生艾叶 9g，熟地黄 10g，肉桂 10g，砂仁 6g（后下），延胡索 10g，龙眼肉 10g。14 剂。

二诊：2016 年 10 月 14 日。自服上药 30 剂，腹痛不显，睡眠好转，胃凉愈，自觉上火，口干渴。舌紫胖，苔厚腻，脉沉细。

处方：砂仁（后下）6g，龙眼肉 10g，制香附 10g，乌药 10g，生地黄 15g，白芍 20g，炙甘草 8g，党参 15g，牡丹皮 10g，黑豆 30g，葛根 15g。14 剂。

> **按语**　本案患者因子宫腺肌症行子宫全切术，术后仍有周期性腹痛，不难理解为子宫之外的组织仍有异位的内膜随着卵巢周期而变化，同样发生与在位子宫内膜一样的周期性剥脱出血，此血及脱落之内膜不能排出体外或及时吸收化解，即是"瘀血"，瘀血阻滞，血液流通受阻，不通则痛。尽管如此，牛教授并未使用大剂量活血化瘀止痛药，而是采用大量补虚药扶正固本治疗。一是考虑患者原发病灶已经手术去除；二是考虑患者为更年之期，肾气由盛渐衰，天癸由少渐至衰竭，冲任二脉气血也随之而衰少，肾气不足，阴阳有所偏胜偏衰，气虚无力推动血液运行是导致瘀血产生的主要原因；三是考虑"肾为先天之本"，又"五脏相移，穷必及肾"，故肾阴阳失调，易波及其他脏腑，而其他脏腑病变，久则必然累及于肾，故本病之本在肾，常累及心、肝、脾等多脏、多经，致使本病证候复杂，可见多脏病变。方中熟地黄甘温滋补养血、填精益髓，配山药健脾以生水；淫羊藿、巴戟天、肉桂、艾叶温肾壮阳，补益命门又使水火互济；菟丝子、杜仲温养肾气；当归、枸杞子养血柔肝益冲任；加党参补气养血；香附、乌药、延胡索行气活血止痛；芡实、砂仁健脾和胃；龙眼肉、五味子养心安神。全方补肾健脾宁心，气血阴阳同补，瘀得温则化，痛得通则消。复诊患者腹痛不显，乃肾气充盈，气行则血行的表现；睡眠好转，乃心有所养、神有所安的表现。患者自服药 30 剂未予调整，温补药物过久容易滋腻化热，故可见患者口干、口渴等症，因此治疗去掉菟丝子、枸杞子、淫羊藿、巴戟天等温肾药；改熟地黄为生地黄，增加滋阴止渴之功效；加牡丹皮清透虚热；白芍与甘草组成芍药甘草汤，芍药酸寒、养血敛阴、柔肝止痛，甘草甘温、健脾益气、缓急止痛，二药相伍，酸甘化阴，调和肝脾，有柔筋止痛之效；点睛之笔为黑豆、葛根之品的加入，黑豆、葛根益肾填精，益气养血，西医学研究认为黑豆、葛根含有多种抗体、激素和酶等，可以增强人体免疫力，预防感染，

增加雌激素，改善因为更年期雌激素缺乏而产生的一系列问题，牛教授在治疗更年期疾患时往往加之（需要除外雌激素依赖性疾病，如子宫肌瘤、乳腺结节、子宫内膜增生等）。

三、经行腹痛

医案 1

李某，女，35 岁，初诊日期 2016 年 7 月 3 日。

主诉：经行腹痛伴渐进性加重 1 年。

现病史：患者自诉月经周期规律，经期 7 天，月经周期 24 ~ 28 天，近 1 年来工作压力较大，月经量多，色暗，血块较多，月经第一天量少时腹痛剧烈，持续至整个经期，并呈渐进性加重的趋势，经行腹冷痛喜暖，面色苍白，手足冷，无恶心呕吐，疼痛需要肌注止痛针方可缓解。末次月经 2016 年 6 月 24 日。平素乏力倦怠，活动汗出多，怕冷，急躁易怒，少腹隐痛，口干渴，带下色黄、有异味、无瘙痒，大便干。舌紫红体胖，齿痕，苔白微腻，脉弦。孕 2 产 1，现无生育要求。

既往史：既往否认慢性病病史，否认食物及药物过敏史。

实验室检查：（2016 年 6 月 28 日）北京东城中医医院超声：子宫前位，大小 61mm×58mm×52mm，轮廓清，形体规则；子宫肌壁回声不均，肌层可见局部低回声大小 38mm×38mm×31mm，可见血流信号；提示子宫腺肌症（腺肌瘤形成？）。

西医诊断：子宫腺肌症。

中医诊断：经行腹痛（气虚血瘀，湿热下注）。

治则治法：健脾补肾，活血化瘀，清热利湿。

处方：皂角刺 10g，石见穿 15g，三棱 15g，莪术 20g，白花蛇舌草 20g，半枝莲 20g，橘核 10g，荔枝核 10g，茯苓 30g，桑寄生 30g，川续断 15g，炙黄芪 15g，沙参 15g，太子参 15g，大血藤 15g，椿皮 10g，败酱草 20g，紫花地丁 10g，连翘 10g，黄柏 10g，覆盆子 15g。10 剂。

二诊：2016 年 7 月 12 日。经水将至，舌淡胖，齿痕，苔白微腻，脉弦。

处方：党参 15g，当归 12g，菟丝子 15g，枸杞子 15g，山药 15g，淫羊藿 10g，巴戟天 10g，制香附 10g，乌药 10g，肉桂 10g，苏木 10g，延胡索 12g，制乳香 5g，制没药 5g。7 剂。

三诊：2016 年 7 月 26 日。末次月经 2016 年 7 月 17 日，痛经明显缓解，小腹隐痛大减。舌红，苔白腻，脉弦。

处方：皂角刺 10g，石见穿 15g，三棱 15g，莪术 20g，白花蛇舌草 20g，半枝莲 20g，橘核 10g，荔枝核 10g，大血藤 15g，椿皮 10g，败酱草 20g，紫花地丁 10g，连翘 10g，黄柏 10g，绿萼梅 10g，郁金 10g，青皮 6g，陈皮 6g。14 剂。

四诊：2016 年 8 月 9 日。药后诸症已除，平素亦无腹痛。舌淡红，苔白，脉滑。

处方：党参 15g，当归 12g，菟丝子 15g，枸杞子 15g，山药 15g，淫羊藿 10g，巴戟天 10g，盐杜仲 12g，生地黄 15g，牡丹皮 10g，制香附 10g，肉桂 10g，苏木 10g，延胡索 12g，制乳香、制没药各 5g。14 剂。

按语　本案患者平素恶寒，经行色暗、有血块，多由于内伤生寒，寒凝冲任，气血失调而引发。加上患者工作压力大，肝气不舒，气滞影响血液运行，日久成瘀，瘀血再次加重致冲任气血不畅，不通则痛而发痛经。瘀阻日久化热，肝经化热则烦躁易怒，肝木旺克脾土，肝郁脾虚则湿热瘀阻冲任而发为妇人腹痛、带下。因此牛教授首诊以健脾补肾、疏肝理气、活血化瘀、清热利湿为原则，方用自拟非经期内异调理方合自拟慢盆方加减治疗。前方活血行气、散结镇痛，自拟慢盆方（大血藤、椿皮、败酱草、紫花地丁、连翘、黄柏）清热解毒、燥湿杀虫从而止带止痒。大血藤归大肠、肝经，有解毒消痈、活血止痛、祛风除湿、杀虫之功效；椿皮除热、燥湿、止血、杀虫；败酱草入胃、大肠、肝经，有清热解毒、祛瘀排脓之功效；紫花地丁归心、肺经，有清热解毒、凉血消肿、清热利湿的作用；连翘入心、肝、胆经，有清热解毒、散结消肿之功效；黄柏归肾、膀胱经，有清热燥湿、泻火除蒸、解毒疗疮的功效。自拟慢盆方皆清上中下三焦湿热，配伍活血化瘀药则可改善盆腔血液循环，消散盆腔组织的充血水肿，疼痛自止。除此之外，慢性盆腔疼痛患者多阳气不足，无力伐邪，正如临床表现之乏力倦怠、活动汗出多之象，若一味应用苦寒药，恐邪不去而真元愈伤，因此，牛教授往往加入益气养血、健脾补肾之药（如茯苓、桑寄生、川续断、炙黄芪、沙参、太子参、覆盆子），取其温通散结、软化粘连组织的目的，收效迅速。二诊体现了牛教授结合月经周期用药治疗的思路。患者以痛经为主诉，详问病史，患者以第一天月经量少时腹痛剧烈，牛教授认为，此乃子宫过度收缩所致，用药调整以温养脾肾、行气止痛为主，常在活血止痛的基础上加入温肾补血之品（如淫羊藿、巴戟天、锁阳、肉苁蓉等），目的在于使过度收缩的挛缩子宫得以温煦伸展，子宫血流增加，改善缺血而疼痛自止。方中菟丝子、枸杞子补肾填精；当归养血调经；巴戟天、淫羊藿温肾扶阳；党参、山药健脾益气；香附、乌药行气止痛；肉桂引火归原、温经止痛；延胡索、苏木、乳香、没药活血止痛。全方具有温补脾肾、养血填精、活血止痛之效。三诊患者疼痛大减，仍可见弦脉、红舌、白腻苔，此乃肝经瘀热余邪未解之象，故治疗在初诊的方基础上加青皮、陈皮、郁金、绿萼梅以增强行气、疏肝之效。四诊患者诸症已除，以温肾健脾方再次巩固疗效。

医案2

郭某，女，21 岁，初诊日期 2016 年 8 月 14 日。

主诉： 经行腹痛 3 年。

现病史： 患者初潮 13 岁，月经周期规律，经期 7 ~ 9 天，月经周期 30 天。3 年前高考前出现经行腹痛，腹痛剧烈，疼痛性质及疼痛程度至今无明显变化，月经量多，色暗，血块较多，经行腹冷痛喜暖拒按，经行腰痛，经前无特殊不适。末次月经 2016 年 8 月 1日。平素怕冷，晚睡，二便调。舌紫，苔白厚，脉沉细。未婚，无性生活史。

既往史：既往否认慢性病病史，否认食物及药物过敏史。

实验室检查：（2016 年 8 月 14 日）北京东城中医医院超声：子宫前位，形态饱满，肌层回声不均匀，内膜厚 15mm；左卵巢大小正常，内见形态不规则、密集点状小回声 65mm×54mm×47mm；右卵巢大小正常；CDFI 未见异常血流。提示：子宫腺肌症；左卵巢囊肿（巧囊？）。

西医诊断：子宫腺肌症，卵巢囊肿。

中医诊断：经行腹痛，癥瘕（肾虚肝郁，瘀血阻络）。

治则治法：滋补肝肾，行气活血止痛。

处方：党参 12g，当归 15g，黑豆 30g，葛根 15g，菟丝子 15g，枸杞子 15g，杜仲 10g，淫羊藿 10g，黄精 15g，丹参 15g，羌活 10g，皂角刺 10g，石见穿 15g，三棱 15g，莪术 20g，白花蛇舌草 20g，半枝莲 20g，橘核 10g，荔枝核 10g。7 剂。嘱患者早睡。

二诊：2016 年 8 月 25 日。服上药无不适，经水将至。舌质暗红，苔白，脉沉弦。

处方：皂角刺 10g，石见穿 15g，三棱 10g，莪术 15g，半枝莲 20g，橘核 10g，桑寄生 15g，川续断 15g，乌药 10g，延胡索 10g，生艾叶 9g，制香附 10g，党参 15g，当归 12g，菟丝子 15g，枸杞子 15g，山药 15g，淫羊藿 10g，巴戟天 10g，盐杜仲 12g。10 剂。

三诊：2016 年 9 月 9 日。服二诊汤药后月经于 9 月 2 日来潮，量多，色红，仍有腹痛，腰痛明显缓解，纳眠可。舌紫，苔白，脉沉弦。

处方：党参 12g，当归 15g，黑豆 30g，葛根 15g，菟丝子 15g，枸杞子 15g，盐杜仲 10g，淫羊藿 10g，黄精 15g，丹参 15g，羌活 10g，桑寄生 15g，川续断 15g，生地黄 15g，牡丹皮 10g，煅龙骨 30g，煅牡蛎 30g。7 剂。

四诊：2016 年 9 月 20 日。末次月经 2016 年 9 月 2 日，无不适。舌紫红胖大，苔白，脉沉弦。

处方：皂角刺 10g，石见穿 10g，三棱 20g，莪术 20g，橘核 10g，荔枝核 10g，乌药 10g，制香附 10g，党参 15g，当归 12g，菟丝子 15g，枸杞子 15g，山药 15g，淫羊藿 10g，巴戟天 10g，盐杜仲 12g。10 剂。

五诊：2016 年 11 月 3 日。末次月经 2016 年 10 月 4 日，量中，7 天干净，痛经减，无腰痛，纳眠可，二便调，自觉月经将至。舌淡紫，苔白，脉沉弦。

处方：党参 15g，丹参 15g，桃仁 10g，红花 10g，熟地黄 15g，当归 15g，赤芍 10g，川芎 10g，川牛膝 10g，益母草 15g，制乳香 5g，制没药 5g，制水蛭 3g，肉桂 10g，苏木 10g，延胡索 12g。5 剂。

六诊：2016 年 11 月 8 日。药后月经于 11 月 4 日来潮，痛经愈，经期经量正常，无不适。舌淡紫，苔白，脉弦。

处方：皂角刺 10g，石见穿 15g，三棱 20g，莪术 20g，白花蛇舌草 20g，半枝莲 20g，橘核 10g，荔枝核 10g。10 剂。

▓▓ 按语▶ 牛教授认为，子宫内膜异位症发病以育龄期或更年期妇女居多，大多有剖宫产、流产等宫腔操作史或性生活不节史；未婚无性生活女性发病率相对较低，发病往往与经期剧烈运动、情志失常、感受寒邪或先天禀赋不足有关，这些因素作用于胞宫和胞脉，导致子宫收缩异常或经血循行异常，引起痛经或癥瘕。本案患者发病之时年仅十八岁，肾-天癸-冲任-胞宫轴尚未成熟，肾气相对不足，面临高考重压，容易肝气不舒，熬夜晚睡再次加重肝肾亏虚。牛教授非常重视子午觉，认为子时不仅是"肝经循行时间"，子时和午时还是阴阳交替之时，也是人体经气"合阴"与"合阳"之时。子时是晚 23 时至凌晨 1 时，此时阴气最盛，阳气衰弱，最易养阴，午时是中午 11 时至下午 13 时，此时阳气最盛，阴气衰弱，最易养阳。如《内经》曰："阳气尽则卧，阴气尽则寤。"也说明睡眠与醒寤是阴阳交替的结果。因此，如果熬夜晚睡，人体阴阳及肝肾功能最易出现失衡状态，所以牛教授要求患者一定要注意尽可能在晚上 11 点之前就寝，否则最易损伤阴阳之气。结合以上以及发病时间，牛教授认为该患者乃肾阳不足、肝气不舒、瘀血阻滞胞宫之体，故初诊以滋补肝肾、行气活血止痛为治疗大法。方中党参、当归、黑豆、葛根、菟丝子、枸杞子、盐杜仲、淫羊藿、黄精滋补肝肾，填精益髓；丹参、皂角刺、石见穿、三棱、莪术活血化瘀，消肿散结；羌活、橘核、荔枝核行气解郁；白花蛇舌草、半枝莲可解瘀久化热之毒，又可防囊肿恶变。二诊患者经水将至，在初诊方的基础上加入桑寄生、川续断、巴戟天补肾固腰之品，以缓解经行腰痛的症状，加入乌药、艾叶、延胡索、香附以增强其温暖胞宫、行气止痛的作用。三诊患者月经即将干净，但患者月经量较多、经期长，牛教授去掉自拟非经期内异调理的方同时加入生地黄、牡丹皮、煅龙骨以滋阴凉血止血、助经停阴长；加入丹参、羌活少许活血行气药，一则活血不留瘀，二则改善盆腔血液循环、促进卵泡生长发育。四诊患者无不适，采用非经期内异基础方加减调理。一个月之后，患者第五次就诊，诉经期腰痛愈，周期、经期及经量正常，唯有腹痛尚存，自觉月经将至，牛教授认为此乃经水不利、瘀阻胞宫日久所至，考虑月经量已经正常，可大胆使用通利之品，因势利导，方用自拟调经饮加止痛药以及水蛭虫类药，以搜剔其沉滞久瘀之邪，疗效确切。再次复诊，患者痛经愈，无不适，结合患者年龄小、尚未生育、卵巢囊肿较大的特点，牛教授再次给予非经期内异调理方巩固治疗，防止囊肿发展。

医案3

徐某，女，38岁，初诊日期2016年8月7日。

主诉： 经行腹痛20年余。

现病史： 自初潮13岁开始即经行腹痛，腹痛剧烈，需口服止痛片。2013年剖宫产，产后2年之内痛经缓解，之后痛经再次复发并逐渐加重，外院诊断为子宫腺肌症，未予治疗。月经周期规律，经期7天，月经周期35天，月经量少，色暗，血块较多，块下痛减，经行腹冷痛喜暖，疼痛伴恶心，无腹泻。末次月经2016年7月12日。平素怕冷，晚睡，二便调。舌暗红，苔白，脉沉细。孕1产1，现无生育要求。

既往史：既往否认慢性病病史，否认食物及药物过敏史。

实验室检查：无。

西医诊断：痛经。

中医诊断：经行腹痛（寒凝血瘀）。

治则治法：温经散寒，通络止痛。

处方：党参15g，当归12g，菟丝子15g，枸杞子15g，山药15g，淫羊藿10g，巴戟天10g，盐杜仲12g，制乳香5g，没药5g，延胡索10g，竹茹10g，肉桂10g，苏木10g，枳壳10g。7剂。

二诊：2016年8月19日。服上药后月经于8月12日来潮，诸症缓解，纳呆，眠浅、多噩梦。舌胖大，齿痕，苔白润，脉沉弦。

处方：党参12g，当归15g，黑豆30g，葛根15g，菟丝子15g，枸杞子15g，盐杜仲10g，淫羊藿10g，黄精15g，丹参15g，羌活10g，青皮6g，陈皮6g，茯苓30g，苍术10g，茯神15g，佩兰10g，鸡内金10g，焦麦芽15g，焦神曲15g，焦山楂15g，石菖蒲10g，砂仁6g（后下），龙眼肉10g，炒酸枣仁20g，炙远志10g，郁金10g，桃仁10g，红花10g，炒白芍15g。14剂。

三诊：2016年9月8日。药后怕冷明显好转，纳好，仍有多梦。舌胖，齿痕，苔润，脉沉弦。

处方：党参15g，丹参15g，桃仁10g，红花10g，熟地黄15g，当归15g，赤芍10g，川芎10g，川牛膝10g，益母草15g，炙甘草8g，竹茹10g，制香附10g，旋覆花10g，延胡索12g，乌药10g，茯苓30g，炒白术30g，肉桂10g，生艾叶9g，桑寄生15g，川续断15g，苏木10g，煅龙骨30g，煅牡蛎30g，炙五味子10g，制乳香5g，制没药5g。7剂。

四诊：2016年9月20日。服三诊汤药后月经于9月14日来潮，痛经愈，经量转多，色红，无血块，纳可，眠稍差。舌胖，齿痕，苔润，脉沉弦。

处方：党参12g，当归12g，黑豆30g，葛根15g，菟丝子15g，枸杞子 15g，淫羊藿 10g，黄精 15g，女贞子 15g，青皮 6g，陈皮 6g，升麻 10g，炙黄芪 20g，太子参 15g，枳壳 10g，北沙参 15g，炒酸枣仁 30g，石菖蒲 10g，茯神 15g，炙远志 10g，刺五加 10g。15 剂。

按语　痛经可分为原发性痛经和继发性痛经两种；原发性痛经是指从有月经开始就发生的腹痛，继发性痛经则是指行经数年或十几年才出现的经期腹痛，两种痛经的原因不同。原发性痛经多由于子宫口狭小、子宫发育不良或子宫的异常收缩与缺血导致。继发性痛经的原因，多数是疾病造成的，例如子宫内膜异位症、盆腔炎、盆腔充血等。本案患者较为特殊，初潮开始即经行腹痛，为原发性痛经，一般来说，怀孕分娩后原发性痛经症状可缓解或消失，因为怀孕时子宫支配平滑肌细胞的肾上腺素能神经基本全部消失，子宫去甲肾上腺程度也降低，而子宫的异常收缩又与其肾上腺素能神经亲密相关，分娩后这些神经末梢仅局部再生，这种子宫神经肌肉活性的改动就是产后痛经减轻或消失的缘由。该案患者怀孕分娩后疼痛虽有缓解，但两年后症状即再次复发，且有着进行性加重的恶性表现，检查发现为子宫腺肌症。因剖宫产本身就是子宫内膜异位症的高危因素，所以本案可能是原发性痛经和继发性痛经的叠加。

经行腹痛得温痛减，月经量少有血块，周期较长，诸系瘀血内阻，寒凝胞宫之征。饮食生冷、久居寒湿之地、经期感寒导致寒湿之邪伤及下焦，客于胞中，血被寒凝，行而不畅，因而作痛，经血色暗有血块；寒湿中阻，阳气被遏，水湿不运，则畏寒，恶心纳差，此乃寒瘀阻滞胞脉之象。患者本为寒凝血瘀之体，怀孕分娩耗气伤血，剖宫产会导致不同程度的胞脉损伤，也就是我们常说的"产后多虚多瘀"，气血运行乏力或运行受阻，均可导致瘀血加重，经期气血下注冲任，血海满盈，更甚出现周期性瘀血阻滞，如不干预则会恶性循环，疼痛日益加重。故初诊患者经期将至，治疗以温经散寒、通络止痛为原则，方中党参、当归、山药益气养血，菟丝子、杜仲温养肾气，淫羊藿、肉桂、巴戟天温肾壮阳、补命门之火，当归、枸杞养血柔肝益冲任，制乳香、制没药、延胡索、苏木活血祛瘀定痛，枳壳、竹茹行气和胃止呕。血得温则行，瘀血改善则诸症减轻，故二诊患者诸症缓解，经后期子宫、胞脉空虚，阴血不足，治疗应以滋肾养血、调理冲任为主，用药稍减初诊方温补药（巴戟天、肉桂），加入黑豆、葛根滋肾填精、黄精益气养阴。阴血不足，脾气虚弱，水湿运化无力则阻滞中焦，出现纳呆、齿痕胖大舌、白润苔；"胃不和则卧不安"，患者可见眠差、多梦的表现。故二诊时牛教授加入燥湿健脾、和胃安神药，如苍术、茯苓、佩兰、鸡内金、焦神曲、焦山楂、焦麦芽、砂仁、石菖蒲、茯神、龙眼肉、炙远志、炒酸枣仁等；加入青皮、陈皮、郁金、白芍、羌活取其脾得肝之疏泄则升降协调之寓意；此外，牛教授认为噩梦多为瘀血作祟，善用桃仁、红花处之。三诊经期将至，在初诊方的基础上加入活血通利的桃红四物汤，引血下行，调经止痛。四诊可见患者痛经愈，再以滋肾温阳、益气养血药巩固疗效。

🖊 医案 4

唐某，女，26 岁，初诊日期 2016 年 8 月 10 日。

主诉：双侧卵巢巧克力囊肿切除术后，要求中药调理。

现病史：2016 年 7 月 28 日因体检发现双侧卵巢巧克力囊肿行腹腔镜下切除术，术后阴道出血至 2016 年 8 月 4 日。既往月经规律，经期 7 天，月经周期 28 天，月经量中，色暗，轻微经行腹痛、不影响工作生活，经期便溏。平素乏力倦怠，气短懒言，腰酸，易头晕，怕冷，纳可，眠可，二便调。舌红，尖红，苔薄白，脉弦数。未婚无性生活史。

既往史：既往否认慢性病病史，否认食物及药物过敏史。

实验室检查：无。

西医诊断：子宫内膜异位症。

中医诊断：经行腹痛（气虚血瘀）。

治则治法：补气养血，活血化瘀。

处方：党参 12g，当归 15g，黑豆 30g，葛根 15g，菟丝子 15g，枸杞子 15g，盐杜仲 10g，淫羊藿 10g，黄精 15g，丹参 15g，羌活

10g，茯苓 30g，桑寄生 15g，川续断 15g，太子参 15g，北沙参 15g，炙黄芪 15g，生地黄 15g，生白芍 20g。14 剂。嘱患者注意保暖，调整作息。

二诊：2016 年 8 月 25 日。药后精神佳，气力足，无不适。舌淡紫，尖红，苔薄白，脉弦。

处方：党参 15g，丹参 15g，桃仁 10g，红花 10g，熟地黄 15g，当归 15g，赤芍 10g，川芎 10g，川牛膝 10g，益母草 15g，茯苓 30g，炒白术 30g，延胡索 10g，生艾叶 9g。7 剂。

█ 按语　牛教授认为，子宫内膜异位症之子宫腺肌症和卵巢巧克力囊肿均可导致不孕，但前者常伴痛经，后者可无痛经（尤其是巧囊体积偏小时）。本案患者 26 岁，平素乏力倦怠，少气懒言，头晕均为气虚之症；肾阳气不足，命门之火亏虚，腰失濡养而为腰酸、怕冷；气虚无力推动血液运行造成血瘀，瘀血阻滞胞宫，可致巧克力囊肿；手术耗气伤血，气血更亏，瘀阻更甚，胞宫新血难安以致淋漓不净；瘀久化热可见患者舌红，脉数。综合分析，本案患者乃气虚血瘀，瘀久化热之体。本证属虚中夹实，以气虚证与血瘀证同时并见为特点。治疗以补气养血，活血化瘀为主。方中党参、当归、炙黄芪、茯苓、黄精健脾益气养后天之本；黑豆、葛根、菟丝子、枸杞子、盐杜仲、桑寄生、川续断、淫羊藿补肾壮肾脊，养先天之本；白芍柔肝养血，丹参、羌活行气活血通络止痛；对于患者表现出的"热之候"，牛教授未直接使用清热凉血药，而以太子参、北沙参、生地黄滋阴益气药以凉血清热，也充分体现了牛教授对于术后患者，尤其是尚未生育的女性应以扶正为主、祛邪为辅的治疗思路。二诊可见诸症愈，此乃气血充足之外在体现，以桃红四物汤为主方顺势利导，川牛膝引热下行；茯苓、炒白术健脾祛湿，改善经期便溏症状；丹参、益母草祛瘀生新，帮助子宫收缩；延胡索、艾叶温经通络，止痛解痉，防止经血逆流，再次引发新的病灶。

◆ 医案 5

王某，女，38 岁，初诊日期 2015 年 10 月 21 日。

主诉：经行腹痛 10 年。

现病史：患者经行腹痛 10 年，进行性加重，腹痛较剧烈，需要口服止痛片，喜暖，得温痛减。月经周期规律但月经量少，经期 2 天，月经周期 30 天，月经色暗，血块较多，经前及经期头疼。末次月经 2015 年 10 月 17 日。平素怕冷，乏力，大便干。舌淡紫，尖红，苔垢厚腻，脉沉细数。孕 1 产 1，现无生育要求。

既往史：既往否认慢性病病史，否认食物及药物过敏史。

实验室检查：（2015 年 9 月 14 日）东营市人民医院查血 CA125 48.1U/mL；超声：子宫后位，形态失常，肌层回声不均匀，内见数个低回声结节，较大者位于后壁，大小约 4.6cm×3.3cm×3.7cm，外凸，内膜 0.9cm；双侧附件区未见明显异常；提示考虑子宫腺肌症，子宫多发肌瘤。

西医诊断：痛经。

中医诊断：经行腹痛（肝郁肾虚，气滞血瘀）。

治则治法：补肾疏肝，活血化瘀止痛。

处方：皂角刺 10g，石见穿 15g，半枝莲 20g，三棱 15g，莪术 15g，橘核 10g，荔枝核 10g，白花蛇舌草 20g，川芎 10g，藁本 10g，火麻仁 20g，北沙参 15g，生白术 30g，黄精 15g，玄参 15g，炙黄芪 25g，升麻 10g，茯苓 30g。7 剂。

二诊：2015 年 11 月 11 日。药后诸症缓解。舌淡紫，苔白，脉沉细。

处方：党参 15g，当归 12g，菟丝子 15g，枸杞子 15g，山药 15g，淫羊藿 10g，巴戟天 10g，盐杜仲 12g，制香附 10g，川芎 10g，藁本 10g，延胡索 12g，乳香 5g，没药 5g，水蛭 3g，桃仁 10g，红花 10g，赤芍 10g，白芍 10g，苏木 10g，肉桂 10g，三棱 15g，莪术 15g，丹参 15g。10 剂。

三诊：2015 年 12 月 16 日。药后于 2015 年 11 月 19 日来潮，量少，经行头痛明显缓解，仍有腹痛，怕冷好转。舌淡，苔薄白，脉沉细。

处方：党参 15g，丹参 15g，桃仁 10g，红花 10g，熟地黄 15g，当归 15g，赤芍 10g，川芎 10g，川牛膝 10g，益母草 15g，炙甘草 8g，制香附 10g，延胡索 12g，乌药 10g，肉桂 10g，生艾叶 9g，苏木 10g，制乳香 6g，制没药 6g，藁本 10g。10 剂。

四诊：2016 年 1 月 20 日。药后无不适。末次月经 2015 年 12 月 25 日，经行头痛愈，腹痛大减。舌淡，苔白，脉沉细。

处方：制香附 10g，乌药 10g，延胡索 12g，生艾叶 9g，制乳香 5g，制没药 5g，肉桂 10g，苏木 10g，桂枝 10g，茯苓 30g，桃仁 10g。15 剂。

五诊：2016 年 3 月 24 日。末次月经 2016 年 2 月 28 日，月经 5 天干净，量中，近 3 次均无经行不适。舌淡红，苔薄，脉沉。

处方：党参 15g，当归 12g，菟丝子 15g，枸杞子 15g，山药 15g，淫羊藿 10g，巴戟天 10g，盐杜仲 12g，制香附 10g，苏木 10g，桂枝 10g，茯苓 30g，延胡索 12g，制乳香 5g，制没药 5g。10 剂。嘱患者每于月经干净后自服桂枝茯苓丸两周，3 个月之后月经干净 3 天之内复查超声。

按语 牛教授认为，痛经为病不外乎虚实两面：一是气血不足或阴阳失衡，导致冲任胞宫失于濡养或温煦的"不荣则痛"；二是气滞、寒凝、痰饮、血瘀，导致冲任胞宫气血运行不畅的"不通则痛"。治疗方药多在补益气血、活血化瘀的药物上加减。本案患者痛经 10 年，病程日久，穷必及肾，肾气虚则乏力；气虚无力鼓动阳气蒸腾升发可见畏寒怕冷；胞脉温煦受阻，寒邪客于胞宫，血为寒凝，不通则痛而发为痛经且得温痛减；气虚无力推动津液运行、大便如无水之舟故可见大便干。至于经行头痛病机有以下三点：一是患者为中年女性，生活工作压力较大，易肝气不舒，情志内伤，肝气郁结，气郁化火，冲脉附于肝，经行时瘀血下聚，冲气偏旺，冲气夹肝气上逆，气火上扰清窍而经行头痛；二是情志不畅，肝失条达，气机不宜，血行不畅，瘀血内阻，足厥阴肝经循颠络脑，经行时气血下注于胞宫，冲气夹肝经之瘀血上逆，阻滞脑络，脉络不通，不通则痛；三是肾精亏虚，经行时精血下注冲任，阴血益感不足，血不上荣于脑，脑失所养，遂致头痛。综合分析，牛教授采用攻补兼施的方案。

初诊为月经后期，牛教授用非经期内异调理方以活血行气、消散结节。配伍川芎、藁本活血通窍止头痛；以火麻仁、玄参、北沙参、黄精、炙黄芪、升麻、茯苓、生白术健脾益气，滋阴润肠通便。二诊、三诊患者不适症状减轻，牛教授在温补肾阳、健脾益气的基础上，配伍桃红四物汤加三棱、莪术等药治疗，因患者月经量少而疼痛，血得温则行，经水顺势而下。四诊患者气血充盈，故乏力、怕冷均得以改善，瘀血得以大部分消散故痛经大减，牛教授治疗选用温经理气止痛药的基础上加入桂枝、茯苓，桂枝温经散寒、活血通络，茯苓益气养心、能利腰脐间血。两个月后患者复诊，患者痛经愈，无不适。再以补肾健脾疏肝药扶正，温经活血止痛药祛邪巩固疗效。因患者多发子宫肌瘤已然形成，癥积日久，嘱其口服桂枝茯苓丸，以达到缓消癥积而不伤正的目的。综观本案，牛教授治疗子宫内膜异位症时虽常用活血药，但攻下药用量少，随着瘀血的散结，补虚药的比例逐渐增大。并认为此病虚多实少，重视补益及调理肾肝脾的同时，应根据疼痛的时间、性质，结合患者自身体质辨虚实。

医案6

刘某，女，36岁，初诊日期：2016年10月19日。

主诉： 经行腹痛伴渐进性加重6年。

现病史： 6年前人流后出现经行腹痛，之后渐进性加重，月经周期规律，经期6～7天，月经周期30天，量多，色暗，血块较多，第3～4天量多时腹痛剧烈，需服止痛片，疼痛喜暖，得温痛减，疼痛伴腹泻，无恶心呕吐，经前烦躁乳胀，腰痛，经行下肢酸软。末次月经2016年10月11日。平素小腹隐痛，腹凉，白带量多、色黄、无异味，怕热，多梦、有噩梦、易醒。舌红，苔薄黄，脉沉细。孕2产1，宫内环避孕，无生育要求。

既往史：既往否认慢性病病史，否认食物及药物过敏史。

实验室检查：（2016 年 10 月 19 日）北京东城中医医院超声：子宫前位，大小约 6.0cm×5.6cm×5.8cm，轮廓尚清晰，肌层回声不均匀，内膜厚 1.4cm，宫腔内可见节育器回声；右卵巢大小 3.2cm×1.9cm，左卵巢大小 3.6cm×1.9cm，其内可见优势卵泡 1.7cm×1.1cm；提示：宫内节育器，子宫腺肌症。

西医诊断：子宫腺肌症。

中医诊断：经行腹痛（瘀阻冲任）。

治则治法：活血化瘀。

处方：皂角刺 10g，石见穿 15g，三棱 20g，莪术 20g，橘核 10g，荔枝核 10g，白花蛇舌草 20g，制香附 10g，乌药 10g，桃仁 10g，红花 10g，郁金 10g，当归 30g，丹参 30g，麦冬 20g，青皮 6g，陈皮 6g，怀牛膝 15g，川芎 10g，赤芍 15g，炒酸枣仁 30g，白头翁 10g。14 剂。

二诊：2016 年 11 月 1 日。药后带下正常，睡眠明显好转，末次月经 2016 年 10 月 11 日。舌暗红，苔薄，脉沉细。

处方：生地黄 15g，牡丹皮 10g，煅龙骨 30g，煅牡蛎 30g，延胡索 12g，制乳香 5g，制没药 5g，制水蛭 3g，制香附 10g，桃仁 10g，红花 10g，赤芍 15g，白芍 15g，川芎 10g，肉桂 10g，苏木 10g，乌药 10g，丹参 15g，生艾叶 9g，党参 15g，当归 10g。10 剂。

三诊：2016 年 11 月 22 日。末次月经 2016 年 11 月 18 日，疼痛明显缓解，月经量减少，血块减少，无乳胀，入睡困难经期加重。舌淡，苔薄，脉沉细。

处方：皂角刺 10g，石见穿 15g，三棱 20g，莪术 20g，橘核 10g，荔枝核 10g，白花蛇舌草 20g，当归 30g，丹参 30g，青皮 6g，陈皮 6g，郁金 10g，桃仁 10g，红花 10g，川芎 15g，赤芍 15g，怀牛膝 15g，刺五加 10g，石菖蒲 10g，茯神 15g，炒酸枣仁 30g。15 剂。

四诊：2016 年 12 月 30 日。末次月经 2016 年 12 月 24 日，无明显痛经，量中，色红，少量血块，无乳胀，稍感腰酸，无其余不适。

舌淡红，苔薄，脉细。

处方：皂角刺10g，石见穿15g，三棱20g，莪术20g，橘核10g，荔枝核10g，白花蛇舌草20g，桑寄生15g，川续断15g，炙黄芪15g，党参15g，当归10g。15剂。

按语 经行腹痛，多指女性月经期或经行前后出现的周期性小腹疼痛或痛引腰骶，甚至剧痛晕厥者，又称"痛经"，西医学将痛经分为原发性痛经和继发性痛经。原发性痛经又称为功能性痛经，指生殖器官无器质性病变者；而由于盆腔器质性疾病如子宫内膜异位、子宫腺肌病、盆腔炎等所引起者则属于继发性痛经。本案患者系人流术后出现经行腹痛，当属继发性痛经。《景岳全书·妇人规》曰："经行腹痛，证有虚实。实者或因寒滞，或因血滞，或因气滞，或因热滞；虚者有因血虚，有因气虚。"寒凝、血瘀、气滞、热结导致气血积滞于冲任胞宫，经血不能顺利排出，形成实证痛经，多发生在经前。因月经始净，血海空虚，冲任胞宫、胞脉失于濡养温煦，形成虚证痛经，多发生在经后。而本案患者既有血块、经前烦躁乳胀等标实之象，又有畏寒、喜暖、经行下肢酸软等本虚之象，既有经行喜暖、平素腹冷等寒象，又有怕热、带下黄、舌红、苔薄黄等热象，综合分析，本案乃为虚实夹杂、寒热错杂之证。本案患者手术外伤可致胞脉损伤，瘀滞冲任，气血运行不畅，从而出现"血瘀"的病理状态，月经来临之际，气血下注冲任，胞脉气血壅滞加重，不通则痛；瘀阻日久化热，肝经化热则烦躁易怒；肝木旺克脾土，脾虚水湿代谢异常而发腹泻；肝郁脾虚湿热瘀阻冲任，而发为妇人腹痛、带下；病久及肾，腰为肾之府，故可见经期腰痛。治疗上，牛教授结合患者年龄，中年多从肝论治，正如《女科指南》所说："气止则血止，气顺则血顺，气逆则血逆。"故首诊以疏肝理气、活血化瘀为原则，方用自拟非经期内异调理方加减治疗。皂角刺、石见穿、半枝莲、三棱、莪术、橘核、荔枝核、白花蛇舌草为牛教授治疗内异症的非经期调理基础方，其中皂角刺消毒透脓、搜风、杀虫；石见穿又名"活血草"，可活血化瘀、清热利湿、散结消肿；三棱、莪术破血行气、消积止痛；白花蛇舌草清热解毒、消痛散结、利尿除湿；半枝莲凉血解毒、散瘀止痛、消肿、清热利湿；橘核理气、散结、止痛；荔枝核行气散结、祛寒止痛。全方共奏活血行气、散结止痛之效。加入制香附、乌药、郁金、青皮、陈皮以增强疏肝理气、行气解瘀的功效；桃仁、红花、当归、丹参、川芎增强养血活血的功效，以达到祛瘀扶正的目的，麦冬、赤芍滋阴凉血，白头翁清热湿热带下，怀牛膝引热下行，炒酸枣仁安神定志。二诊时患者处于经前期，疼痛多发生在月经量多时，牛教授认为此乃子宫过度充血、肿胀所致，治疗时常在活血止痛的基础上加入滋阴凉血止血之品（如生地黄、牡丹皮、煅龙骨、煅牡蛎等），方用自拟经期内异止痛方（生地黄、牡丹皮、煅龙骨、煅牡蛎、丹参、延胡索、乳香、没药、水蛭、三棱、莪术、苏木、桃红、党参、当归、川芎、赤芍、白芍、肉桂）加减治疗。方中生地黄、牡丹皮、煅龙骨、煅牡蛎滋阴凉血、收敛止血，丹参、延胡索、乳香、没药活血止痛、消肿生肌，水蛭破血通经、逐瘀消癥，去掉三棱、莪术防止月经过多，苏木活血祛瘀、消肿定痛，桃仁、红花活血化瘀止痛，党参、当归补气养血，川芎养血活血，赤芍、白芍养血凉血、柔肝止痛，肉桂补火助阳、引火归元、散寒止痛、活血通经，加入香附、乌药、艾叶温经行气止痛。全方寒温并用、攻补兼施，以止痛治标为主，祛邪不伤正。目的在于使充血、肿胀的子宫得以恢复、扩张的血管得以舒缓而疼痛自止。三诊患者疼痛大减，仍入睡困难，处于月经后期，以活血化瘀为基础，在初诊的方基础上调整变化，加入刺五加、石菖蒲、茯神益气健脾、填精益肾、豁痰开窍、补心安神。四诊患者诸症已除，在活血化瘀的基础上加入健脾益肾药补先后天之本，扶正气驱邪气，巩固疗效。牛教授认为，本案患者年富力壮，瘀滞为重，无生育要求，攻伐之药可适当久用，但仍应考虑久病必虚，攻伐为主，兼以扶正。

总结历代古籍中各大医家所述，痛经的病机主分虚实两类，实证主要为寒凝、湿热、气滞等因素引起气血不通，瘀阻冲任、胞宫、胞脉,经血流通受阻,不通则痛。引起虚证病机变化的则有阳虚内寒、气血不足、肝肾亏损等,致冲任、胞宫、胞脉失煦及失于濡养,不荣则痛。内异症患者月经异常多以月经过多、经期延长、月经淋漓不尽等为主要表现,主要是因为瘀血阻滞冲任、胞宫、胞脉,新血不生,血不归经所致。妇人癥瘕是瘀血、痰湿、滞气等凝结于冲任、胞脉,致冲任、胞脉气血运行不畅,日久成瘀,瘀血久而结成癥瘕。牛教授认为异位内膜脱落出血即月经期经血不循常道而行,为"离经之血",其部分经血不能正常排出体外,是谓"瘀血"。瘀血蓄积盆腔,内阻胞中,胞宫之血运行受阻,"不通则痛"而发为痛经;瘀血停滞,旧血不去,新血不归,冲任瘀阻,可致月经不调、不孕等;瘀阻日久则为癥瘕。因此,"瘀血"是产生子宫内膜异位症的关键。瘀血形成后,又可成为致病因素,反作用于机体,由此致病情变化多端,故在临床上往往多表现虚实夹杂,或寒热并存,或气血俱伐,甚或多脏腑受累,纯粹单用活血化瘀药疗效往往不显著,且久服易伐机体之正气。同时还应注意到病久出血过多则耗气伤阴,气耗则摄血无权,阴伤内热则迫血妄行,三者互为因果,导致病情缠绵难愈甚则加重。所以牛教授虽以活血化瘀法贯穿治疗的始终,但强调应该辨清造成瘀血的源头,审证求因,血热、气虚、寒凝等均可导致瘀血的形成,适当加入辅佐的药物,分别采用如清热祛瘀、益气祛瘀、温通祛瘀法等相应的化瘀法。同时,活血化瘀药的药量随着疾病表现、患者要求、年龄等不同也应该有所变化。其次,牛教授要求结合患者临床表现,根据本病发病特点,经期与非经期的治疗法则并非全然相同,在非经期以活血化瘀为主,但在经期则以治标为主,或温经止痛,或益气养血止痛,或化瘀止痛,或滋阴凉血止血,或清湿凉血止血等,均辅以活血化瘀。最后,牛教授在治疗本病时,认为患者夹虚者多,全实证者少,顾护脾肾为治疗大法。需要注意的是,牛教授在治疗本病时首先询问患者是否有生育要求,无生育要求者以中药为主,有生育要求者则综合分析,往往选择中西医结合治疗的方法。

四、不孕症

医案1

马某，女，30岁，初诊日期2016年10月13日。

主诉：未避孕不孕5年。

现病史：结婚5年，有夫妻正常性生活，未避孕不孕。8年前人流后逐渐出现痛经，月经周期规律，经期4天，月经周期28天，月经量多，色暗，血块较多，经前及月经第1~3天腹冷痛伴腹泻，喜暖。末次月经2016年10月8日。平素经常值夜班，纳眠可，二便调。自诉北京大学第三医院检查诊断为子宫肌瘤、子宫腺肌症可能、右卵巢囊肿、左卵巢巧囊、双侧输卵管上举、双侧输卵管通而不畅，给予辅助生殖治疗，采用超长促排卵方案，取卵8个，配成2个，2016年8月30日移植未着床，试管失败。患者要求调理，为下次做试管做准备。舌淡胖，苔白，脉沉细。

既往史：既往否认慢性病病史，否认食物及药物过敏史。孕1产0，2008年曾人流1次。

实验室检查：未见单。

西医诊断：不孕，子宫肌瘤，子宫腺肌症。

中医诊断：不孕症，癥瘕，经行腹痛（冲任失调，湿热瘀阻）。

治则治法：调经种子，清热利湿，活血止痛。

处方：党参12g，当归15g，黑豆30g，葛根15g，菟丝子15g，枸杞子15g，盐杜仲10g，淫羊藿10g，黄精15g，丹参15g，羌活10g，青皮6g，陈皮6g，郁金10g，枳壳10g，大血藤15g，椿皮10g，紫花地丁10g，黄柏10g，连翘10g。14剂。

嘱患者畅情志，调整作息时间，测BBT。

二诊：2016年10月27日。服上药无不适，末次月经2016年10月8日，经行腹痛伴腹泻，舌淡胖，苔白，脉沉细。

处方：党参15g，当归12g，菟丝子15g，枸杞子15g，山药15g，淫羊藿10g，巴戟天10g，盐杜仲12g，大血藤15g，败酱草20g，紫花地丁 10g，制香附 10g，乌药 10g，延胡索 10g，茯苓 15g，炒白术 10g。10 剂。

> **按语** 本案患者人流之后逐渐出现痛经，之后未避孕而不孕，人流导致胞宫损伤，瘀血内停，冲任阻滞，不通则痛；胞脉闭阻、两精不能相交而发为不孕。西医认为人流术后感染可引起输卵管炎性反应，输卵管充血、水肿、渗出甚至粘连都可造成输卵管阻塞从而导致不孕。瘀血阻滞日久，积结成瘤，故成癥瘕。牛老认为，针对备孕日久、已采用辅助生殖的内异症患者，调经种子，改善卵泡质量，早日帮助患者受孕最为重要，边调边孕，规避西医最不利因素，以中西医结合为上策。初诊以调经种子、清热利湿为主，方中党参、当归健脾益气养血；黄精滋阴益气；菟丝子、枸杞子、杜仲、淫羊藿滋补肝肾；黑豆、葛根可大补精血；丹参、羌活行气活血以改善盆腔血液循环、帮助卵泡排出。自拟慢盆方（大血藤、椿皮、败酱草、紫花地丁、连翘、黄柏）清热解毒、活血消痈，配伍四味疏肝药（青皮、陈皮、枳壳、郁金），其中，陈皮理气健脾、燥湿化痰，青皮疏肝破气、消积化滞，两者合用肝脾同调、燥湿化滞。枳壳行于气分，以理气消胀为主，郁金既入气分，又走血分，以行气解郁，凉血散瘀为要，二药伍用，一气一血，气血并治，行气活血、解郁止痛的力量增强。综观全方，为气血阴阳、肝脾肾同调，以调经种子为本、清热活血为辅。二诊时为患者经前期（黄体期），舌淡胖、苔白、脉沉细、经期腹冷痛伴腹泻均为脾肾阳虚之象，牛教授在初诊基础上加重温补肾阳之品（如巴戟天），同时以乌药、延胡索行气温经止痛，茯苓、炒白术健脾，改善经行腹泻症状。

虽然本案患者仅就诊两次，但针对此类患者（IVF 前调理）或不孕患者，牛教授的治疗思路基本以调经种子为主，结合致病因素灵活处之，活血化瘀药相对用量较少。医患矛盾确实是现代社会不容忽视的一个社会现象，牛教授认为"正气存内邪不可干"，如果种子质量好，多么贫瘠的环境亦能开花结果，少用活血药可使患者安心备孕，提高患者依从性，医患配合从而达到更好的治疗效果。

医案2

刘某，女，30 岁，初诊日期 2016 年 7 月 2 日。

主诉：未避孕不孕 1 年。

现病史：患者近 1 年来未避孕未孕，曾被诊断为子宫腺肌症。平素月经周期规律，经期 7 天，月经周期 30 天，产后月经量增多，第 2～3 天月经量多时腹痛剧烈，须服止痛片，经行腹泻，纳差，经血色暗，血块较多，经前乳胀。末次月经 2016 年 6 月 5 日。平素怕热，急躁易怒，纳眠可，二便调。舌淡紫，有齿痕，苔白，脉沉细数。孕 1 产 1，2011 年剖宫产同时行子宫肌瘤切除术。

既往史：既往否认慢性病病史，否认食物及药物过敏史。

实验室检查：无。

西医诊断：不孕，痛经。

中医诊断：断绪，经行腹痛（肾虚血瘀，肝郁脾虚）。

治则治法：补肾活血，健脾疏肝，调经助孕。

处方：党参 15g，当归 12g，菟丝子 15g，枸杞子 15g，山药 15g，淫羊藿 10g，巴戟天 10g，盐杜仲 12g，郁金 10g，陈皮 10g，绿萼梅 10g，佛手 10g，香橼 10g，枳壳 10g，制香附 10g，生地黄 15g，牡丹皮 10g，煅龙骨、煅牡蛎各 30g，制乳香 5g，制没药 5g，延胡索 10g，苏木 10g，茯苓 30g，炒白术 30g。7 剂。嘱患者注意保暖，舒畅情志。

二诊：2016 年 7 月 14 日。末次月经 7 月 7 日，量较前减少，血块减少，痛缓，未服止痛片，未腹泻，纳眠好。舌淡紫，有齿痕，苔白，脉沉细数。

处方：党参 12g，当归 15g，黑豆 30g，葛根 15g，菟丝子 15g，枸杞子 15g，盐杜仲 10g，淫羊藿 10g，黄精 15g，丹参 15g，羌活 10g，青皮 6g，陈皮 6g，茯苓 15g，炒白术 15g，桑寄生 15g，川续断 15g，北沙参 15g，太子参 15g。14 剂。嘱患者 BBT 监测体温。

三诊：2016 年 7 月 28 日。末次月经 7 月 7 日，无明显不适。舌淡紫，有齿痕，苔白，脉沉细。

处方：党参15g，当归12g，菟丝子15g，枸杞子15g，山药15g，淫羊藿10g，巴戟天10g，盐杜仲12g，制香附10g，延胡索12g，茯苓20g，龙眼肉10g。7剂。

四诊：2016年8月20日。末次月经8月7日，痛经大缓，不影响工作，无其余不适。舌淡紫，有齿痕，苔白，脉沉弦。

处方：党参12g，当归12g，黑豆30g，葛根15g，菟丝子15g，枸杞子15g，淫羊藿10g，黄精15g，女贞子15g，丹参15g，羌活10g，佛手10g，百合20g，石菖蒲10g，炒栀子10g，茯神15g，龙眼肉10g，炒酸枣仁20g，炙远志10g，陈皮6g。7剂。嘱患者BBT监测体温或监测排卵。

五诊：2016年8月27日。8月23日自测尿LH阳性，已安排同房，BBT呈双相。舌淡胖，苔白腻，脉沉细。

处方：党参15g，菟丝子15g，枸杞子15g，山药15g，淫羊藿10g，巴戟天10g，盐杜仲12g，茯苓15g，桑寄生15g，川续断15g，太子参15g，北沙参15g，生黄芪15g。7剂。

六诊：2016年10月17日。末次月经9月7日，自诉9月份自服8月20日方半个月，现停经40天，自测尿HCG阳性。

按语 本案患者病程日久，经行腹痛伴经血色暗、有血块，既往有子宫肌瘤，均为血瘀之象；瘀阻日久化热，血热妄行或瘀阻日久耗伤气血，气血统摄失调均可导致月经量多；经前乳胀、急躁易怒、经行腹泻伴纳差为肝郁脾虚之候；舌淡紫、有齿痕、苔白、脉沉细为肝郁脾虚、肾虚血瘀的表现。本案病位在肾，与肝脾二脏功能失调关系密切。肾藏精，肝藏血，脾胃乃后天之本，五脏是化生气血的源泉。而"冲为血海"，脏腑之血归于冲脉，冲脉得肾气温煦、脾胃长养、肝血调节、任脉资助发挥作用；"任主胞胎"，任脉受脏腑之精血，承阴血、津液养胞胎，调节人体阴气。因此，牛教授常从冲任二脉、肝脾肾三脏调经种子。初诊方中在补肾健脾的同时，加入佛手、香橼、陈皮、绿萼梅、枳壳、香附、郁金等疏肝理气，调畅气机；乳香、没药、延胡索、苏木行气活血止痛；茯苓、炒白术重用30g以健脾利湿止泻。详细询问患者，疼痛发生在月经量多时，牛教授认为此乃子宫过度充血、肿胀所致，治疗时常在活血止痛的基础上加入滋阴凉血、收敛止血之品（如生地黄、牡丹皮、煅龙骨、煅牡蛎等），目的在于使充血、肿胀的子宫得以恢复、扩张的血管得以舒缓，疼痛自止。故见二诊时疼痛大减，经后期以滋阴养血益气、促进卵泡生长发育为主，兼以活血行气，祛瘀同时促进卵泡排出。三诊患者处于月经前期，在前方的基础上加入温肾阳的巴戟天，以顺应月经周期的阴阳变化，血得温则行，如受孕则可助受精卵着床，未受孕则可温经止痛。四诊、五诊可见患者在补肾祛瘀、疏肝健脾、调经种子的治疗思路下恢复正常的排卵功能。六诊患者正常受孕。综观整个诊疗过程，患者虽有血瘀这一病理产物，但其在诊治不孕症时，牛教授的治疗思路仍是以调经种子、补肾健脾疏肝为主，活血止痛为辅，并且活血药的药量和药味不仅要少且需谨慎。

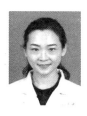

【本章作者】王亚娟，女，医学硕士，主治医师。北京市双百工程名老中医学术经验继承人，北京市朝阳区首批名老中医学术传承人。

第五章　盆腔炎

>>>>>>

第一节　牛建昭教授对盆腔炎的学术思想

一、盆腔炎性疾病的概念

盆腔炎性疾病（PID）是常见的妇科疾病，是指女性生殖道的一组感染性疾病，迁延难愈。主要包括：子宫内膜炎、输卵管炎、输卵管卵巢脓肿、盆腔腹膜炎。炎症范围较广，可局限于某一部位，也可同时累及几个部位，以输卵管炎、输卵管-卵巢炎最常见。盆腔炎性疾病主要发生在性活跃期、有月经的妇女，初潮前、无性生活和绝经后很少发生，若发生盆腔炎性疾病也往往是邻近器官炎症扩散所致。盆腔炎性疾病若未能及时、彻底地治疗，可以导致不孕、输卵管炎、慢性盆腔痛或炎症反复发作，严重影响妇女的生殖健康，且增加家庭与社会的经济负担。

二、牛建昭教授对盆腔炎的认识

中医古籍无盆腔炎之名，根据临床特点，可散见于"热入血室""带下病""经病疼痛""妇人腹痛""癥瘕""不孕"等病症中。《金匮要略·妇人杂病脉证并治》云："妇人中风，七八日续来寒热，发作有时，经水适断，此为热入血室，其血必结，故使如疟状，发作有时。"又说："妇人腹中诸疾痛，当归芍药散主之。"一般认为这是有关急慢性盆腔炎临床症状的最早记载。后世《妇科大全良方》亦有记载："夫妇人小腹疼痛者，此由胞络间夙有风冷，搏于血气，停结小腹，因风虚发动，与血相击，故痛也。"

牛教授认为慢性盆腔炎致病因素是"湿气"，多为寒湿、湿热、瘀热之邪，阻滞气机，壅遏气血，日久导致炎症及积液的形成。其病因分为内因和外因两种，内因多为经期保健不当或产后邪气趁机侵袭所致，"正气存内，邪不可干，邪之所凑，其气必虚"。外因多为宫腔内术后操作感染直接引起。其主要病机可概括为湿热瘀滞、气虚瘀滞、寒湿瘀滞、痰湿凝滞。在治疗过程中，牛教授把月经周期分为四期，分期论治，卵泡期一般以疏肝理气、活血化瘀为主，但应当首分寒热虚实的不同；排卵前期治以清利湿热、健脾补肾、化瘀散结为主；排卵期治以清利湿热、滋肾助阳、活血通络；黄体期治以清利湿热、健脾补肾养血，治病必求其本是中医治疗的基本原则。牛建昭教授治疗盆腔炎重视化湿祛瘀，调补肝脾肾，临床中以月经周期辨证论治，她认为盆腔炎临床表现虽是局部症状，但不应单纯看其局部症状，而应该兼顾患者整体。

其学术思想，一是总结出盆腔炎疾病的致病因素和病因病机。二是在治疗盆腔炎时选药、用药平和。牛建昭教授用药以平和见长，对过凉、过热药物，则严格掌握其用量。临床配方精当严谨，擅于利用药物之间的相互作用，取利祛弊，提高疗效。她认为肾为"先天之本"，脾胃为"后天之本"，所以肾与脾胃是相互资助、相互依存的。肾的精气有赖于水谷精微的培育和充养，才能不断充盈和成熟，而脾、胃转化水谷精微则必须借助于肾阳的温煦。女子以血之本，月经、妊娠、分娩、哺乳都以血为用。女子阴血易于耗损，故其阴血相对不足。人体基本的生理活动包括饮食、睡眠、二便，只有三者阴阳调和，人体才能处于正常状态。鉴于此种认识，牛教授认为用药不能过偏，应严格掌握剂量，在处方中时时体现顾护脾胃，调和阴阳。三是对于盆腔炎的治疗，必须要有疗程。慢性盆腔炎迁延难愈，容易反复，这和盆腔的生理特点有密切的关系。盆腔包括女性内生殖器（子宫、输卵管、卵巢）、盆腔腹膜和子宫周围的结缔组织，在解剖上，盆腔处于腹腔最低的部位，当盆腹腔脏器有少量渗出液、漏出液或破裂出血时，液体首先会聚积在盆腔，从而形成盆腔积液，所以需要足疗程用药。

第二节　经典医案

一、妇人腹痛

医案 1

李某，女，35 岁，已婚。初诊日期 2016 年 7 月 26 日。

主诉：腹部疼痛 3 个月。

现病史：患者无明显诱因出现下腹部压痛，以两侧附件区为主。月经量多有血块，烦躁易怒，便干，余无不适。

既往史：否认传染病及内科病史。

过敏史：无。

月经史：13 岁月经初潮，月经规律，经期 5 天，月经周期 28 天，末次月经 2016 年 7 月 3 日，量多，有血块（＋），无痛经。

体格检查：一般情况可，查体合作。双侧附件区压痛。舌体胖大，舌质红，舌苔白，脉弦细。

西医诊断：盆腔炎。

中医诊断：妇人腹痛（湿热凝滞）。

治则治法：清热化痰祛湿。

辨证分析：患者素体肥胖，饮食不节，作息不规律，日久损伤脾胃，脾胃为水液运化之枢纽，运化不利，聚湿生痰，痰湿凝滞于腹部，阻滞经络，则见腹部疼痛不适。

处方：大血藤 15g，椿皮 10g，败酱草 20g，连翘 10g，紫花地丁 10g，当归 12g，炒杜仲 12g，党参 15g，山药 15g，菟丝子 15g，枸杞子 15g，巴戟天 10g，淫羊藿 10g，桑寄生 30g，续断 15g，炙黄芪

20g，太子参 15g，北沙参 15g，佛手 10g，香附 10g，小蓟 10g，生龙骨 10g，生牡蛎 10g，厚朴 10g。7 剂。

二诊：2016 年 8 月 4 日。服药后腹部疼痛缓解，末次月经 2016 年 8 月 1 日，月经量多有血块，双侧乳房胀痛。舌质红，苔白，脉滑。

处方：桃仁 10g，红花 10g，川芎 10g，熟地黄 15g，赤芍 12g，丹参 15g，党参 15g，益母草 15g，川牛膝 12g，小蓟 10g，生龙骨 10g，生牡蛎 10g，佛手 10g，厚朴 10g，茯苓 30g，桑寄生 30g，川续断 15g，炙黄芪 15g，沙参 5g，太子参 15g，补骨脂 10g。5 剂。

三诊：2016 年 8 月 18 日。服二诊汤药后月经量及血块减少，脾气急、腹痛较前有缓解。仍大便干，3 天一次。舌质红，苔薄白，脉弦。

处方：党参 12g，紫河车 10g，丹参 15g，黄精 15g，当归 15g，羌活 10g，熟地黄 30g，菟丝子 15g，枸杞子 15g，淫羊藿 15g，炒杜仲 10g，香附 10g，生白术 25g，升麻 10g，厚朴 10g，枳壳 10g，火麻仁 10g，茯苓 30g，佛手 10g，陈皮 6g。14 剂。

四诊：2016 年 9 月 1 日。服药后腹痛缓解，寐差，便干。舌红，苔白，脉沉。

处方：大血藤 15g，椿皮 10g，败酱草 20g，紫花地丁 10g，连翘 20g，当归 12g，炒杜仲 15g，党参 15g，山药 15g，菟丝子 15g，枸杞子 15g，淫羊藿 10g，炒杜仲 10g，巴戟天 10g，佛手 10g，香橼 10g，刺五加 10g，石菖蒲 10g，柏子仁 20g，远志 10g。7 剂。

五诊：2016 年 9 月 8 日。患者已经规律服药 1 个多月，症状较前明显好转，鉴于病情较为稳定，按原周期继续服用 1 个月后复查。

按语　盆腔炎的病因病机主要分为虚证和实证两类，实证为湿热瘀结、寒湿凝滞、气滞血瘀、痰湿凝滞；虚证主要为气虚血瘀。慢性盆腔炎常因急性盆腔炎治疗不及时或不彻底转变而来，反复发作，病程较长，短则数月，长则达数年甚至十余年，气血瘀滞下焦日久，损伤人体正气，正气不足，无力推动血液的运行，则进一步导致血流缓慢，在经脉中形成瘀血，加重患者病情。

牛教授认为慢性盆腔炎多为"本虚标实"，正气不足，寒湿、瘀热之邪内侵，阻滞气血。其主要病机可概括为肝郁脾虚、痰湿凝滞、气滞血瘀、肾气亏虚等。尽管本病在临床上可分数型，但多年临床经验发现一些久治不愈或难治性慢性盆腔炎在辨证分型上往往是相互交叉、虚实夹杂。慢性盆腔炎多由急性盆腔炎迁延不愈而形成，急性盆腔炎以热毒为主，兼有湿邪和瘀血阻滞，慢性盆腔炎热毒不重，瘀滞与湿邪并存，但久病正气不足，耗伤气血，在治疗时应以扶正祛邪、补气化瘀散结、疏肝理气止痛为主，在用药方面注重保护脾胃，因为脾胃为后天之本，水谷化生之源、四季脾旺不受邪。在治疗盆腔炎的过程中，牛教授治以清热利湿，辅以理气化瘀散结，兼之顾护脾肾。肾为先天之本，肾主生殖，肝为刚脏，肝主疏泄，调畅情志，同时根据月经周期阴阳转化、全身和局部气血的变化情况，采用不同方法治疗。周期疗法论治慢性盆腔炎体现了照顾生理、兼顾气血、攻补兼施的治疗原则。

🖊 医案 2

张某，女，28 岁，已婚。初诊日期 2017 年 6 月 15 日。

主诉： 下腹部疼痛半年余，加重 3 天。

现病史： 患者半年前无明显诱因出现下腹部疼痛，未规律药物治疗，近 3 天腹痛症明显加重，自觉恶寒发热，测体温 38.5℃，纳可，睡眠佳，二便调。白带量多，色黄，有异味，阴道瘙痒。

既往史： 肺动脉高压病史 5 年，盆腔包裹性积液，左卵巢多囊状态，否认传染病史。

过敏史： 无。

月经史： 14 岁月经初潮，经期 5~7 天，月经周期 28~30 天，末次月经 2017 年 5 月 28 日，量中等，有血块（＋），无痛经。

体格检查： 一般情况可，查体合作。形体消瘦，面色萎黄，口唇甲床紫绀，下腹部压痛明显，宫颈有举痛。舌体胖大，舌质紫，舌苔白厚，脉沉细。

辅助检查：（2017年5月27日）阴超：左卵巢多囊样改变，右附件囊性占位（包裹性积液8.5cm×4.9cm），宫颈TCT检查未见异常。

西医诊断：盆腔炎。

中医诊断：妇人腹痛（湿热瘀滞）。

治则治法：清热祛湿，化瘀散结。

辨证分析：患者素体虚弱，气机运行不畅，又因思虑过度，气血运行不畅，水液运化失司，复感外邪，湿热之邪气与气血搏结于冲任胞宫，导致少腹疼痛，邪正交争，则体温起伏。

处方：菟丝子15g，枸杞子15g，党参15g，山药15g，炒杜仲12g，当归12g，大血藤15g，败酱草20g，炒椿皮10g，黄柏10g，紫花地丁10g，连翘10g，白头翁10g。10剂。

二诊：2017年6月25日。急则治其标，缓则治其本。服药后腹痛症状明显改善，体温降至正常。经前乳房胀痛，腰酸痛，少腹坠胀明显，经前急躁，经期便溏。舌质紫，苔薄白，脉沉细。

处方：益母草15g，当归15g，赤芍12g，川芎10g，桃仁10g，红花10g，党参15g，丹参15g，熟地黄15g，川牛膝12g，香附10g，生艾叶9g，延胡索10g，大血藤15g，败酱草20g，茯苓30g，炒白术30g，陈皮6g，青皮6g。7剂。

三诊：2017年7月2日。服药后经期症状明显缓解，现腹痛，偶有腰痛。白带量多，色黄，有异味，乏力，气短。末次月经2017年6月27日。舌淡紫苔薄白，脉沉细。

处方：菟丝子15g，女贞子15g，枸杞子15g，黄精15g，当归12g，党参15g，淫羊藿10g，锁阳10g，紫河车10g，大血藤15g，败酱草20g，炒椿皮10g，黄柏10g，紫花地丁10g，连翘10g，茯苓30g，桑寄生15g，川续断15g，生黄芪15g，太子参15g，北沙参15g，山药15g，芡实15g。14剂。

四诊：2017年7月16日。服药后仍有气短，乏力，口唇紫绀，白带量多。腹痛好转。舌红苔薄白，脉沉细。

处方：菟丝子 15g，枸杞子 15g，党参 15g，山药 15g，炒杜仲 12g，当归 12g，大血藤 15g，败酱草 20g，炒椿皮 10g，黄柏 10g，紫花地丁 10g，连翘 10g，茯苓 30g，川楝子 8g，陈皮 6g，生黄芪 15g，太子参 15g，红景天 15g。14 剂。

五诊：2017 年 7 月 30 日。末次月经 2017 年 7 月 26 日。经前腰痛，少腹痛，急躁，舌红，苔薄白。

处方：益母草 15g，当归 30g，赤芍 12g，川芎 10g，桑寄生 15g，红花 10g，党参 15g，丹参 15g，熟地黄 15g，川牛膝 12g，香附 10g，生艾叶 9g，延胡索 10g，大血藤 15g，败酱草 20g，茯苓 30g，炒白术 30g。10 剂。

六诊：2017 年 8 月 11 日。服药后腹痛症状明显改善，舌淡紫，苔薄白，脉沉细。末次月经 2017 年 7 月 26 日。辅助检查：（2017 年 8 月 11 日）阴超：子宫未见明显异常，右附件区囊肿（包裹性积液 3.4cm×2.2cm）。

处方：白梅花 10g，陈皮 6g，郁金 10g，大血藤 15g，败酱草 15g，紫花地丁 8g，关黄柏 10g，连翘 10g，菟丝子 15g，枸杞子 15g，党参 15g，山药 15g，炒杜仲 12g，当归 12g，炙甘草 8g。14 剂。

按语 近年来盆腔炎的发病率逐渐增高，也引起了患者的重视。此患者无宫腹腔的手术操作史，却有较大的包裹性积液，实为临床少见，《素问·经脉别论篇》："饮入于胃，游溢精气，上输于脾。脾气散精，上归于肺，通调入道，下输膀胱。水精四布，五经并行，合于四时五脏阴阳，揆度以为常也。"患者久病体虚，在治疗过程中牛教授的用药也比较温和，在急性期，急则治其标，清热祛湿，多用苦寒之药物，重在清热，待体温恢复正常后，注重顾护脾胃之气。脾胃为后天之本，对于久病体虚之人，脾胃的运化功能正常尤为重要，《脾胃论》云："元气之充足，皆由脾胃之气无所伤，而后能滋养元气。若脾胃之气既伤，而元气亦不能充，而诸病之所由生也。"

医案 3

江某，女，43 岁，已婚。初诊日期 2017 年 4 月 11 日。

主诉： 下腹部隐痛半年，加重 1 周。

现病史： 患者半年前无明显诱因出现下腹部隐痛，曾间断性口服抗生素治疗，疗效一般。近 1 周腹痛加重。纳可，眠佳，二便调。

既往史： 无传染病及内科疾病史。

过敏史： 无。

月经史： 12 岁月经初潮，月经规律，经期 4～6 天，月经周期 28～30 天。末次月经 2017 年 4 月 1 日。避孕环避孕。孕 1 产 1。

体格检查： 疲劳面容，精神不振，神志清楚。腹部压痛，宫颈有举痛。舌体胖大，舌质红，苔薄白。

西医诊断： 盆腔炎。

中医诊断： 妇人腹痛（痰湿凝滞）。

治则治法： 化痰祛湿，健脾补肾。

辨证分析： 痰湿之邪侵袭冲任、胞宫，与气血相搏结，血行不畅，则见腹痛。

处方： 大血藤 15g，败酱草 20g，炒椿皮 10g，紫花地丁 10g，连翘 10g，茯苓 30g，桑寄生 15g，续断 15g，太子参 15g，北沙参 15g，炙黄芪 15g。7 剂。

二诊： 2017 年 4 月 18 日服药后腹痛略有缓解。舌体胖大，舌质红，苔薄脉弱。

处方： 大血藤 15g，败酱草 20g，炒椿皮 10g，紫花地丁 10g，连翘 10g，茯苓 30g，桑寄生 15g，续断 15g，太子参 15g，北沙参 15g，炙黄芪 15g，菝葜 15g。14 剂。

三诊： 2017 年 5 月 7 日。末次月经 2017 年 5 月 1 日。服药后患者症状缓解，舌体胖大，舌淡，苔薄白。

处方： 菟丝子 15g，女贞子 15g，枸杞子 15g，黄精 15g，当归 12g，党参 15g，淫羊藿 10g，锁阳 10g，紫河车 10g，大血藤 15g，败酱草 20g，炒椿皮 10g，黄柏 10g，紫花地丁 10g，连翘 10g。14 剂。

四诊：2017年5月21日。腹痛略有反复，自觉小腹凉痛，白带量多，色白清晰，无异味，无瘙痒，舌质淡，苔薄白，脉沉细。

处方：大血藤15g，败酱草20g，炒椿皮10g，茯苓30g，桑寄生15g，续断15g，太子参15g，北沙参15g，炙黄芪15g，乌药10g，小茴香10g，延胡索15g，桂枝3g。14剂。

五诊：2017年6月3日。服药后腹痛已基本消失，白带正常，余无不适。查体：腹部无压痛，无宫颈举痛，2017年5月21日方继服一周。

▓▓▓ **按语** ▶ 牛教授常说："人过四十天过午，气血必须补一补。"肾为先天之本，脾胃为后天之本，女子以血为本。在解剖上盆腔处于腹腔最低的部位，当盆腹腔脏器有少量渗出液、漏出液或破裂出血时，液体会首先聚积在盆腔，由于女性长期久坐，盆腔的血液运行不畅，成了盆腔炎多发的病因。患者在夏季发病，观其舌脉，多为热象，服药初期症状缓解较为明显，但久服凉药，易损伤脾胃以及全身之阳气，致病情反复，故应在清热药中适当加以温补脾肾之药，使肾阳得以温，脾阳得以上升，则全身阳气通利，脾胃为生痰之源，若阳气通利，运化正常，则痰无以生。

🖉 医案4

李某，女，47岁，已婚。初诊日期2017年2月22日。

主诉：腹痛2年余，加重2个月。

现病史：患者两年前无明显诱因出现下腹部疼痛，下腹部疼痛，多梦，活动后多汗。纳可，二便调。

既往史：否认传染病及内科病史。

过敏史：无。

月经史：13岁月经初潮，45岁绝经。既往月经规律，经期5天，月经周期28天，量多，有血块（＋），无痛经。孕1产1。

体格检查：一般情况可，查体合作。神清语利，面色暗黄，双侧附件区压痛。舌体胖大，舌质红，舌苔白，脉沉细。

辅助检查：（2017 年 1 月 19 日）阴超：双附件囊肿，输卵管积液。

西医诊断：盆腔炎，双侧输卵管积液。

中医诊断：妇人腹痛（寒湿瘀滞）。

治则治法：疏肝理气，活血化瘀，温阳健脾祛湿。

辨证分析：寒湿之邪侵袭冲任、胞宫，与气血相搏结，血行不畅，见腹痛。

处方：香附 10g，乌药 10g，延胡索 10g，炙黄芪 20g，浮小麦 60g，炒栀子 10g，青皮 6g，陈皮 6g，白芍 15g，炒酸枣仁 30g，远志 10g，大血藤 15g，败酱草 20g，紫花地丁 20g，炒椿皮 10g，连翘 10g。7 剂。

二诊：2017 年 3 月 1 日。若着凉及久坐后腹痛，肛周坠痛。舌体胖大，舌质红，苔润，脉沉细。

处方：香附 10g，乌药 10g，延胡索 10g，炙黄芪 20g，浮小麦 60g，炒栀子 10g，大血藤 15g，补骨脂 10g，川芎 15g，当归 15g，青皮 6g，陈皮 6g，白芍 15g，炒酸枣仁 30g，远志 10g，败酱草 20g，紫花地丁 20g，炒椿皮 10g，连翘 10g，熟地黄 30g。14 剂。

三诊：2017 年 3 月 15 日。腹痛缓解，大便干球状，晨起口干，怕冷。舌体胖大，舌质红，苔白厚，脉沉细。2017 年 3 月 4 日阴超：子宫大小正常，右卵巢囊肿，右侧输卵管积液。

处方：麦冬 20g，黄精 15g，玄参 15g，北沙参 15g，玉竹 20g，生白术 40g，升麻 10g，火麻仁 20g，炙黄芪 20g，厚朴 10g，生地黄 30g，茯苓 30g，菟丝子 15g，女贞子 15g，枸杞子 15g，黄精 15g，当归 12g，党参 12g，淫羊藿 10g，锁阳 10g，紫河车 10g。14 剂，水煎服。

▓▓ **按语** ▶ 《素问·上古天真论》："二七而天癸至，任脉通，太冲脉盛……七七任脉虚，太冲脉衰少，天癸竭。"患者久居寒湿之地，又因平素饮食不节，过食寒凉，损伤脾胃阳气，脾虚湿寒，脾喜润恶燥，运化水湿失常，导致水湿内蕴。平素情志不畅，肝郁则气滞，气滞则血瘀，肝木克伐脾土，水液运化失常，聚湿于下焦，则见输卵管积液。治疗中，牛教授多用健脾温阳补肾之药物，以求治病求本。

医案 5

王某，女，45 岁。初诊日期 2017 年 10 月 11 日。

主诉： 少腹隐痛 1 年，加重 1 周。

现病史： 患者于 1 年前出现少腹隐痛不适，未予重视，近 1 周因工作劳累，心情不佳腹痛加重。现少腹隐痛，得温后痛缓，胃胀，无胃痛，纳可，睡眠多梦，偶有噩梦，大便黏，每日一次。末次月经 2017 年 9 月 12 日。

既往史： 否认传染病及内科病史。

过敏史： 无。

月经史： 14 岁月经初潮，经期规律，经期 3～4 天，月经周期 34～36 天，量少，有血块（＋），无痛经。

体格检查： 一般情况可，查体合作。面色萎黄，下腹部压痛明显，宫颈有举痛。舌体胖大，舌质红，舌苔白厚，脉沉细。

辅助检查：（2017 年 9 月 25 日）超声：子宫，附件未见明显异常，盆腔积液：5.5cm×4.8cm。

西医诊断： 盆腔积液。

中医诊断： 妇人腹痛（湿热瘀滞）。

治则治法： 清热利湿，化瘀止痛，调补肝肾。

处方： 菟丝子 15g，枸杞子 15g，党参 15g，山药 15g，炒杜仲 12g，香附 10g，肉苁蓉 12g，锁阳 10g，茯苓 30g，桑寄生 15g，续断 15g，生黄芪 15g，太子参 15g，北沙参 15g，佛手 10g，香橼 10g，黄精 15g，生艾叶 9g，延胡索 10g。7 剂。

二诊： 2017 年 10 月 18 日。末次月经 2017 年 10 月 10 日，月经量少，3 天净。近 3 天胃胀明显，少腹隐痛，多梦好转，纳可，大便黏，舌体胖大，舌质淡，苔薄白，脉沉细。

处方： 佛手 10g，厚朴 10g，香橼 10g，青皮 6g，炒酸枣仁 20g，

龙眼肉 10g，大血藤 15g，败酱草 20g，连翘 10g，陈皮 6g，炒椿皮 10g，黄柏 10g，紫花地丁 10g，枳实 10g，玉竹 20g，郁金 10g，酒黄芩 15g，莱菔子 15g，火麻仁 20g。7 剂。

三诊：2017 年 11 月 11 日。仍有腹痛，腰酸胀，白带米泔样，偶有豆腐渣样白带，纳可，眠佳，二便调。舌体胖大，舌质暗，苔薄白，脉沉细。

处方：大血藤 15g，败酱草 20g，炒椿皮 10g，黄柏 10g，紫花地丁 10g，茯苓 30g，桑寄生 15g，续断 15g，生黄芪 15g，太子参 15g，菟丝子 15g，巴戟天 10g，枸杞子 15g，党参 15g，山药 15g，炒杜仲 12g，肉苁蓉 12g，淫羊藿 10g，锁阳 10g，当归 12g，连翘 10g，北沙参 15g，白果 9g，白头翁 10g，香附 10g。7 剂。

四诊：2017 年 11 月 8 日。腹部隐痛，带下量多好转，夜间腰及腹部隐痛，大便黏，1 天 1 次。舌红苔薄白，脉沉细。

处方：菟丝子 15g，巴戟天 10g，枸杞子 15g，党参 15g，山药 15g，炒杜仲 12g，肉苁蓉 12g，淫羊藿 10g，锁阳 10g，当归 12g，桑寄生 15g，续断 15g，佛手 10g，香橼 10g，黄精 15g，北沙参 15g，芡实 15g，厚朴 10g，莱菔子 15g，生白术 40g，乌药 10g，香附 10g。14 剂。

五诊：2017 年 11 月 22 日。末次月经 11 月 10 日，月经量少，无痛经。服药后腹胀痛好转，纳可，睡眠多梦，大便黏。舌体胖大有齿痕，质暗，苔润，脉沉细。

处方：菟丝子 15g，枸杞子 15g，当归 15g，丹参 15g，羌活 10g，党参 12g，淫羊藿 10g，黄精 15g，紫河车 10g，枳实 10g，厚朴 10g，玉竹 20g，郁金 10g，酒黄芩 15g，莱菔子 15g，火麻仁 20g，茯苓 30g，佩兰 10g，鸡内金 10g，炒槟榔 10g，砂仁 6g，龙眼肉 10g。7 剂。

六诊：2017 年 11 月 29 日。少腹隐痛好转，纳可，眠好转，二便调。2017 年 11 月 29 日阴超：子宫附件未见明显异常，盆腔积液：2.7cm×2.6cm。

处方：菟丝子 15g，巴戟天 10g，枸杞子 15g，党参 15g，山药

15g，炒杜仲12g，肉苁蓉12g，淫羊藿10g，锁阳10g，当归12g，枳实10g，厚朴10g，玉竹20g，郁金10g，酒黄芩15g，莱菔子15g，火麻仁20g，炒酸枣仁20g，远志10g，石菖蒲15g，郁金10g，大血藤15g，败酱草20g，连翘10g，延胡索10g。7剂。

> **按语** 慢性盆腔炎多因急性盆腔炎未能彻底治愈，或者患者体质虚弱，病程迁延所致，该病起病缓慢，病情反复缠绵，治疗周期长。本例患者病程时间长，伴随症状较多，又因年龄处于围绝经期，在治疗用药中，不仅仅需要清热利湿，化瘀止痛，还要调补肝肾，以缓解围绝经期带来的不适症状。

医案6

李某，女，35岁。初诊日期2015年7月26日。

主诉：少腹隐痛1年，加重1周。

现病史：患者于1年前出现少腹隐痛不适，未予重视，近1周因工作劳累，心情不佳腹痛加重。现少腹隐痛，得温痛缓，胃胀，无胃痛，纳可，睡眠多梦，偶有噩梦，大便黏，每日一次。末次月经2017年7月3日，量多，有血块（＋＋），大便干燥，心情烦躁易怒。

既往史：否认传染病及内科病史。

过敏史：无。

月经史：14岁月经初潮，月经规律，经期5～7天，月经周期28～32天。自30岁后月经周期延长，月经周期30～50天，经期3～5天，量少，有血块（＋），无痛经。

体格检查：一般情况可，查体合作。左下腹部压痛明显，宫颈有举痛。舌体胖大，舌质红，舌苔白厚，脉沉细。

辅助检查：（2017年7月1日）超声：子宫，附件未见明显异常，左侧输卵管积液。

西医诊断：卵巢功能减退，输卵管积液。

中医诊断：妇人腹痛（寒湿凝滞）。

治则治法：温经散寒调经，化瘀止痛。

辨证分析：外感寒邪，或过食寒凉，血为寒凝，冲任滞涩，寒凝胞宫、冲任，阻碍气血运行，血海不能满溢，气血运行不畅，则见月经后期腹痛诸症。

处方：大血藤 15g，败酱草 20g，炒椿皮 10g，黄柏 10g，紫花地丁 10g，菟丝子 15g，巴戟天 10g，枸杞子 15g，党参 15g，山药 15g，炒杜仲 12g，肉苁蓉 12g，淫羊藿 10g，锁阳 10g，当归 12g，连翘 10g，小蓟 10g，煅龙骨 30g，煅牡蛎 30g。7 剂。

二诊：2015 年 8 月 4 日。末次月经 2015 年 8 月 1 日。乳房胀，大便不畅。

处方：益母草 15g，当归 15g，赤芍 12g，川芎 10g，桃仁 10g，红花 10g，党参 15g，丹参 15g，熟地黄 15g，川牛膝 12g，茯苓 30g，桑寄生 15g，续断 15g，生黄芪 15g，太子参 15g，北沙参 15g，佛手 10g，厚朴 10g，香附 10g，小蓟 10g。7 剂。

三诊：2015 年 8 月 18 日。末次月经 2015 年 8 月 11 日，服药后大便干燥好转，仍有腹痛，心情不佳。

处方：生白术 25g，升麻 10g，厚朴 10g，枳壳 10g，火麻仁 10g，茯苓 30g，佛手 10g，炒栀子 10g，陈皮 6g，菟丝子 15g，枸杞子 15g，当归 15g，丹参 15g，羌活 10g，败酱草 20g，党参 12g，淫羊藿 10g，黄精 15g，紫河车 10g，大血藤 15g。7 剂。

四诊：2015 年 8 月 25 日。腹部隐痛，偶有腰痛，白带量多。

处方：菟丝子 15g，枸杞子 15g，当归 15g，丹参 15g，羌活 10g，党参 12g，淫羊藿 10g，黄精 15g，紫河车 10g，大血藤 15g，败酱草 20g，炒椿皮 10g，黄柏 10g，紫花地丁 10g，连翘 10g，茜草 10g，桑寄生 30g，续断 15g。7 剂。

五诊：2015 年 9 月 1 日。偶有腹部隐痛，多梦，乳房胀。

处方：大血藤 15g，败酱草 20g，炒椿皮 10g，黄柏 10g，紫花地丁 10g，连翘 10g，香橼 10g，佛手 10g，刺五加 10g，石菖蒲 10g，柏子仁 20g，远志 10g，菟丝子 15g，巴戟天 10g，枸杞子 15g，党参

15g, 山药 15g, 炒杜仲 12g, 肉苁蓉 12g, 淫羊藿 10g, 锁阳 10g, 当归 12g。7 剂。

六诊: 2015 年 9 月 8 日。末次月经 2015 年 9 月 5 日, 月经量中等, 无痛经。纳差, 疲劳, 乏力。

处方: 菟丝子 15g, 女贞子 15g, 枸杞子 15g, 黄精 15g, 当归 12g, 党参 15g, 淫羊藿 10g, 锁阳 10g, 紫河车 10g, 熟地黄 30g, 佩兰 10g, 甘松 10g, 焦神曲、焦山楂、焦麦芽各 10g, 生白术 25g, 炙黄芪 30g。7 剂。

> **按语** 情志不畅, 抑郁伤肝, 疏泄不及, 气机不畅, 血为气滞, 肝木克伐脾土, 脾胃为一身气机升降之枢纽, 水液代谢失常, 聚而为痰, 痰湿凝滞冲任、胞宫, 阻碍气机致腹痛。治疗重在疏肝理气、化湿, 使气机运化有常, 则腹痛自减。

二、带下病

医案1

阿某, 女, 34 岁, 已婚。初诊日期 2016 年 4 月 30 日。

主诉: 白带色黄 1 个月。

现病史: 4 月初体检诊断为盆腔炎、宫颈炎。现症见: 白带量多, 色黄。无异味, 外阴及阴道不痒, 无明显腹痛。平素易疲乏, 纳可, 眠佳, 大便黏。经前乳房胀, 月经量多, 有血块(+), 无痛经。

既往史: 否认传染病及内科病史。

过敏史: 无。

月经史: 13 岁月经初潮, 月经规律, 经期 5~6 天, 月经周期 24~25 天, 末次月经 2016 年 4 月 15 日, 量中等, 色暗红, 有血块, 偶有经行腹痛。孕 1 产 1, 2012 年顺产, 现安全期避孕。

体格检查: 一般情况可, 查体合作。面色萎黄, 形体略胖, 神清语利, 腹部压痛。舌体胖大, 舌质红, 舌苔薄, 脉沉细。

辅助检查：（2017 年 1 月 19 日）阴超：双附件囊肿，输卵管积液。

西医诊断：盆腔炎，宫颈炎。

中医诊断：带下病（湿热下注，痰湿瘀滞）。

处方：生地黄 15g，玉竹 20g，郁金 10g，枳实 10g，茯苓 30g，桑寄生 30g，续断 15g，炙黄芪 15g，太子参 15g，北沙参 15g，菟丝子 15g，枸杞子 15g，当归 15g，丹参 15g，羌活 10g，紫河车 10g，党参 12g，淫羊藿 10g，黄精 15g，莱菔子 15g，火麻仁 20g，枳壳 10g。7 剂。

二诊：2016 年 5 月 11 日。服药后带下量较以前有明显减少，色黄，双侧乳房胀痛。纳可，眠佳，大便黏，舌体胖大，舌质淡，苔薄白，脉沉细。经期 5～6 天，月经周期 24～25 天，末次月经 2016 年 4 月 15 日。

处方：益母草 15g，当归 15g，赤芍 12g，川芎 10g，桃仁 10g，红花 10g，党参 15g，丹参 15g，熟地黄 15g，川牛膝 12g，茯苓 30g，桑寄生 30g，续断 15g，白梅花 10g，陈皮 6g，炙黄芪 15g，太子参 15g，北沙参 15g，大血藤 15g，败酱草 20g，黄芩 15g，枳实 10g，生栀子 10g，莱菔子 10g，7 剂。

三诊：2016 年 5 月 25 日。白带量多，色黄有改善，疲乏。纳可，眠佳，二便调。舌体胖大，舌质红，苔薄白。专科、辅助检查：（2016 年 5 月 16 日月经第 2 天）性激素：FSH 9.24mIU/mL，LH 3.95mIU/mL，E_2 67pg/mL，PRL 8.92ng/mL，P 0.39nmol/L，T 0.01ng/mL。

处方：菟丝子 15g，枸杞子 15g，当归 15g，丹参 15g，羌活 10g，紫河车 10g，党参 12g，淫羊藿 10g，黄精 15g，紫花地丁 10g，茯苓 30g，桑寄生 30g，续断 15g，白果 9g，芡实 15g，炙黄芪 15g，太子参 15g，北沙参 15g，生栀子 10g，大血藤 15g，败酱草 20g。7 剂。

按语 月经过后，血海空虚，气血不足，在健脾利湿的同时要注意补肾。牛老师在治疗带下病的用药中，以完带汤合易黄汤加减，在利湿的同时不忘健脾补肾，同时调理脾肾气血，带下过多主要病因为湿邪，除湿为治疗本病的基本原则。需要注意的是，带下过多只是多种疾病的外在症状。脾气虚弱，运化失司，湿邪下注，损伤冲任，使任脉不固，带脉失约导致带下量多；脾虚中阳不振，则疲乏倦怠。在临床时需注意，对于有性生活的女性，出现白带量多，臭秽难闻者要及时做宫颈的 TCT 检查或阴道镜下活检，以防漏诊或误诊。

医案 2

邢某，女，34 岁。初诊日期 2015 年 7 月 26 日。

主诉：产后 5 个月，腹痛伴有白带异常。

现病史：患者产后出现切口感染，腹部疼痛。现少腹隐痛，纳可，睡眠多梦，二便调，每日一次，四肢小关节疼痛，情绪低落烦躁。末次月经 2017 年 7 月 11 日，量多，有血块（＋＋），大便干燥。

既往史：2015 年 2 月行剖宫产手术，术后伤口感染，腹部疼痛，曾抗生素治疗，产后恶露 60 天净。产后未哺乳。孕 1 产 1。

过敏史：无。

月经史：14 岁月经初潮起月经规律，经期 5～7 天，月经周期 28～30 天，量中等，有血块（＋），无痛经。

体格检查：一般情况可，查体合作。面色苍白，下腹部压痛明显，宫颈有举痛。舌体胖大，舌质红，舌苔白厚，脉沉细。

西医诊断：盆腔炎。

中医诊断：带下病（气虚瘀滞）。

治则治法：补气养血，清热祛瘀。

处方：炙黄芪 30g，生白术 30g，茯苓 30g，桑寄生 15g，续断 15g，太子参 15g，北沙参 15g，大血藤 15g，败酱草 20g，炒椿根皮 10g，黄柏 10g，紫花地丁 10g，连翘 10g，党参 15g，当归 15g，独活 10g，火麻仁 20g，升麻 10g，枳壳 10g，细辛 3g，狗脊 10g，佛手 10g，香橼 10g。7 剂。

二诊：2015 年 8 月 18 日。服药后小关节疼痛减轻，末次月经
2015 年 8 月 14 日。月经量多，有血块，经期头痛，多汗，腰部
坠痛。

处方：炙黄芪 30g，生白术 30g，茯苓 30g，桑寄生 15g，续断
15g，太子参 15g，北沙参 15g，大血藤 15g，败酱草 20g，炒椿根皮
10g，黄柏 10g，紫花地丁 10g，醋柴胡 10g，炒栀子 10g，当归 15g，
独活 10g，火麻仁 20g，升麻 10g，细辛 3g，墨旱莲 15g，狗脊 10g，
佛手 10g，香橼 10g，防风 10g，女贞子 15g。7 剂。

三诊：2015 年 8 月 25 日。

处方：生地黄 15g，白芍 20g，茯苓 30g，生黄芪 30g，浮小麦
60g，知母 10g，女贞子 15g，太子参 15g，北沙参 15g，当归 15g，党
参 15g，菊花 10g，黄柏 10g，天冬 15g，麦冬 15g，石斛 10g，草决
明 10g。14 剂。

四诊：2015 年 9 月 8 日。怕冷，恶心，呕吐，腹胀，倦怠乏力，
夜间咳嗽有痰。

处方：茯苓 30g，桑寄生 15g，续断 15g，生黄芪 15g，太子参
15g，北沙参 15g，大血藤 15g，败酱草 20g，炒椿根皮 10g，黄柏
10g，紫花地丁 10g，连翘 10g，清半夏 9g，桔梗 10g，香附 10g，乌
药 10g，藁本 10g。7 剂。

五诊：2015 年 9 月 15 日。末次月经 2015 年 9 月 14 日。

处方：益母草 15g，当归 15g，赤芍 12g，川芎 10g，桃仁 10g，
红花 10g，党参 15g，丹参 15g，熟地黄 15g，川牛膝 12g，香附 10g，
乌药 10g，延胡索 10g，藁本 10g。7 剂。

六诊：2015 年 9 月 22 日。腹痛明显好转，腹部无明显压痛。

处方：大血藤 15g，败酱草 20g，炒椿根皮 10g，黄柏 10g，狗脊
10g，紫花地丁 10g，连翘 10g，桑寄生 15g，续断 15g，佛手 10g，香
橼 10g，生白术 30g，北沙参 15g。7 剂。

▓▓▓ **按语**　产后多虚多瘀，百脉空虚，百节开张，血脉流散，气
弱则经络之间多阻滞并累日不散，则筋牵脉引，骨节不利，故腰背

不能转侧，手足不能动履。产后感受外邪，以致全身关节疼痛，产后气血两虚，治以补气血，祛外邪，清湿热。

三、不孕症

🖉 医案1

朱某，女性，35 岁，已婚。初诊日期 2016 年 1 月 5 日。

主诉： 未避孕 1 年未怀孕，伴月经不规律。

现病史： 右下腹时有隐痛，月经后期。乏力，气短，怕冷，腹部凉。纳可，睡眠佳，二便调。

既往史： 孕 1 产 1，2015 年 3 月自然流产并行清宫术。

过敏史： 无。

月经史： 12 岁月经初潮，经期 7 天，月经周期 28～30 天。2 年前无明显诱因出现月经不规律，25～40 天一行，经期 7 天。末次月经 2015 年 12 月 14 日。经量中等，无痛经。

体格检查： 一般情况良好，体型偏瘦，面色萎黄，右下腹压痛。舌质淡，苔薄白，脉沉细。

辅助检查：（2016 年 1 月 5 日）妇科超声：子宫大小形态正常。右侧输卵管积液。

西医诊断： 输卵管积液，月经失调。

中医诊断： 不孕症，月经先后无定期（寒湿凝滞）。

治则治法： 温经散寒止痛。

辨证分析： 寒邪侵袭冲任、胞宫，与气血相结，血行不畅，则见小腹冷痛。

处方： 炒杜仲 12g，党参 15g，山药 15g，菟丝子 15g，枸杞子 15g，巴戟天 10g，淫羊藿 10g，女贞子 15g，肉苁蓉 15g，锁阳 10g，乌药 10g，香附 10g，小茴香 10g。14 剂。

二诊： 2016 年 1 月 19 日。小腹冷痛好转，末次月经 2016 年 1 月 17 日，量中等，有血块。

处方： 益母草 15g，当归 15g，赤芍 12g，川芎 10g，桃仁 10g，

红花 10g，党参 15g，丹参 15g，熟地黄 15g，川牛膝 12g，延胡索 10g，香附 10g，白头翁 10g，生艾叶 9g，茯苓 30g，炒白术 30g。7 剂。

三诊：2016 年 2 月 2 日。白带量多，色白，清晰，无异味，无瘙痒，大便溏，多梦。

处方：炒杜仲 12g，党参 15g，山药 15g，菟丝子 15g，枸杞子 15g，巴戟天 10g，淫羊藿 10g，女贞子 15g，肉苁蓉 15g，茯苓 30g，桑寄生 15g，续断 15g，生黄芪 15g，太子参 15g，北沙参 15g，芡实 15g，炒白术 30g，五味子 15g，远志 10g，白头翁 10g。10 剂。

四诊：2016 年 2 月 14 日。服药后症状好转，2 月 10 日阴道少量出血。

处方：益母草 15g，当归 15g，赤芍 12g，川芎 10g，桃仁 10g，红花 10g，党参 15g，丹参 15g，熟地黄 15g，川牛膝 12g，延胡索 10g，生艾叶 9g，茯苓 30g，炒白术 25g。7 剂。

五诊：2016 年 2 月 21 日，白带多，小腹冷痛好转。末次月经 2016 年 2 月 13 日。

处方：菟丝子 15g，女贞子 15g，枸杞子 15g，黄精 15g，当归 12g，党参 15g，淫羊藿 10g，锁阳 10g，紫河车 10g，山药 12g，炒薏苡仁 20g，芡实 15g，白果 9g，大血藤 15g。7 剂。

六诊：2016 年 2 月 28 日，小腹冷痛已无，右下腹压痛减轻，已无乏力。

处方：菟丝子 15g，枸杞子 15g，当归 15g，丹参 15g，羌活 10g，党参 12g，淫羊藿 10g，黄精 15g，紫河车 10g，芡实 15g，山药 20g，炒薏苡仁 20g，茯苓 30g，炒白术 25g，大血藤 15g，败酱草 20g。7 剂。

▶▶▶ **按语**　本例是盆腔炎导致输卵管积液而引起不孕的典型病案，在治疗中，不仅要温经散寒，还要调经促孕，在用药过程中，充分体验了牛教授针对不同需求患者的治疗方法，盆腔炎的治疗和调经促孕从来都不是矛盾的，主要是注意针对月经周期内分泌的变化而分期论治。

【**本章作者**】王艳娇，女，医师，师承于牛建昭教授，北京中医药传承"双百工程"学员。

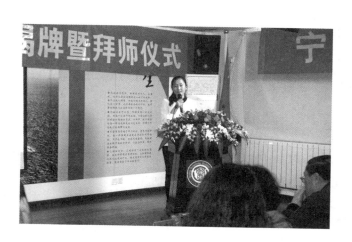

第六章　反复体外受精－胚胎移植术（IVF－ET）失败

第一节　辨治思想

不孕不育症是影响育龄夫妇双方身心健康的世界性问题，1978年 Edward 和 Steptoe 首创体外受精－胚胎移植（IVF－ET），随后 Palermo 以卵胞浆内单精子注射（ICSI）治疗男性不育，并于 1992 年诞生了世界首例 ICSI 婴儿。近年来在辅助生育的显微操作基础上结合现代分子生物学技术，发展为人类胚胎植入前遗传学诊断（PGD），这些技术的问世为人类生殖自我调控树立了新的里程碑。

尽管目前 IVF－ET 中取卵率及胚胎移植率可达 80%～90%，但其临床妊娠率却一直未能尽如人意，徘徊于 30%～40%。IVF－ET 治疗周期一般要经过控制性超排卵、取卵、胚胎培养和胚胎移植并最终达到妊娠等一系列复杂过程，其中胚胎植入是成效最低的一步，在这一关键步骤中，有两方面因素已经引起越来越多学者的重视，即胚胎质量和子宫内膜容受性。如何提高 IVF－ET 过程中卵细胞质量及改善子宫内膜容受性，进而提高临床妊娠率已成为众多学者关注的焦点问题。

一、概述

中医药在不孕不育的治疗方面有着悠久的历史，近年来结合现代辅助生殖技术，在诱导排卵、改善子宫内膜容受性、提高妊娠率、有效降低西药毒副作用等方面有了长足的发展。一方面，充分发挥中医药整体调节之优势，扬长避短，寻找中西医结合位点，努力提高临床治疗效果；另一方面，借助人类辅助生殖技术，探讨中医药的自身作用机理，丰富中医药的研究路径，使中医妇科理论研究进一步深化。从侧面反映传统中医调经种子理论在辅助生殖技术中的指导价值，进而为现代辅助生殖技术治疗开辟新途径。

二、诊疗特色

（一）月经规律是女性受孕的根本

《素问·上古天真论》曰："女子七岁，肾气盛，齿更发长，二七天癸至，任脉通，太冲脉盛，月事以时下，故有子。"中医学认为肾气盛，天癸至，冲任通盛，则月经如期，孕育正常。《女性旨要·种子》云："夫人无子，皆因经水不调……种子之法，即在于调经之中。"朱丹溪亦云："求子之道，莫如调经。"强调了月经与女性受孕的密切关系。女性月经具有周期节律性，正如《本草纲目·人部》中记载："女子，阴类也，以血为主。其血上应太阴，下应海潮，月有盈亏，潮有朝汐，月事一月一行，与之相符，故谓之月水、月信、月经。"正常规律的月经是女子发育成熟的标志，也是保证女性经、带、胎、产、乳正常生理状态的基础，故月经调畅是女性受孕的根本。

（二）分期治疗的中医理论依据

月经周期随肾之阴阳消长、气血盈亏的变化可划分为行经期、经后期、经间期和经前期四个时期。行经期是子宫由满而泻，排出经血，渐至空虚，是重阳转阴的过程。经后期，血海空虚渐复，子宫藏而不泻，呈阴长的状态。经间期，是重阴转阳，阴盛阳动之际，此期阴阳转化、阳气发动，为交合种子之良时，故称为"氤氲之时"。经前期，阴盛阳生渐至重阳，此时阴阳俱盛，气血充盈，以备子育胎，若已受孕，经血聚集以养胎，若未受孕，则旧去新生出现月经。

（三）牛建昭教授分期治疗的具体方法

牛建昭教授依据月经各期的生理特点为中医调经及 IVF – ET 提供了相应的理论依据和诊疗思路，提出 IVF – ET 术前应使用药物对女性周期进行调控，在时相上与中医对女性月经周期变化的理解相对应，强调中医在辅助 IVF – ET 的过程中，应积极配合西医共同致力于女性周期的构建，以提高反复 IVF – ET 失败的妊娠率。具体治疗方法如下。

1. 降调期

此期相当于上一个月经周期的黄体中期，根据患者情况使用促性腺激素释放激素（GnRH），抑制垂体功能，使垂体处于脱敏状态，当 Gn 分泌处于低水平，利用垂体的降调节，有效防止过早 LH 峰，改善卵子质量，使卵泡发育同步化，募集更多成熟卵泡，从而提高 IVF – ET 的成功率。牛建昭教授认为此时所处的特殊病理阶段，在临床上有其对应的特征性症状，中医证候有一定的规律可循，强调此期的主导病机为肾精亏虚，肾气不足。卵子属生殖之精的范畴，先天生殖之精藏于肾，肾之阴精滋长是卵子发育成熟的基础，冲任经脉气血和畅是排卵的条件。肾主生殖，卵泡的成熟和排卵与肾的关系密切。肾藏精，《素问·六节藏象论》曰："肾者主蛰，封藏之本，精之处也。"《诸病源候论·虚劳病诸候下》亦称："肾藏精，精者，血之所成也。"就女子而言，肾所藏之精，包括其本身生殖之精，《灵枢·经脉篇》云："人始生，先成精。""两神相搏，合而成形，常先身生，是谓精。"（《灵枢·决气篇》）提示生命由男女媾精而成。肾精所化之气为肾气，女子到二七之年，肾气盛实，促使天癸成熟，任通冲盛，月经来潮，故有"经水出诸肾"之说。本期应重视补益肝肾、调理心脾，为下一周期的取卵、受精、胚胎着床等做好准备。

推荐用药：党参 15g，当归 12g，山药 15g，菟丝子 15g，巴戟天 10g，枸杞子 15g，淫羊藿 10g，炒杜仲 12g。每日一剂，连续服用 7 剂。方中菟丝子味辛、甘，性微温，归肝、肾、脾经，可补肾益精、养肝明目、固胎止泻；枸杞子味甘，性平，归肝、肾经，可滋补肝肾、益精明目，两者合用以滋肝肾、益精血，为下一周期卵泡发育做好准备。淫羊藿味辛、甘，归肝、肾经，可补肾阳、强筋骨、祛风湿；炒杜仲味甘，性温，归肝、肾经，可补肝肾、强筋骨、安胎；巴戟天味甘、辛，性微温，归肝、肾经，补肾阳、强筋骨、祛风湿，三者合用温肾阳、强筋骨。党参性平，味甘，归脾、肺经，有补脾肺气，补血，生津之功，常用于气虚不能生血，或血虚无以化气；山药味甘，性温，归脾、胃经，可入中焦，补脾胃之气，养脾胃之阴；当归味甘、辛、苦，性温，入肝、心、脾经，可养血和血，补血调经，活血止痛，润肠通便，三药合用，气血同源，精卵得养。诸药合用，以健脾益气，益精养肝，温补肾阳，为取卵、受精、着床做好准备。

2. 月经期

牛老认为，此期治疗关键在于"通"，因势利导，中药以养血活血、祛瘀生新为主，方用桃红四物汤加党参、丹参、益母草等，促进子宫内膜脱落，为本周期子宫内膜的形成打好基础。月经规律、自然周期取卵者，在月经来潮后推荐用药：党参 15g，丹参 15g，当归 15g，桃仁 10g，红花 10g，熟地黄 15g，川芎 10g，牛膝 12g，赤芍 12g，益母草 15g。每日一剂，于月经来潮第一日连服 7 剂。

3. 卵泡发育期

肾气盛，肾精足，则肾主生殖的功能维持正常，卵子作为生殖之精才能正常发育、成熟而排出。肾气包含肾阴和肾阳，肾阴是卵子发育的物质基础，肾阳是卵子生长的动力。肾阴不足，卵子因缺乏物质基础而不能成熟；肾阳亏虚，不能鼓舞肾阴的生化和滋长，也会导致卵子发育不成熟，更不会排卵。因此，肾气旺盛、肾精充足是卵巢功能正常和排卵的基础，肾精亏损，肾气不充则会影响生殖轴的调节，导致排卵障碍。此期是卵子生长发育的重要阶段。

推荐用药：党参 12g，当归 12g，枸杞子 15g，菟丝子 15g，女贞子 15g，淫羊藿 10g，紫河车 10g，黄精 15g，刺五加 10g。每日一剂，经净后服用至排卵或破卵前。此期中药补肾养阴，益气养血，以促进卵子生长。在补肾基础上加入黄精，因其味甘性平，入脾、肺、肾经，可补气养阴、健脾润肺益肾。《本草纲目》记载："黄精补诸虚，止寒热，填精髓。"牛老对于反复 IVF – ET 失败患者，周期前焦虑紧张、夜寐不安者可酌加刺五加，其味辛、微苦，性温，归脾、肾、心经，具有益气健脾、补肾安神、益精壮骨之功。现代药理研究表明黄精和刺五加均可抗衰老、抗疲劳、抗氧化、调节免疫，且刺五加还可抗有害刺激（如辐射、病毒感染、细菌感染、应激反应）。

4. 排卵期/取卵期

此期是卵泡发育成熟排出阶段，属中医氤氲期，推荐患者口服用药或者注射 HCG，破卵前后用药：党参 12g，丹参 15g，当归 15g，羌活 10g，菟丝子 15g，淫羊藿 10g，紫河车 10g，黄精 15g，盐杜仲 10g，以疏肝行气，活血破卵。方中丹参、全当归活血而不伤血；羌活搜风通络，促进卵泡排出；菟丝子补肾益精。此期可推荐针灸治疗一次，选取子宫、关元、三阴交、血海、太冲、合谷等穴，平补平泻，子宫穴采用疏密波，强度以患者能够感觉为宜，持续 20 分钟，留针 30 分钟，目的促进卵泡发育成熟并在最佳时机排出，争取好的妊娠结局。

5. 着床期

此期相当于经前期，排卵后由于黄体的生成，女性基础体温升高，子宫内膜进一步增厚，为受精卵能够顺利在宫体内着床做好准备。推荐用药：党参 15g，当归 12g，山药 15g，巴戟天 10g，枸杞子 15g，菟丝子 15g，淫羊藿 10g，盐杜仲 12g。同时可配合针灸治疗，选用中脘、气海、关元、足三里、太溪等穴，中脘平补平泻，余穴用补法，静留针 30min，足三里用温针灸。此期针药合用以促进卵巢及子宫的血液循环，提高子宫内膜的容受性，以助受精卵着床。

6. 胚胎着床成功

两周后若验孕成功则确定生化妊娠。选用中脘、气海、足三里，平补平泻，静留针 20 分钟。并服用菟丝子 15g，白术 6g，桑寄生 9g，川续断 9g，阿胶 9g，苏梗 8g，炙甘草 4g，以补肾益气，固养胎元，兼以健养脾胃。气阴不足者加太子参 15g，五味子 10g，石斛 8g，血热明显者加黄芩 10g，苎麻根 10g。对于曾接受过人类辅助生殖技术（ART），确定生化着床但无临床妊娠、胚胎停止发育或自发性流产者，应服用中药积极养胎安胎，直至超过上次妊娠终止的时间。

7. 胚胎着床失败

如验孕阴性，则积极行化瘀生新、益气通经之法，为行经做好准备。服用全当归 12g，黄芪 10g，川芎 8g，桃仁 10g，炙甘草 6g，柴胡 6g，丹参 10g，鸡血藤 15g，促进子宫内膜的脱落，为下一个周期子宫内膜的生长打好基础。月经来潮后即可服用上述月经期的汤方，并配合针灸。嘱患者切不可急于行下一 ART 周期，而应积极进行中医调养，以理气血冲任、补益肝肾，消除因大量激素药物及手术操作对身体所造成的损害。

三、治疗原则

（一）重视卵母细胞质量

1. 提高卵细胞质量的理论基础

（1）中医学"肾主生殖"理论研究：在中医古籍中，没有"卵细胞""卵细胞发育障碍"等称谓，依其症状而言偶见于"无子""断续"及多种月经不调疾病中，如闭经、月经先期、月经后期等。《素问·上古天真论》："女子七岁肾气盛，齿更发长；二七而天癸至，任脉通，太冲脉盛，月事以时下，故有子。"冲脉为月经之本，而冲任之本在肾，肾的阴阳动态平衡遭到破坏，阴精失于润泽，阳气不能施化，天癸艰于泌至，冲任之气行涩，故致不孕。中医学强调"有诸内者，必形之于外"，《万氏女科》："女子不孕，多因经候不调。"月经正常是卵细胞能够正常发育、成熟及逸出的临床表现，同时也是形成胎孕的前提条件，若卵细胞发育不良、成熟延迟、萎缩及排出障碍等可引起诸多月经失调病症。而在月经产生的机制中，肾所藏之精气之作用一直为历代医家所重视。《傅青主女科》云："经水出诸肾。"《医学正传》云："月水全赖肾水施化。"均强调月经的产生以肾为主导。肾与月经的密切关系体现在以下两个方面：一方面，肾主藏精，《素问·六节藏象论》曰："肾者主蛰，封藏之本，精之处也。"《诸病源候论·虚劳病诸候下》亦称："肾藏精，精者，血之所成也。"就女子而言，肾所藏之精，包括其本身生殖之精，《灵枢·经脉》云："人始生，先成精。"《灵枢·决气》："两神相搏，合而成形，常先身生，是谓精。"提示生命由男女媾精而成，所述之精，似与西医学之"卵"同属。精血同源，肾精化血，形成月经的物质基础。另一方面，肾精化气，精气即肾气，肾气充盛，封藏有权，则天癸产生，而达冲任，使任通冲盛，聚阴血以注于胞宫，周而复始形成一月一行之月经，因此肾气不足即成为卵细胞发育障碍的基础病机。一般认为，经后期血海空虚，为阴血的恢复和滋长期，在肾气作用下逐渐蓄积精血，故此期病理以阴精亏虚为主，兼见肾气不足，尽管病理病机尚可有血瘀、痰湿等多种不同，但也多为精气亏虚所衍生之病理产物。

2. 西医学卵细胞发育与调控研究

（1）卵细胞发育机理研究：从始基卵细胞生长发育至一个成熟的卵细胞，无论结构上或功能上都经历了一个复杂的过程，尽管其中许多微妙的机制远未阐明，但大体上我们可对其做一个概括性的描述。比较流行的理论认为，成熟卵细胞的发生经历了募集、选择、优势化三个过程才能最后成熟，一个卵细胞从开始生长到最终的成熟需要 85 天或 3 个月经周期。有的学者将之分为 8 个生长阶段，在每个生长阶段，都有部分卵细胞走向闭锁。排卵发生前 LH 峰不但导致卵细胞结构和功能的微妙改变，还可通过颗粒细胞触发卵细胞减数分裂的恢复，LH 与细胞表面受体结合后，导致腺营环化酶活性明显增加，使 CAMP 浓度增高，后者与某些蛋白的调节亚单位结合，导致某些酶的激活或产生从而引起一系列变化，既而激活排卵发生的机制，促进卵丘的膨胀和与卵细胞颗粒细胞层的分离，刺激孕酮的分泌，因而导致排卵期孕酮水平的升高，而孕酮的分泌又可加强 EZ 对 LH 释放的正反馈作用。

（2）卵细胞发育障碍与调控：造成卵细胞发育障碍的病因相当复杂，其临床表现不一，除与下丘脑－垂体－卵巢轴（HPOA 轴）直接有关外，甲状腺、肾上腺等脏器的功能状态也参与其中。有关研究认为，引起卵巢功能紊乱致卵细胞发育障碍的因素包括：其一，卵巢病变，如先天性卵巢发育不全、多囊卵巢综合征、卵巢功能早衰、功能性卵巢肿瘤、卵巢子宫内膜异位囊肿等；其二，HPOA 功能紊乱，引起无排卵月经、闭经等；其三，全身性疾病，如重度营养不良，甲状腺功能亢进等可影响卵巢功能导致卵细胞发育障碍。有关卵细胞发育障碍的发病机制目前认为有三方面：即下丘脑－垂体－卵巢轴功能失调、反馈机制异常及卵巢局部因素。自 1926 年从垂体分离出可促进卵巢发育的糖蛋白，即促性腺激素，直至 1971 年成功分离出下丘脑促性腺激素释放激素（GnRH），HPOA 的调节模式才被确定下来，若任何一个环节的功能失调或器质性病变都可致卵细胞发育障碍。在临床诱发排卵的研究中发现，在同样的促性腺激素刺激下，卵细胞可有不同的结局，提示存在卵巢内的调节机制。近 10 年来对卵巢内旁分泌与自分泌机制的探索初露端倪，研究结果表明，卵巢局部产生的具有特异功能的肽类物质，如卵巢生长因子、抑制素、激活素、卵细胞抑素等大多数是促性腺激素作用的产物。促性腺激素除了通过这些肽类物质在卵巢的受体发挥生物效应外，还通过它们在卵巢局部自分泌和旁分泌的介导，调节促性腺激素的作用，它们相互支持，相互促进或相互制约，使卵巢功能的内分泌调节达到最佳的控制状态。有关卵巢局部调节作用的模式及众多因

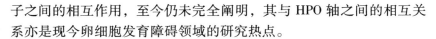

子之间的相互作用，至今仍未完全阐明，其与 HPO 轴之间的相互关系亦是现今卵细胞发育障碍领域的研究热点。

3. 提高卵细胞质量的临床研究

（1）中医治则治法研究

①治则－调经种子　中医认为，女子妊娠与月经有密切关系，早在隋代《诸病源候论》中就认识到不孕症的病因是劳伤气血。六淫邪气直中胞宫，可致闭经、崩漏等妇产科疾病，为后世治疗不孕症的"调经为要"法则提供了理论依据。《丹溪心法》："求子之道，莫先调经。"《女科要旨》亦云："妇人无子皆由经水不调……种子之法即在于调经之中。"说明正常的月经是女性具备生殖功能的生理基础，月经不调是女性不孕症的主要原因，调整月经是治疗女性不孕症，尤其是功能性不孕症的重要环节，因而牛老认为调经种子是中医治疗妇科女性不孕症的重要治则，并体现在临证的各个阶段。

②治法－补肾调周　"经水出诸肾""养肾气以安血之室"，调经之本，以肾为主。肾藏精，主生殖，为先天之本。肾精是肾气的物质基础，肾气是肾精的功能体现，两者相互为用，肾气充盛，则开阖有节，月经按时而至并能够受精妊娠。通过补肾使精气得以充足，阳得阴生，阴得阳化，阴阳平衡，进而保证天癸按时泌至，任脉通畅，太冲脉充盛，血海蓄溢有常而能有子。由于肾在女性生理病理中的特殊作用，补肾法即成为妇科调经种子的治本之法。参照女性月经周期的生理改变而创立的中药调周法，将辨证与辨病有机结合，是中西医理论结合临床治疗较为成功的尝试。尤其对于反复 IVF-ET 失败患者，牛老认为进行中药调周显得尤为重要。针对月经周期中阴阳转化的规律及临床常见分型，一般认为经后期以滋肾益阴，养血调冲为主，兼顾肾气，促进卵细胞发育；经间期在滋养精血的基础上，辅以助阳调气活血之品，于静中求动，以触发排卵；经前期温补肾阳，维持正常生理功能，使黄体发育良好，功能健全；行经期因势利导，活血调经以推动气血运行，使胞宫排经得以通畅。牛老在临床四期治疗中各有侧重，但总以补肾为核心，辩证地处理

好调节阴阳与治病的相互关系，体现中医学整体治疗特色，提高机体固有的调节能力，使内在因素能正常发挥作用而达到治疗目的，这是中药调周法区别于外源性性激素替代疗法的关键。

（2）西医临床治疗研究现状：1978 年英国剑桥大学 Steptoe 和 Edward 教授采用自然周期取卵，成功地进行了 IVF - ET，诞生了世界首例试管婴儿——路易斯布朗。随后 1980 年 Cardwood 在澳大利亚采用 HMG 和 HCG 诱导排卵诞生了世界第四例试管婴儿，1987 年北京医科大学张丽珠教授培养了我国首例试管婴儿，从此采用控制性超排卵（COH，contorlledvoarianhyperstimulation）方法进行 IVF - ET 治疗不孕症，辅助生殖技术成为妇产科临床一种治疗手段。采用控制性超排卵的目的在于增强和改善现存卵巢功能，从而不受自然周期所限制，获得多个健康卵子，提供多个可供移植的胚胎，以提高 IVF - ET 的成功率，并且由于目前冷冻胚胎技术的成功，可将控制性超排卵周期中获得的多余胚胎冷冻起来，以便在以后自然周期的移植，这将增加妊娠率，从而大大增强控制性超排卵周期效应。但弊端也随之显现，在促排卵周期中使用大剂量的外源性促性腺激素，可能出现的问题包括：①过多的卵细胞成熟反而降低卵子的质量和受精率；②发生卵巢过度刺激综合征的风险；③过多的雌激素可能影响胚胎的种植率；④高额的费用，过重的经济负担；⑤超量的排卵引发卵巢癌的远期危险；⑥流产发生率较自然妊娠高；⑦远期促排卵疗效不肯定。因此，将来在 IVF 周期中促排卵治疗的趋向是 GnRH 拮抗剂的应用，降低 GnRHa 的使用，微小剂量促排卵药物的刺激，甚至是自然周期的 IVF。目前，更多的生殖中心采用联合中药促排卵方案已取得可喜成绩。

（3）中西医结合治疗现状："试管婴儿"技术开展二十余年，将中医药运用于此项技术的确是凤毛麟角。近年来，有学者在辅助生殖技术促排卵治疗中尝试应用中西医结合的方法，联合用药之优势主要体现在中医药的整体调节方面，与西药发挥协同作用，能消除或降低西药不良反应，减少使用促性腺激素药量，降低费用，并

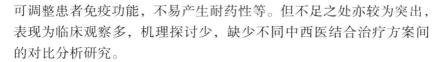

可调整患者免疫功能，不易产生耐药性等。但不足之处亦较为突出，表现为临床观察多，机理探讨少，缺少不同中西医结合治疗方案间的对比分析研究。

（二）强调子宫内膜容受性

子宫内膜容受性是指子宫内膜接受胚胎的能力，是子宫内膜处于一种允许囊胚定位、黏附、侵入，并使内膜腺体间质发生改变从而导致胚胎着床的状态，它是胚胎成功着床的前提。当子宫内膜容受性存在缺陷，会影响受精卵的着床，导致不孕症，并影响辅助生殖技术的成功率。因此，对子宫内膜容受性进行正确的评估与合理的干预、改善是生殖医学界研究的热点。但是，子宫内膜不是任何时候都接受胚胎的，它只有一个短暂的"种植窗"，那就是在黄体中期，只有在这段时间内，子宫内膜才向胚胎伸出橄榄枝。子宫内膜分为两层，基底层和功能层，基底层是不变的，但是功能层会随着月经周期变化。从月经开始到下一次来月经前，子宫内膜要经历三种变化：即月经期、增殖期和分泌期。牛建昭教授认为，从生殖的角度，尤其在 IVF－ET 中，中医药可渗透体现于子宫内膜容受性的各个阶段，具体思路与实践如下。

1. 子宫内膜容受性的调节及评估

大量研究表明，胞饮突是子宫内膜容受性建立和植入窗开放的重要形态学指标，成熟期胞饮突的出现标志着子宫内膜处于最佳状态。扫描电镜对子宫内膜连续监测显示：自然周期中胞饮突于月经第 18～19 天开始出现，成熟时间于月经第 20～21 天，持续时间 ≤ 48 小时，与子宫内膜最大容受性出现时间一致，因此胞饮突被认为是子宫内膜容受性的形态学标志。有研究显示，超声学指标和内膜厚度在 IVF 助孕周期中，妊娠组和非妊娠组的妇女子宫内膜厚度有显著差异，内膜厚度 <6mm 时妊娠率明显下降，胚胎移植日和移植后子宫内膜厚度在 6～17mm 时与妊娠率呈线性增高关系。多数学者认为 IVF 助孕周期中 HCG 日内膜回声类型与胚胎植入率相关，具有

三线型内膜的妇女妊娠率显著高于均质型内膜的妇女，取卵时内膜的类型比厚度更能代表子宫内膜的容受性。

2. 子宫内膜容受性的改善方法

（1）子宫内膜机械刺激：这是一种通过机械刺激造成对子宫内膜的局部损伤，从而达到促进内膜微环境中炎症因子释放、血管网重建及促进子宫内膜增殖等目的的一种方法，分为局部诊刮、活检针抽吸、宫腔全面诊刮等。最新研究认为，子宫内膜机械性刺激在促进着床中可能有作用，在 IVF – ET 治疗周期前进行子宫内膜搔刮可能延迟了子宫内膜发育，改善子宫内膜与胚胎之间的同步性，从而显著提高妊娠率。

（2）激素调节子宫内膜：子宫内膜是卵巢激素作用的靶器官，根据子宫内膜的状况，结合卵泡的发育、血清雌孕激素水平，适时添加雌孕激素可以调节子宫内膜容受性。研究发现 HCG 可以诱导子宫内膜上皮细胞产生更多的前列腺素 E_2，从而促进子宫内膜细胞增殖、分化和增强血管渗透性，利于胚胎植入。宫腔灌注 HCG 后还能通过旁分泌的形式作用于子宫内膜上皮细胞和血管内皮细胞，促进母胎界面血管形成，增强母胎间的免疫耐受。研究发现，对复发性流产患者宫腔灌注免疫球蛋白后，其血清中的粒细胞集落刺激因子浓度增加，宫腔灌注 300ug/mL 浓度的粒细胞集落刺激因子对子宫内膜厚度及容受性有明显的改善作用。

（3）中药调节子宫内膜：中医动物实验研究表明，经过中医药的应用，可以改善实验动物子宫内膜胞饮突的发育，增加子宫内膜的厚度，改善子宫内膜血流，并通过调节多种细胞因子、活性蛋白的功能以提高雌激素受体，提高受孕率。须知血虚则无子，血滞亦可无子，若徒补其血，血则愈滞，宿瘀积于胞宫，气滞血涩，冲任不利则无子。故牛老在临证中注重观察患者腹痛情况、经量多少、血块多少、脉象虚涩等。她认为妇人种子，宜乎血液循环，周流迅速，庶能化机勃发，生气裕如，故临证擅于运用养血活血之品，达到对子宫内膜的刺激作用，常用药物：当归、赤芍、丹参、桃仁、

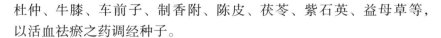

杜仲、牛膝、车前子、制香附、陈皮、茯苓、紫石英、益母草等，以活血祛瘀之药调经种子。

（三）夫妻同治

妇女怀孕是一个复杂的生理过程，清朝的中医学家何松庵在他编写的妇科专著《女科正宗·广嗣总论》中说："男精壮而女经调，有子之道也。"这里的"男精壮"是指男性的精子活动力好，数量充足，酸碱适度，也就是指男性睾丸的生精功能和他的性功能要正常；"女经调"是指女性的月经要调畅，且无明显的腰酸、腹痛等表现，具体地说，就是女性月经的周期、经期、经量、经色、经质要正常。一般而言，月经周期是指两次月经第一天间隔的时间，应该在 21～35 天之间；经期是指来月经持续的时间，多在 3～7 天之内结束；经量是不多不少；经色多为暗红，开始时较浅，继而逐渐加深，最后又成浅红；经质是不稀不稠，不凝固，无血块，无特殊臭气。具备上述两个条件后，还需要一个受孕的时机，也就是排卵期，在排卵期有性生活就容易怀孕。对于不孕不育患者，尤其是反复 IVF－ET 失败患者，男女同治显得尤为重要。牛老临证时强调男女同查同治，分清责任主次，依据女性调周、男性调精的原则，以健脾补肾为主，养血活血为辅，达到事半功倍之效。凡肾脏充实者，必获多子之状，肾坚强者，必无小产之虞。故于种子方中，牛老强调必须重用补肾之药，如熟地黄、枸杞、肉苁蓉、杜仲等品，不可缺也，而菟丝子、桑螵蛸、蛇床子、覆盆子、车前子之类，则为种子方中之要药，盖万物以类相从，以子补子，自然之理也。

（四）加强调理脾胃

脾为后天之本，土旺精生，生化有源。牛老临证除调理冲任、肝肾之外，也注重对脾胃的调理。患者在整个治疗过程中不仅要正常摄食，还要服用中药以调理体质、增强营养。由于大部分药物以补益为主，故脾胃负担加重，特别是平素脾胃虚弱者，尤应注意顾护脾胃，促进脾胃运化，临证治病时刻不忘"脾胃为血气阴阳之根蒂"，只有注重健运脾胃，才能保证气血之源不竭，以后天而滋养先天，更好地补肾培元、调养冲任胞胎。牛老认为"调经之法不在先治其水，而在先治其血；不在先治其血，而在先补其气，盖气旺而血自能生，气旺而湿自能除，且气旺而经能自调"，故遣方用药总以八珍汤为主体，多用白术、云苓健脾利水化痰，助熟地黄补血、白芍滋阴血。基于土旺而精血自生，脾阳得举而任督之气强，带脉亦舒即可受孕的认识，在治疗不孕不育时始终贯穿治后天以养先天的思想。

（五）注重调畅情志

肝藏血主疏泄，体阴用阳，以平为期。由于长年不孕，加之ART 带来的巨大经济压力、数次周期失败的经历及大量激素药物、手术等对身体的影响，患者心绪必愁闷不乐，肝必不舒而气机郁结，郁则经气不利，经气不利必胞脉失约，胞宫之门为之不启，欲其受孕不亦难乎？牛老治此等患者，必先以好言相慰，令其心情怡悦。然于种子方中，以开郁之药为主，如香附、郁金、陈皮、佛手、绿梅花之类，故有调经先治肝之说。牛老擅用柔肝降逆之法以开肝郁，用药多疏补并进，以补为主；补中有散，散不耗气；补中有泄，泄不损阴；补以通之，散以开之，重用当归、白芍，养肝补血以柔肝体，补血以制火；配熟地黄、山茱萸、枸杞、菟丝子等滋水涵木，水足而肝气自安；稍佐柴胡、荆芥之类疏肝气以畅肝用。从整体的动态平衡入手，灵活运用养肝疏肝法来协调诸脏间与各奇经间的生理病理关系，使气血旺而经脉畅，胞胎之门自开而子宫易于摄精成孕。

（六）保证大便通畅

大便秘结也是体内气血津液变化异常的外部表现，牛老注重每位患者的排便情况，借以了解患者体内气血津液的多少，进而了解脏腑功能失调的情况。对于反复 IVF – ET 失败患者，临证多表现为脾肾两虚，生化不足，推动无力，或者肝郁脾虚、运化不及、湿性黏着，治疗多以补肾健脾、疏肝理脾、淡渗祛湿为主，药用枳实、厚朴、玉竹、沙参、麦冬、郁金、柴胡、炒栀子、火麻仁、芡实、莱菔子、生黄芪、生白术、茯苓、升麻等。其中，枳实、厚朴宽中理气导滞；玉竹、沙参、麦冬养阴生津行舟；郁金、柴胡、炒栀子疏肝解郁醒脾；火麻仁、莱菔子润燥理气通便；生黄芪、茯苓、生白术、升麻健脾益气。通过对脾、肝、肾的调节，气血津液运行通畅，脏腑功能各司其职，利于受精成孕。

四、用药总结

（一）常用中药

1. 桃仁

桃仁性平，味苦、甘，有小毒，归心、肝、大肠经。有活血祛瘀、润肠通便、止咳平喘之功。《神农本草经》："主瘀血，血闭癥瘕，邪气，杀小虫。"《珍珠囊》："治血结、血秘、血燥，通润大便，破蓄血。"《本草经疏》："桃仁，性善破血，散而不收，泻而无补。过用之及用之不得其当，能使血下行不止，损伤真阴。"本品味苦，入心肝血分，善泄血滞，祛瘀力强，又称破血药。现代药理研究：增加动脉血流量，降低血管阻力，改善血流动力学状况，为治疗多种瘀血阻滞病证的常用药。牛老常用剂量：5～10g。

2. 红花

红花性温，味辛，归心、肝经。有活血通经、祛瘀止痛之功。《新修本草》："治口噤不语，血结，产后诸疾。"《本草衍义补遗》："红花，破留血，养血。多用则破血，少用则养血。"《本草汇言》："红花，破血、行血、和血、调血之药也。"红花辛散温通，为活血祛瘀、通经止痛之要药。现代药理研究：对子宫和肠道平滑肌有兴奋作用。是妇产科血瘀病证的常用药，善治血滞经闭、痛经、产后瘀滞腹痛。牛老常用剂量：3～10g。

3. 当归

当归性温，味甘、辛，归肝、心、脾经。有补血调经，活血止痛，润肠通便之功。《神农本草经》："妇人漏下绝子，诸恶疮疡，金疮。"《日华子本草》："主治一切风，一切血，补一切劳，破恶血，养新血及主癥癖。"《医学启源》："当归，气温味甘，能和血补血，尾破血，身和血。"本品甘温质润，长于补血，为补血之圣药，常与调经药同用以补血活血，调经止痛。现代药理研究：当归挥发油能对抗肾上腺素－脑垂体后液素或组织胺对子宫的兴奋作用，善治血虚血瘀之月经不调、经闭、痛经等。牛老常用剂量：5～15g。

4. 川芎

川芎性温，味辛，归肝、胆、心包经。有活血行气，祛风止痛之功。《神农本草经》云："主中风入脑头痛、寒痹，筋脉缓急，金疮，妇人血闭无子。"《本草汇言》云："上行头目，下调经水，中开郁结，血中气药。尝为当归所使，非第治血有功，而治气亦神验也……味辛性阳，气善走窜而无阴资黏滞之态，虽入血分，又能去一切风，调一切气。"本品辛散温通，既能活血化瘀，又能行气止痛，为"血中之气药"，同时擅"下调经水，中开郁结"，具通达气血功效，故治气滞血瘀之胸胁、腹部诸痛。现代药理研究显示其所含阿魏酸的中性成分小剂量促进、大剂量抑制子宫平滑肌，为妇科要药，能活血调经，可用于治疗多种妇产科的疾病。牛老常用剂量：3～9g。

5. 丹参

丹参性微寒，味苦，归心、心包、肝经。有活血调经、祛瘀止痛、凉血消痈、除烦安神之功。《日华子本草》云："破宿血，补新生血；安生胎，落死胎；止血崩带下，调妇人经脉不匀，血邪心烦。"《本草便读》云："丹参，功同四物，能祛瘀以生新，善疗风而散结，性平和而走血……味甘苦以调经，不过专通营分。丹参虽有参名，但补血之力不足，活血之力有余，为调理血分之首药。"丹参功善活血祛瘀，性微寒而缓，能祛瘀生新而不伤正，擅调经水，为妇科调经常用药。牛老常用剂量：5～15g。

6. 党参

党参性平，味甘，归脾、肺经。有补脾肺气，补血，生津之功。《本草从新》："补中益气，和脾胃，除烦渴。中气微虚，用以调补，甚为平安。"《本草正义》："补脾养胃，润肺生津，健运中气，本与人参不甚相远。"本品以补脾肺之气为主，又能补血，常用于气虚不能生血，或血虚无以化气，而见面色苍白或萎黄，乏力头晕，心悸等气血两虚证。牛老常用剂量：9～30g。

7. 益母草

益母草性微寒，味辛、苦，归心、肝、膀胱经。有活血调经，利水消肿，清热解毒之功。《本草纲目》："活血、破血、调经、解毒。治胎漏难产，胎衣不下，血晕，血风，血痛，崩中漏下。"《本草正》："益母草，性滑而利，善调女人胎产诸证，故有益母之号。"本品苦泄辛散，主入血分，善活血调经，祛瘀通经，为妇产科要药。现代药理研究：煎剂、乙醇浸膏及所含益母草碱对多种动物的子宫有兴奋作用，对小鼠有一定的抗着床和抗早孕作用。善治血滞经闭、痛经、经行不畅、产后恶露不尽、瘀滞腹痛。牛老常用剂量：10～30g。

8. 川牛膝

川牛膝性平，味苦、甘、酸，归肝、肾经。有活血通经，补肝肾，强筋骨，利水通淋，引火（血）下行之功。牛膝有川牛膝和怀牛膝之分。两者均能活血通经、补肝肾、强筋骨、利尿通淋、引火（血）下行，但川牛膝长于活血通经，怀牛膝长于补肝肾、强筋骨。《神农本草经》："主寒湿痿痹，四肢拘挛，膝痛不可曲伸，逐血气，伤热火烂，堕胎。"《本草纲目》："牛膝乃足厥阴、少阴之药，大抵得酒则能补肝肾，生用则能去恶血。"《医学衷中参西录》："原为补益之品，而善引气血下注，是以用药欲其下行者，恒以之为引经。兼治女子月经闭枯，催生下胎。"本品活血祛瘀力较强，性善下行，长于活血通经，其活血祛瘀作用有疏利降泄之特点。现代药理研究：

牛膝总皂苷对子宫平滑肌有明显的兴奋作用，怀牛膝苯提取物有明显的抗生育、抗着床及抗早孕的作用。适用于瘀血阻滞之经闭、痛经、经行腹痛、胞衣不下及跌扑伤痛。尤多用于妇女经产诸疾。牛老常用剂量：6～15g。

9. 黄精

黄精性平，味甘，归脾、肺、肾经。有补气养阴，健脾，润肺，益肾之功。《本草纲目》："补诸虚……填精髓。"本品气阴双补，单用或与补气健脾药同用，既补益脾气，又养脾阴，主治脾脏气阴两虚之面色萎黄、困倦乏力、口干食少、大便干燥。本品又能补益肾精，延缓衰老，对改善头晕、腰膝酸软、须发早白等早衰症状有一定疗效。牛老擅用黄精补气养阴生精以改善卵巢功能，调节子宫内膜，养精种子安胎。牛老常用剂量：15～20g。

10. 枸杞子

枸杞子性平，味甘，归肝、肾经。有滋补肝肾，益精明目之功。《本草经集注》："补益精气，强盛阴道。"《药性论》："补益精，诸不足。"《本草经疏》："为肝肾真阴不足，劳乏内热补益之要药。"现代药理作用：枸杞子对免疫有促进作用，同时具有免疫调节作用，可提高血睾酮水平，起强壮作用；对造血功能亦有促进作用。为平补肾精肝血之品，适用于肝肾阴虚及早衰证。牛老常用剂量：10～15g。

11. 菟丝子

菟丝子性平，味辛、甘，归肾、肝、脾经。有补肾益精，养肝明目，止泻安胎之功。《神农本草经》："主续绝伤，补不足，益气力肥健。"《本经逢原》："其功专于益精髓，坚筋骨，止遗泄，主茎寒精出，溺有余沥，去膝胫酸软，老人肝肾气虚，腰痛膝冷，合补骨脂、杜仲用之，诸筋膜皆属之肝也。"本品辛以润燥，甘以补虚，为平补阴阳之品，功用补肾阳、益肾精以固精缩尿。主治肾虚腰痛、阳痿遗精、尿频及宫冷不孕；与续断、桑寄生、阿胶同用，治肾虚

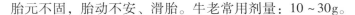

胎元不固，胎动不安、滑胎。牛老常用剂量：10 ~ 30g。

12. 女贞子

女贞子性凉，味甘、苦，归肝、肾经。有滋补肝肾，乌须明目之功。《本草纲目》："强阴，健腰膝，变白发，明目。"《本草备要》："益肝肾，安五脏，强腰膝，明耳目，乌须发，补风虚，除百病。"现代药理作用：女贞子可增强非特异性免疫功能，对免疫功能具有双向调节作用。本品性偏寒凉，善于补益肝肾之阴。牛老常用剂量：10 ~ 15g。

13. 紫河车

紫河车性温，味甘、咸，归肺、肝、肾经。有补肾益精，养血益气之功。《本草拾遗》："治血气羸瘦，妇人劳损，面黑干皮黑，腹内诸病渐瘦悴者。"《本草纲目》："治男女一切虚损劳极，癫痫失志恍惚，安神养血，益气补精。"现代药理作用：胎盘含绒毛膜促性腺激素，有促进乳腺和女性生殖器官发育的功能，尚含多种酶系统，参与甾体激素如雌激素及黄体酮的代谢，影响月经周期。胎盘球蛋白由胎儿胎盘及产后血液中提取而得，主要成分是丙种球蛋白，含有抗某些传染病的抗体，因此是一种免疫制剂，胎盘中含有多种酶系统，可增强机体抵抗力，具免疫及抗过敏作用。本品补肾阳，益精血，可用于肾阳不足，精血衰少诸证，如产后乳汁缺少、面色萎黄消瘦、体倦乏力等。牛老常用剂量：3 ~ 10g。

14. 淫羊藿

淫羊藿性温，味辛、甘，归肾、肝经。有补肾壮阳，祛风除湿之功。《神农本草经》："主阴痿绝伤，茎中痛，利小便，益气力，强志。"《日华子本草》："治一切冷风劳气，补腰膝，强心力，丈夫绝阳不起，女子绝阴无子，筋骨挛急，四肢不任，老人昏耄，中年健忘。"现代药理作用：淫羊藿类植物的化学成分主要是黄酮类化合物，能增强下丘脑 - 垂体 - 性腺轴及肾上腺皮质轴、胸腺轴等内分泌系统的分泌功能，淫羊藿提取液能影响"阳痿"模型小鼠 DNA 合成，并促进蛋白质的合成，调节细胞代谢。本品味辛、甘，性温燥烈，长于补肾壮阳，适用于肾阳虚衰，阳痿尿频，腰膝无力。牛老常用剂量：10～15g。

15. 炒杜仲

炒杜仲性温，味甘，归肝、肾经。有补肝肾，强筋骨，安胎之功。《神农本草经》："主腰脊痛，补中，益精气，坚筋骨，强志，除阴下痒湿，小便余沥。"《本草正》："暖子宫，安胎气。"现代药理作用：有对抗垂体后叶素对离体子宫的作用，大白鼠离体子宫自主收缩的抑制作用显著增强，常以本品补肝肾，固冲任，安胎。牛老常用剂量：10～15g。

16. 羌活

羌活性温，味辛、苦，归膀胱、肾经。有解表散寒，祛风胜湿，止痛之功。《珍珠囊》："太阳经头痛，去诸骨节疼痛。"《本草品汇精要》："主遍身百节疼痛，肌表八风贼邪，除新旧风湿，排腐肉疽疮。"本品辛温发散，气味雄烈，善于升散发表，有较强的解表散寒，祛风胜湿，止痛之功。牛老常用于氤氲期（排卵期），取其辛温发散、透表解肌，促卵排出之功。牛老常用剂量：10～12g。

17. 山药

山药性平，味甘，归脾、肺、肾经。有补脾养胃，生津益肺，补肾涩精之功。《神农本草经》："补中，益气力，长肌肉。"《本草纲目》："益肾气，健脾胃。"本品味甘性平，能补脾益气，滋养脾阴，多用于脾气虚弱或气阴两虚，消瘦乏力，食少，便溏；或脾虚不运，湿浊下注之妇女带下。本品补肾气，兼能滋养肾阴，尤其适宜于肾脾俱虚者。其补后天亦有助于充养先天，适用于肾气虚之腰膝酸软，夜尿频多或遗尿，滑精早泄，女子带下清稀及肾阴虚之形体消瘦、腰膝酸软、遗精等症。牛老常用剂量：10～15g。

18. 炒枳实

炒枳实性温，味苦、辛、酸，归脾、胃、大肠经。有破气除痞，化痰消积之功。《本草纲目》："枳实、枳壳大抵其功皆能利气，气下则痰喘止，气行则痰满消，气通则痛刺止，气利则后重除。"现代药理作用：枳实或枳壳煎剂对已孕、未孕小白鼠离体子宫有抑制作用，对已孕或未孕家兔离体和在位子宫均呈兴奋作用。本品善破气行滞而止痛，治疗气血阻滞之胸胁疼痛。行气以助活血而止痛，可与芍药等分为末服用，用治产后瘀滞腹痛、烦躁。牛老常用剂量：10～15g。

19. 厚朴

厚朴性温，味苦、辛，归脾、胃、肺、大肠经。有燥湿消痰，下气除满之功。《名医别录》："主温中，益气，消痰下气，治霍乱及腹痛，胀满，胃中冷逆，胸中呕逆不止，泄痢，淋露，除惊，去留热，止烦满，厚肠胃。"本品苦燥辛散，能燥湿，又下气除胀满，为消除胀满的要药，亦可取本品燥湿消痰，下气宽中之效，用于七情郁结，痰气互阻，咽中如有物阻，咽之不下，吐之不出的梅核气证。牛老常用剂量：5～10g。

20. 玉竹

玉竹性微寒，味甘，归肺、胃经。养阴润燥，生津止渴。《日华子本草》："除烦闷，止渴，润心肺，补五劳七伤虚损。"《本草正义》："治肺胃燥热，津液枯涸，口渴嗌干等症，而胃火炽盛，燥渴消谷，多食易饥者，尤有捷效。"本品药性甘润，能养肺阴，为微寒之品，并能清肺热，又能养胃阴，清胃热，主治燥伤胃阴，口干舌燥，食欲不振，还能养心阴，亦略能清心热。

21. 黄芩

黄芩性寒，味苦，归肺、胆、脾、胃、大肠、小肠经。有清热燥湿，泻火解毒，止血，安胎之功。《滇南本草》："上行泻肺火，下行泻膀胱火，男子五淋，女子暴崩，调经清热，胎有火热不安，清胎热，除六经实火实热。"本品具清热安胎之功，用治血热胎动不安。清热多生用，安胎多炒用，清上焦热可酒炙用，止血可炒炭用。

牛老常用剂量：10~12g。

22. 郁金

郁金性寒，味辛、苦，归肝、胆、心经。有活血止痛，行气解郁，清心凉血，利胆退黄之功。《本草纲目》："治血气心腹痛，产后败血冲心欲死，失心癫狂。"《本草汇言》："郁金清气化坛散瘀血之药也，其性轻扬，能散郁滞，顺逆气，上达高巅，善行下焦，为心肺肝胃，气血火痰郁遏不行者最验。故治胸胃膈痛，两胁胀满，肚腹攻疼，饮食不思等证；又治经脉逆行，吐血衄血，唾血血腥。此药能降气，气降则火降，而痰与血亦各循其安所之处而归原矣。"《本草备要》："行气，解郁，泄血，破瘀。凉心热，散肝郁，治妇人经脉逆行。"现代药理作用：有抗早孕的作用。本品味辛能行能散，既能活血，又能行气，故治气血瘀滞之痛证。性寒清热，味苦能降泄，入肝经血分而能凉血降气止血，用于气火上逆之吐血、衄血、倒经。牛老常用剂量：10~12g。

23. 火麻仁

火麻仁性平，味甘，归脾、胃、大肠经。有润肠通便之功。《神农本草经》："补中益气，久服肥健。"《药品化义》："麻仁，能润肠，体润能去燥，专利大肠气结便秘。凡年老血液枯燥，产后气血不顺，病后元气未复，或禀弱不能运行者皆治。"本品甘平，质润多脂，能润肠通便，且又兼有滋养补虚作用。适用于老人、产妇及体弱津血不足的肠燥便秘证。牛老常用剂量：10~15g。

24. 莱菔子

莱菔子性平，味辛、甘，归肺、脾、胃经。有消食除胀，降气化痰之功。《本草纲目》："下气定喘，治痰，消食，除胀，利大小便，止气痛，下痢后重，发疮疹。"《医林纂要》："生用，吐风痰，宽胸膈，托疮疹；熟用，下气消痰，攻坚积，疗后重。"本品味辛行散，消食化积之中，尤善行气消胀。本品既能消食化积，又能降气化痰，止咳平喘。牛老常用剂量：10~12g。

25. 芡实

芡实性平，味甘、涩，归脾、肾经。有益肾固精，补脾止泻，祛湿止带之功。《神农本草经》："主治湿痹腰脊膝痛，补中，除暴疾，益精气，强志，令耳目聪明。"《本草纲目》："止渴益肾，治小便不禁，遗精，白浊，带下。"《本草求真》："味甘补脾，故能利湿，而使泄泻腹痛可治味涩固肾，故能闭气，而使遗带小便不禁皆愈。"生品性平，涩而不滞，补脾肾而兼能祛湿，常用于白浊、带下、遗精、小便不禁兼湿浊者。本品甘涩收敛，善能益肾固精，治肾虚不固之腰膝酸软，遗精滑精者。牛老常用剂量：10～15g。

26. 赤芍

赤芍性微寒，味苦，归肝经。有清热凉血、散瘀止痛之功。《神农本草经》："主邪气腹痛，除血痹，破坚积，寒热疝瘕，止痛，利小便。"《本草求真》："赤芍与白芍主治略同，但白则有敛阴益营之力，赤则止有散邪行血之意；白则能于土中泻木，赤则能于血中活滞。故凡腹痛坚积，血瘕疝痹，经闭目赤，因于积热而成者，用此则能凉血逐瘀，与白芍主补无泻，大相远耳。"本品苦寒入肝经血分，有活血散瘀止痛之功；善清泻肝火，泄血分郁热而奏凉血止血之功。牛老常用剂量：10～12g。

27. 熟地黄

熟地黄性微温，味甘，归肝、肾经。有补血养阴，填精益髓之功。《医学启源》："熟地黄……补血虚不足，虚损血衰之人须用，善黑须发。"《本草纲目》："填骨髓，长肌肉，生精血，补五脏内伤不足，通血脉，利耳目，黑须发，男子五劳七伤，女子伤中胞漏，经候不调，胎产百病。"《药品化义》："熟地，藉酒蒸熟，味苦化甘，性凉变温，专人肝脏补血。因肝苦急，用甘缓之，兼主温胆，能益心血，更补肾水。凡内伤不足，苦志劳神，忧患伤血，纵欲耗精，调经胎产，皆宜用此。安五脏，和血脉，润肌肤，养心神，宁魂魄，滋补真阴，封填骨髓，为圣药也。"本品甘温质润，补阴益精以生血，为养血补虚之要药。质润入肾，善滋补肾阴，填精益髓，为补肾阴之要药。古人谓之"大补五脏真阴""大补真水"。熟地黄炭用止血，可用于崩漏等血虚出血。牛老常用剂量：10～30g。

28. 黄芪

黄芪性温，味甘，归脾、肺经。有补气升阳、益卫固表、利水消肿、托疮生肌之功。《本草正》谓："其所以止血崩血淋者，以气固而血自止也，故曰血脱益气。"《中国药典》记载："用于气虚乏力，食少便溏，中气下陷，久泻脱肛，便血崩漏，表虚自汗，气虚水肿，痈疽难溃，久溃不敛，血虚萎黄，内热消渴；慢性肾炎蛋白尿，糖尿病。"黄芪补气以摄血，同时可升举阳气，在妇科临床常与党参、白术、煅龙骨、煅牡蛎、仙鹤草等配伍，治疗气虚不摄，冲任不固所致月经过多、崩漏下血；与党参、炒白术、艾叶、鹿角胶、炮姜、益母草、山楂炭等配伍治疗产后气血不足，胞宫虚寒所致恶露不绝等。牛老常用剂量：15～30g。

29. 乌药

乌药性温，味辛，归胃、肾经。有行气止痛、温肾散寒之功。《本草求真》曰："凡一切病之属于气逆，而见胸腹不快者，皆宜用此。功与木香、香附同为一类。但木香苦温，入脾爽滞，每于食积则宜；香附辛苦入肝胆二经，开郁散结，每于忧郁则妙。此则逆邪横胸，无处不达，故用以为胸腹逆邪要药耳。"《药品化义》曰："乌药，气雄性温，故快气宣通，疏散凝滞，甚于香附。外解表而理肌，内宽中而顺气。以之散寒气，则客寒冷痛自除；驱邪气则天行疫瘴即却；开郁气，中恶腹痛，胸膈胀满，顿然可减；疏经气，中风四肢不遂，初产血气凝滞，渐次能通，皆藉其气雄之功也。"该药性温祛寒，用于寒凝气滞之胸腹诸痛。在妇科临床常与炮姜、桂枝、艾叶、川芎、羌活、独活等配伍治疗产后受寒、气血不畅所致之产后身痛以及寒凝气滞、胞脉不通之痛经等。牛老常用剂量：6～10g。

30. 艾叶

艾叶性温，味辛、苦，归肝、脾、肾经。有散寒止痛、温经止血、调经安胎、除湿杀虫之功。《本草纲目》曰："温中、逐冷、除湿。"《药性论》曰："止崩血，安胎止腹痛。止赤白痢及五脏痔泻血。长服止冷痢。"《本草从新》："逐寒湿，暖子宫，止诸血，温中开郁，调经安胎。"归纳之，艾叶有止血、安胎、止痛、调经、助孕、止带、杀虫、止痢之功，尤宜于虚寒性疾病。在妇科临床常与炮姜炭、巴戟天、补骨脂、炒川续断等配伍，治疗肾阳不足、冲任不固所致崩漏下血、月经过多、经期延长等；与菟丝子、桑寄生、川续断、仙鹤草等配伍治疗肾气不足、胞宫虚寒所致胎漏下血、胎动不安；与肉桂、干姜、吴茱萸、乌药等配伍，治疗阳气不足、胞宫寒冷之痛经；与巴戟天、淫羊藿、枸杞子、菟丝子、杜仲等配伍，治疗肾阳亏虚、胞宫虚寒之不孕症；与白鲜皮、地肤子、百部、花椒、苍术、苦参等配伍，煎汤熏洗坐浴，治疗外阴瘙痒等。艾叶炭温经止血的作用较艾叶强，温经止血宜炒炭用，其余生用。牛老常用剂量：3~9g。

31. 刺五加

刺五加味辛、微苦，性温，归脾、肾、心经，具有益气健脾、补肾安神、益精壮骨之功。现代研究表明刺五加与黄精均可抗衰老、抗疲劳、抗氧化、调节免疫，且刺五加还可抗有害刺激。

32. 浮小麦

浮小麦味甘，性凉，归心经。具有益气除热止汗之功。本品甘能益气入心经，益气除热止汗是其所长，盖汗为心之液，养心退热，津不为火扰，则自汗盗汗可止，又可治疗骨蒸虚热。牛老擅用浮小麦配黄芪，是治疗气虚自汗的常用对药，黄芪甘温，补中益气，入表固卫，能固护卫阳而止汗；浮小麦甘凉，入心经，敛液止汗，质轻而浮，又固表止汗，二药合用，相辅相成，标本兼顾，善益气固表，敛液止汗，最宜用于治疗诸虚劳损、卫气失固、腠理不密之自汗证，对于盗汗属气虚者也可选用。用浮小麦配酸枣仁，酸枣仁既能养心血而宁心神，又能敛心液而止虚汗；浮小麦枯浮体轻，最善走表止汗，且可除虚热骨蒸，二药合用，养心敛汗之功更著，宜用于心气不足、体倦汗出之症。妇人脏躁实属心阴血虚之证，可见烦躁、多汗、失眠等，浮小麦甘凉入心，滋心阴，益心气，配合大枣甘温入心养血，辅以甘草调和药性，三药合用，即为名方"甘麦大枣汤"，为治疗心阴血虚脏躁证之良方。

（二）反复 IVF - ET 失败患者中药调经促孕方案举隅

1. 肾为经之本源，种子调经，补肾为要

牛老推崇《内经》"女子二七而天癸至，任脉通，太冲脉盛，月事以时下，故有子"的学术观点，认为肾为生殖之根本，在女性生理病理过程中，尤其是对女子月经产生和种子妊娠过程的正常与否，起着重要作用，故治疗月经胎产病要着重补肾。"经本于肾""经水出诸肾"，基于对经水本源的明确认识，确定了补肾调肾是调经种子的第一要法，用药遣方亦多遵此，如熟地黄、菟丝子、女贞子、枸杞子、山药、杜仲、巴戟天等。牛老认为月经病多与肾虚、肾阴肾阳失和有关，月经多寡是"水气之验"。如经水先期量多是肾中水火太旺，治当清火滋水，重用熟地黄和白芍滋水而火自平；先期量少是火有余而水不足，治当滋水佐以清热，用生地黄和白芍补水，水足则火自消；经水后期而少是血寒而肾气不化，肾水不足"虚则闭"，治当补肾暖血温经，大补肝脾肾之精血；经水后期而量多是血寒而有余，治当补肾祛寒；经水先后无定期是肝郁致肾瘀，治当补肝肾而疏肝郁，肝肾之气舒而精通，肝肾之精旺而水利。肾藏精、主生殖，胞络者系于肾，胞宫通过胞络与肾相连，胎之成与安否亦依赖肾精之充足和肾气之旺盛，故补肾助孕是治疗不孕症的基本着眼点。

2. 调周 - 促排卵 - 助孕周期序贯方案

牛老临证多采用调周 - 促排卵 - 助孕的周期序贯方案。具体而言，行经期胞脉充盈，血海由满而溢，血室正开，子宫泻而不藏，经血从子宫下泄，推陈出新，治疗关键在于"通"，因势利导，治宜养血活血调经，方用桃红四物汤加党参、丹参、益母草等；经后期子宫、胞脉空虚，阴血不足，治疗以滋肾养血、调理冲任为主，促进卵泡发育与卵子成熟，方用自拟育泡汤加减（党参、当归、菟丝子、女贞子、枸杞子、黄精、紫河车、淫羊藿）；经间期子宫、胞脉阴精充沛，冲任气血旺盛，已达到"重阴"的状态，而重阴必阳，阴阳开始转化，阴精化生阳气，出现氤氲之候，此期在育泡汤的基础上酌加活血开窍之丹参、羌活，以促进卵泡排出；经前期阳气渐长，子宫、胞脉逐渐达到"重阳"的状态，此期为阳长期，阴精与阳气充盛，子宫、胞脉、冲任气血旺盛、血海充盈，皆为孕育做好准备，治疗以温养脾肾而固本，未孕能调经，已孕可养胎安胎，方用右归丸加减（菟丝子、巴戟天、枸杞子、党参、山药、杜仲、肉苁蓉、淫羊藿、锁阳、当归）。

五、基本治疗模式

（一）辨证分型及相关因素分析

1. 辨证分型

中医学治疗的关键在于辨证论治。因此，对疾病进行规范、客观的辨证分型，有助于疾病的治疗。经牛老研究设计，制定 IVF – ET 失败后的女性中医证型及相关因素调查表，内容包括一般资料、症状调查表、月经史、孕产史、既往史、相关因素调查表等，经聚类分析表明，行 IVF – ET 失败后女性的常见中医证型为肾虚肝郁血瘀，常见症状为：月经带血块、失眠多梦、腰酸腿软、急躁易怒、恍惚健忘、脱发严重。牛老认为肾主生殖，肾气亏虚是本病最主要的病因。先天禀赋不足或后天房劳多产导致血海空虚，肾阴不足，癸水不充，不能涵养子宫使其顺应月经周期的演变，则精卵不能发育。

2. 相关因素分析

（1）肾虚：是不孕症的根本原因，卵泡的成熟和排卵与肾的关系密切。而女性生殖功能的正常以"肾气－天癸－冲任－胞宫轴"的平衡协调为前提。肾藏精，精化气，肾中精气的旺盛对于人体生长、发育起着至关重要的作用。卵子属生殖之精的范畴，先天生殖之精藏于肾，因此肾阴充沛是卵子发育成熟的必备基础，冲任经脉气血和畅则是排卵的条件。若体质羸弱，先天肾精不足，或房事不节，久病不愈损伤肾气，则"肾气渐虚，冲任虚衰，胞脉失养"，难以摄精成孕。同时，若肾气受损，"气损及阳，肾阳虚，命门火衰，不能上暖脾土，脾气亦虚，不能散精，水湿停聚，渐生痰涎"，因此，我们在临床研究中发现，肾虚证多与湿热、痰湿相伴出现。

（2）肝郁：是不孕症不可忽视的影响因素。肝主藏血，肝经与冲任两脉相会，冲任得其所助，血脉通畅，不仅维持周期性的阴阳消长转化，也使卵子顺利生长从而胎孕。肾主封藏，肝主疏泄，构成动静结合、相辅相成之势，有利于冲任气血之畅达，气机升降有司，子宫藏泻有度，这是卵子发育成熟并能顺利排出的条件。肝为刚脏，性喜条达而恶抑郁，肝脏与人体情绪密切相关。现代女性压力较大，一旦诊断为不孕症，受传统观念的影响，难以受到家人、社会的足够支持，容易产生抑郁、焦躁的情绪，致使肝气郁结。

（3）血瘀：中医学素有"久病致虚致瘀"的说法，久病必将伤及肾脏，而肾虚为不孕症的根本，肾为藏精之脏，五脏六腑之精皆藏于此，精可化血，故有精血同源之说。如果肾精充足，冲任胞宫得以濡养，血海依时满溢，经水调畅，如期而行，则易受孕有子。反之，如果肾亏精少，肾气不足，则冲任胞脉失于濡养，冲任气血不畅，气血易停滞而瘀阻，瘀阻脉络影响二精相搏，故不孕。病程越长，年龄越大，肾气越虚。而血液循环依靠"气行"，肾气若衰，无法有力推动血液循环，则产生血瘀。随不孕病程加长，肾虚越重，发生血瘀的可能性越大。

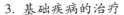

3. 基础疾病的治疗

理论上讲 IVF – ET 是一个并不复杂的过程，但这一临床应用的成功，不仅依赖于纯熟精确的技术、相关环节准确无误的配合，还依赖于最佳的 IVF – ET 个体化方案、关键技术问题的解决和拟采取的措施以及患者的基础状况，如内分泌、卵巢储备功能、卵泡发育是否正常及子宫内膜的容受状况等。而患者的基础状况又是决定受孕成功与否的先决条件，因此对已明显存在有问题的病症患者，在进行调周等候期间前，应针对性地采用中医辅治调理，为施术扫清障碍。如年龄大、输卵管有积水、卵巢功能差、卵泡发育不良、子宫内膜有病变、敏感体质的患者，应认真分析其在辅助生殖治疗失败后 3 个月内的主要原因，进行针对性的中医辅治调理，为下次施术扫清障碍。

（二）夫妻同治

受传统观念的影响，一些人认为造成不孕不育的原因都在女方，忽略了男方因素。相关调查表明，不孕不育的原因中女方因素约占40%，男方因素占 30% ~ 40%，夫妻双方因素占 10% ~ 20%。因此，不孕不育的"男女同治"非常关键。牛老强调妻子不孕，丈夫可能也有原因，夫妻同治在一定意义上可促进双方感情，从而减少一些不必要的家庭矛盾，因此，不孕症的治疗需要夫妻双方同诊同治。目前临床从科学规范的角度主要通过以下几种方式来排查不孕不育的病因：①B 超检查：确认盆腔脏器是否有问题，同时做宫颈癌筛查，以便排除宫颈癌前病变或宫颈癌。②内分泌检查：主要是检查有没有月经失调，输卵管是否畅通，排卵状况如何。③免疫方面检查：包括抗精子抗体、抗子宫内膜抗体等，如果这些抗体显阳性，就是免疫性不孕不育。④感染因素的检查：包括支原体感染、衣原体感染、淋病的感染等。⑤必要时做遗传学方面的检查：排查染色体及基因异常等引起不孕不育的遗传因素。现代社会压力大，男女大多晚婚晚育，不孕因素越来越多。在女性不孕病因中，绝大部分都是卵巢功能低下和生殖内分泌疾病，导致卵泡发育不好、排卵障碍、子宫内膜环境差、精卵不能着床等问题。男性多存在弱精、少精、畸精等问题，致使不孕症的病因非常复杂，需要整体思维寻找解决办法，而这些恰恰就是中医药最大的优势。

（三）中医调周－促排卵－助孕序贯周期治疗

对于反复 IVF－ET 失败的患者，牛老认为卵母细胞质量及子宫内膜容受性是重要的影响因素，两者的改善体现于中药序贯周期疗法中，依据月经周期的节律性调节，促进"肾－天癸－冲任－胞宫轴"的平衡，从而改善"下丘脑－垂体－卵巢轴"的性腺功能，实现从根本上"调周－促排卵－助孕"的目标。具体方法如下：

1. 行经期（月经期）

胞脉充盈，血海由满而溢，血室正开，子宫泻而不藏，经血下泄，推陈出新。牛老认为此期治疗关键在于"通"，因势利导，治宜养血活血调经，方用桃红四物汤加党参、丹参、益母草等。方中桃红四物汤养血活血；党参益气养血，防止损伤正气；丹参、益母草活血调经。

2. 经后期（增殖期、卵泡期）

子宫、胞脉相对空虚，尤以阴血不足为主，此期血室已闭，子宫藏而不泻，通过肾气的封藏，蓄养阴精，使精血渐长，充盛于冲任二脉，为阴血的恢复和滋长期。子宫在肾气作用下逐渐蓄积精血，由虚而满，就是卵泡发育期。牛老认为此期治疗关键在于"补"，补虚充盈，治疗应以滋肾养血、调理冲任为主，从而改善卵巢功能，调节子宫内膜，为养精种子做准备，方用自拟滋泡饮加减（党参、当归、菟丝子、女贞子、枸杞子、黄精、紫河车、淫羊藿）。方中菟丝子、女贞子、枸杞子滋补肝肾；紫河车为血肉有情之品，补精血；当归养血活血；党参益气生血；黄精补诸虚、填精髓；淫羊藿补肾温阳以达阳中求阴之效。

3. 经间期（排卵期）

子宫、胞脉阴精充沛，冲任气血旺盛，已达到"重阴"的状态，而重阴必阳，阴阳开始转化，阴精化生阳气，出现氤氲之候。此期在补肝肾的基础上酌加活血药（丹参、羌活），以扩张血管加快血液循环，促进卵泡排出。其中丹参活血，羌活开窍，与滋泡饮合用可补肝肾、养血活血、破卵助孕。

4. 经前期（黄体期、分泌期）

阳气渐长，子宫、胞脉逐渐达到"重阳"的状态。此期为阳长期，阴精与阳气皆充盛，子宫、胞脉、冲任气血旺盛，血海充盈，皆为孕育做好准备。治疗为温养脾肾而固本，未孕能调经，已孕可养胎安胎。方用右归丸加减（菟丝子、巴戟天、党参、山药、杜仲、肉苁蓉、淫羊藿、当归）。方中菟丝子、肉苁蓉补肾填精；当归养血调经；巴戟天、淫羊藿温肾扶阳；党参、山药健脾益气。全方具有温补脾肾、养血填精之效。

中药周期序贯疗法，是通过调节"下丘脑－垂体－卵巢轴"的功能而发挥治疗作用。临床研究证实部分中药在人工周期有小剂量雌激素样作用，对月经不调和排卵障碍的治疗不是替代作用，而是调节作用。实验室研究结果证实巴戟天、菟丝子、肉丛蓉等补肾药能增加实验大白鼠垂体和卵巢的重量，提高垂体对下丘脑黄体生成激素释放激素（LH-RH）的反应，使之分泌更多的黄体生成激素（LH），提高卵巢 HCG/LH 受体功能，从而改善内在的神经内分泌调节机制，这就是诱发排卵的基础。

第二节　典型医案

医案 1

郭某，女，38 岁，初诊日期 2016 年 1 月 10 日。

主诉：未避孕不孕 7 年，反复 IVF-ET 失败 2 次。

现病史：患者自 2008～2009 年间自然流产 2 次，均为生化妊娠，2010～2013 年间人工授精 3 次均失败，2014 年行 IVF－ET，控制性超促排卵取卵 22 枚，配成 6 对，移植 2 次均失败，现冻存 2 个囊胚，拟再行 IVF－ET 术，要求中医调理。经期 4 天，月经周期 30～35 天，末次月经 2016 年 1 月 4 日，月经量中，有血块，经行腹部冷痛，腰酸乏力，白带量多色黄。平素怕冷，手足冷，纳可，眠差多梦，情绪低落，二便调。舌淡紫黯，苔薄黄腻，脉沉细。孕 2 产 0。

既往史：否认慢性病病史，否认食物及药物过敏史。

实验室检查：超声：子宫双附件未见异常；输卵管造影：两侧输卵管通畅；B 超监测有排卵。

西医诊断：反复 IVF－ET 失败，复发性流产，继发不孕。

中医诊断：滑胎，不孕症（脾肾不足，肝脾不调，冲任不固）。

治则治法：健脾补肾，疏肝理脾，益气固冲。

处方：（月经第 7 天）党参 12g，当归 12g，枸杞子 15g，菟丝子 15g，女贞子 15g，淫羊藿 10g，紫河车 10g，黄精 15g，大血藤 15g，败酱草 20g，紫花地丁 10g，黄柏 10g。7 剂。

二诊：2016 年 1 月 17 日（月经第 14 天）。药后腹痛缓解，白带正常，二便调。舌紫黯边尖略红，苔薄黄，脉沉细弦。

处方：生山楂 10g，党参 12g，丹参 15g，当归 15g，羌活 10g，枸杞子 15g，菟丝子 15g，黄精 15g，淫羊藿 10g，盐杜仲 10g，紫河车 10g，茯苓 30g，桑寄生 15g，川续断 15g，炙黄芪 20g，太子参 15g，北沙参 15g，郁金 10g。7 剂。

三诊：2016 年 1 月 24 日（月经第 21 天）。适逢月经前 1 周，患者平素月经量适中，有血块，痛经，经行乳房胀痛，舌淡紫，苔薄黄，脉沉细滑。

处方：党参 15g，当归 12g，山药 15g，巴戟天 10g，枸杞子 15g，菟丝子 15g，淫羊藿 10g，盐杜仲 12g，茯苓 30g，桑寄生 15g，川续断 15g，炙黄芪 20g，太子参 15g，北沙参 15g，郁金 10g。7 剂。

四诊：2016 年 2 月 7 日（月经第 4 天）。末次月经 2016 年 2 月 4 日。患者月经量中，血块减少，痛经缓解，经行乳房胀痛，眠差梦多，舌淡紫，苔薄黄，脉沉细。

处方：党参 15g，丹参 15g，当归 15g，川芎 10g，熟地黄 15g，牛膝 12g，赤芍 12g，桃仁 10g，益母草 15g，红花 10g。7 剂。

五诊：2016 年 2 月 14 日（月经第 11 天）。患者经后无特殊不适，纳可，眠差多梦，经期大便偏稀，舌淡紫，苔薄黄，脉沉细。

处方：党参 12g，丹参 15g，当归 15g，羌活 10g，枸杞子 15g，菟丝子 15g，黄精 15g，淫羊藿 10g，盐杜仲 10g，紫河车 10g，合欢皮 15g，郁金 10g，刺五加 10g，菖蒲 10g。7 剂。

六诊：2016 年 2 月 21 日（月经第 18 天）。易外感，纳可，眠差多梦，便调，舌淡紫，苔薄黄，脉沉细。

处方：党参 15g，当归 12g，山药 15g，巴戟天 10g，枸杞子 15g，菟丝子 15g，淫羊藿 10g，盐杜仲 12g，防风 10g，夜交藤 15g，炒酸枣仁 30g，炙远志 10g，刺五加 10g，桑寄生 30g，川续断 15g。7 剂。

七诊：2016 年 3 月 6 日（月经第 7 天）。末次月经 2016 年 2 月 28 日。近期感冒，咳嗽，月经量少，纳可，眠安，便调，舌淡紫，苔薄黄，脉沉细。

处方：党参 12g，当归 12g，枸杞子 15g，菟丝子 15g，女贞子 15g，淫羊藿 10g，紫河车 10g，黄精 15g，莱菔子 15g，生黄芩 15g，白芥子 10g，姜半夏 9g，桑寄生 30g，川续断 15g。7 剂。

八诊：2016 年 3 月 13 日（月经第 14 天）。感冒咳嗽已愈，口干，眠差易醒，舌脉同前，嘱患者白带有透明拉丝状可同房。

处方：党参 12g，丹参 15g，当归 15g，羌活 10g，枸杞子 15g，菟丝子 15g，黄精 15g，淫羊藿 10g，盐杜仲 10g，紫河车 10g，夜交藤 15g，麦冬 20g，石斛 10g。7 剂。

九诊：2016 年 3 月 20 日（月经第 21 天）。患者睡眠好转，仍口干，本周期备孕中。

处方：①党参 15g，当归 12g，山药 15g，巴戟天 10g，枸杞子

15g，菟丝子 15g，淫羊藿 10g，盐杜仲 12g，麦冬 20g，石斛 10g。7剂。②琪宁 2 盒，每日睡前 2 粒。

十诊：2016 年 3 月 27 日（月经第 28 天）。患者无特殊不适，3月 20 日方加制香附 10g，生艾叶 9g，延胡索 10g。7 剂。

十一诊：2016 年 4 月 10 日（月经第 14 天）。患者已进行 6 次正常月经周期治疗，并于经间期出现透明拉丝白带，正常备孕 2 个周期，目前无特殊不适，舌脉同前。

处方：党参 12g，丹参 15g，当归 15g，羌活 10g，枸杞子 15g，菟丝子 15g，黄精 15g，淫羊藿 10g，盐杜仲 10g，紫河车 10g，生山楂 10g，青皮 6g，陈皮 6g，枳壳 10g。7 剂。

十二诊：2016 年 5 月 19 日（月经第 52 天）。尿 HCG（+），阴道有少量褐色分泌物，无腹痛腰酸，复查 P 11.19ng/mL，HCG >15000mIU。口服琪宁及嗣育保胎丸，嘱一周后复查 B 超并在产科建档，定期随诊，患者已于春节前正常分娩。

按语 IVF-ET 的成败取决于配子、胚胎的质量以及子宫内膜容受性两个方面，对于不明原因的不孕症和反复 IVF-ET 失败的病例，临床上多从这两个方面进行分析。本例患者为高龄，自然受孕后出现 2 次生化妊娠，3 次人工授精不成功，2 次 IVF-ET 均失败，因此，高龄和卵子质量都是其高危因素。目前在 IVF-ET 周期中，卵子和胚胎的形态学分析很难鉴别其功能和质量的下降，因而成为辅助生殖技术中一组治疗很棘手的病例，临床上也缺少有效的治疗手段。有研究发现，各种促排卵药对卵子发育、性激素分泌均有不同程度的不良影响，可直接或间接影响内分泌环境，影响卵泡的发育与卵子的质量，并干扰子宫内膜的正常发育和与胚胎发育的同步性，从而降低子宫内膜容受性。牛老对于此类患者强调从中医整体观念出发，深入分析，具体对待，在辨证论治的基础上掌握月经周期中阴阳转化 4 个时期的规律，顺应女性生理特点而制定分期调周法。从中医辨证分析看，肾虚、肝郁、脾虚为主要病机，肾为生殖之本，月经之源，反复流产致肾气损伤，肾精失司，阴阳不调；

不孕及反复 IVF–ET 失败，致肝气郁结，气血失和，疏泄失常；脾为后天之本，肾所藏后天之精来源于脾胃所化生之水谷精微，反复流产耗伤气血，化生乏源。因此，治疗以补肾、健脾、疏肝、调周为原则。

患者首诊以反复流产及反复 IVF–ET 失败为主诉，此时为月经第 7 天，为经后期（即卵泡期），胞宫满溢，随着月经的排出，机体血海空虚，肾虚精亏，患者表现出腹部冷痛，乏力困倦，腰膝酸软，白带量多等症。治疗当针对肾虚精亏、血海空虚之病机，以滋补肾中精血为主，佐以温肾助阳，以加强阳消阴长的过程，促进卵泡发育与卵子成熟。临床选药：牛老自拟育泡汤加减（党参、当归、菟丝子、女贞子、枸杞子、黄精、紫河车、淫羊藿）。方中菟丝子、女贞子、枸杞子、紫河车滋肾填精，当归养血活血，党参益气生血，黄精益气养阴，淫羊藿补肾温阳以达阳中求阴之效。中药加减：脾虚运化不及，经行感染邪毒，蕴而化热，湿热下注，出现白带量多色黄，加大血藤、败酱草、紫花地丁、黄柏以清利湿热。二诊时，患者月经第 14 天，为经间期（即排卵期），此期胞脉阴精充沛，冲任气血旺盛，肾中阳气充盛，已达到"重阴"的状态，而重阴必阳，阴阳开始转化，阴精化生阳气，出现氤氲之候。患者表现为白带较多而清晰透明，脉见气血充盈之象。治疗当针对阳气充盛、阴精渐充、多气多血之病机，采用调补肾中阴阳为主，佐以活血行气。临床选药：育泡汤加减，方中用丹参活血、羌活开窍，与育胞饮合用以补肝肾、养血活血、破卵助孕。为卵泡的排出酌加当归、生山楂，以养血活血逐瘀；患者气虚明显，加太子参、黄芪、山药以健脾补气，加熟地黄、桑寄生、川续断、炒杜仲以温阳强腰固肾；情绪低落，酌加柴胡、香附、郁金以疏肝理脾。三诊时，患者月经第 21 天，为经前期（黄体期），此期肾精逐渐充盛，冲任血海渐为满盈，胞宫精血满溢待泄，患者表现为腰酸畏寒，乳胀，少腹不适，脉滑。治疗当针对血海渐为满盈、胞宫精血待泄、重阴转阳之病机，以温补肾中阳气，滋补肾中精血，稍佐调肝以顺应阴消阳长的过程。临床选药：牛老黄体期自拟方加减（党参、当归、山药、巴戟天、枸杞子、菟丝子、淫羊藿、盐杜仲、茯苓、桑寄生、川续断、炙黄芪、太子参、北沙参、郁金）。四诊时，患者月经第 4 天，为月经期（行经期），此期胞宫精血满溢，血室正开，子宫泻而不藏，经血从子宫下泄，推陈出新。患者出现少腹胀痛，经行不畅，或夹血块，舌紫黯。牛老认为此期治疗关键在于"通"，因势利导，治疗当针对气血瘀滞、经行不畅的病机，以养血活血调经促进重阳转阴。临床选药：桃红四物汤加党参、丹参、益母草加减。党参益气养血，防止损伤正气；丹参、益母草活血调经。如此反复 3 个月经周期的治疗，患者在等待 IVF - ET 移植过程中自然受孕并顺利分娩，再次印证牛老所强调的：中药调周法在建立"肾 - 天癸 - 冲任 - 胞宫"生殖轴的同时，相应地调整并改善"下丘脑 - 垂体 - 卵巢 - 子宫"性腺轴，一则恢复排卵功能，改善卵母细胞，优化"种子"；二则调整月经周期，改善子宫内膜容受性，优化"土壤"，在增加妊娠率的同时提高了抱婴率。

医案 2

赵某，女，35 岁，初诊日期 2015 年 12 月 20 日。

主诉： 反复 IVF - ET 失败 2 次，未避孕不孕 1 年。

现病史： 患者 2014 年 3 月因左侧输卵管异位妊娠行左侧输卵管切除术，经输卵管造影显示右侧输卵管僵硬，为避免再次异位妊娠可能，于 2014 ~ 2015 年间施行 2 次 IVF - ET，取卵 9 枚，配成 3 个，1 次未着床，1 次生化妊娠，内分泌检测伴有 PRL 升高，2015 年间未避孕不孕 1 年，目前再次考虑施行 IVF - ET，2015 年 10 月取卵 12 枚，配成 6 个，因胚胎因素放弃 3 个，冻存 3 个，找牛老进行中医调理等待时机移植。经期 5 天，月经周期 45 天，末次月经 2015 年 11 月 14 日，经行量少，有血块，伴痛经，腹冷，手足凉，平素纳食不馨，泛酸，眠可，二便调，情绪低落，舌淡紫，苔薄白，脉沉细。孕 2 产 0（异位妊娠 1 次、生化妊娠 1 次）。

既往史： 否认慢性病病史，否认食物及药物过敏史。

实验室检查：超声：子宫双附件未见异常。

西医诊断：反复 IVF – ET 失败，异位妊娠，继发不孕。

中医诊断：异位妊娠，堕胎，不孕症（脾肾不足，冲任不固）。

治则治法：健脾补肾，益气固冲。

处方：（月经第 36 天）党参 15g，当归 12g，山药 15g，巴戟天 10g，枸杞子 15g，菟丝子 15g，淫羊藿 10g，盐杜仲 12g，茯苓 30g，桑寄生 15g，川续断 15g，炙黄芪 20g，太子参 15g，北沙参 15g，佛手 10g，香橼 10g，补骨脂 10g，覆盆子 15g。7 剂。

二诊：2016 年 1 月 5 日。末次月经 2015 年 11 月 14 日，今日尿 HCG（–）。药后泛酸、腹冷、足凉好转，舌淡紫，苔薄白，脉沉细。

处方：党参 15g，当归 12g，山药 15g，巴戟天 10g，枸杞子 15g，菟丝子 15g，淫羊藿 10g，盐杜仲 12g，丹参 15g，川芎 10g，熟地黄 15g，牛膝 12g，赤芍 12g，桃仁 10g，益母草 15g，红花 10g，炙黄芪 15g，太子参 15g，北沙参 15g。7 剂。

三诊：2016 年 1 月 21 日（月经第 9 天）。末次月经 2016 年 1 月 13 日。经后腰酸、口干，纳可，眠安，便调，舌淡紫，苔薄白，脉沉细。

处方：党参 12g，丹参 15g，当归 15g，羌活 10g，枸杞子 15g，菟丝子 15g，黄精 15g，淫羊藿 10g，盐杜仲 10g，紫河车 10g，茯苓 30g，桑寄生 30g，川续断 15g，太子参 15g，北沙参 15g，炙黄芪 15g。7 剂。

四诊：2016 年 2 月 2 日（月经第 21 天）。近日腰酸，轻微腹痛，诉有透明拉丝白带，舌脉同前。牛老嘱患者适时同房。

处方：党参 15g，当归 12g，山药 15g，巴戟天 10g，枸杞子 15g，菟丝子 15g，淫羊藿 10g，盐杜仲 12g，菊花 10g，茯苓 30g，桑寄生 30g，川续断 15g。7 剂。

五诊：2016 年 3 月 3 日。末次月经 2016 年 1 月 13 日，今日尿 HCG（＋），近日泛酸，伴有腰酸，轻微腹痛，纳可，眠安，便略稀，舌淡紫，苔薄黄略腻，脉细滑。牛老嘱患者：①测血 HCG；②禁食山楂、肉桂、薏苡仁以及寒凉食物等；③必要时服嗣育保胎丸；④腹痛、出血随诊。患者已于 2016 年 11 月生育。

按语 输卵管堵塞性不孕在中医上没有明确的阐述，但其内容散见于"无子""全不""断绪""月经不调""妇人腹痛"等篇章中。金元时期朱丹溪的《格致余论》云："阴阳交媾，胎孕乃凝，所藏之处，名曰子宫，一系之下，上有两歧，一达于左，一达于右。"最早描述了女性生殖系统的生理解剖。《素问·奇病论篇》说："胞络者系于肾。"其中所谓的"两歧""胞络"就是西医学中的输卵管，结合以上中医典籍，牛老认为输卵管因素所致不孕需详辨本末虚实，不可一味讲湿热瘀阻，犯虚虚实实之戒。从中医角度分析，本例患者因异位妊娠切除一侧输卵管，且造影显示另一侧输卵管僵硬，提示瘀阻冲任，胞脉血行不畅，胞脉胞络闭阻而致不孕，有血瘀"标实"之证。患者在接受 IVF-ET 2 次促排卵过程中，一次未着床，一次生化妊娠，提示卵母细胞质量及内膜环境欠佳。因肾藏精，精化气，肾气是生气之源，是生命力活动的原动力，具有推动人体生长发育、促进人体生殖机能、防御外邪入侵的作用，故称为先天之本。《图书编·养肾法言》所述："肾在诸脏为最下，属水藏精。盖天一生水，乃人生身之本，立命之根也。"强调先天肾气不足，加之后天房劳伤肾，肾虚血行迟滞致瘀，肾虚血瘀，冲任失养，胞脉闭阻而致不孕，有肾虚"本虚"之证。《傅青主女科》云："妇人有怀抱素恶，不能生子者，人以为天厌之也，谁知是肝气郁结乎？"这里指出，情绪不畅、血气不和、肝气不舒使任脉、带脉闭塞不通，精道不通而致不孕。综合以上分析，本例患者属肾虚、肝郁、血瘀所致输卵管性不孕不育，肾虚为其根本，因此，牛老提出以补肾调周法为根本治疗大法。一诊时，月经第 36 天，为经前期，方药中巴戟天、淫羊藿、盐杜仲、桑寄生、川续断、补骨脂、覆盆子等温补肾阳、温通经脉；枸杞子、菟丝子、沙参等滋补肾精，为卵泡发育做前期准备；佐以党参、山药、茯苓、炙黄芪、太子参等健脾益气，固护肾气；少佐佛手、香橼疏肝理气，调畅气血，以维持正常生理功能。二诊时，尚未转经，在原方基础上，酌加桃红四物汤、丹参、牛膝、益母草等，因势利导，活血调经以推动气血运行，使胞宫排经得以通畅。三诊时，月经第 9 天，为经后期，宜滋肾益阴，养血调冲，兼顾肾气，在牛老育泡汤的基础上酌加丹参、羌活益气活血，并加重温肾中药剂量，以促进卵细胞的发育与排出。四诊时，月经第 21 天，患者已有透明拉丝状白带，提示氤氲之候出现，原方在滋养精血的基础上辅以当归、巴戟天、桑寄生等助阳调气活血之品，于静中求动，以触发排卵。患者 2 周后监测怀孕，并顺利分娩。体会本例患者在调周治疗的同时，始终以补肾为本，着重补肾阴肾阳而又兼顾肝脾气血，活血化瘀，疏肝通络，有助于盆腔血液的流动、经络的疏通，有助于新陈代谢的旺盛及免疫机能的增强。这样，人体内环境气血充足，阴阳平衡，从而使内分泌也趋向平衡，有利于卵泡与胚胎的正常发育。

🝆 医案 3

张某，女，34 岁，初诊日期 2014 年 11 月 17 日。

主诉：未避孕不孕 2 年，人工授精失败 3 次，IVF – ET 失败 2 次，要求中医调理。

现病史：患者 2011 年人流 1 次，后有正常性生活未避孕不孕近 2 年，2013 年输卵管造影显示左输卵管通而不畅。2013 年 3 次人工授精均未孕，2014 年 2 次 IVF – ET 均失败，基础内分泌检测 FSH 10.07mIU/mL，既往经期 3 天，月经周期 28 天，末次月经 2014 年 10 月 31 日，量少，有血块，纳少，乏力，眠差，多梦，急躁易怒，咽干痛，二便调，舌红，少苔，脉细。孕 1 产 0（人流 1 次）。

既往史：否认慢性病病史，否认食物及药物过敏史。

实验室检查：超声：子宫双附件未见异常。

西医诊断：继发不孕，卵巢功能减退，反复 IVF – ET 失败。

中医诊断：不孕症（脾肾两虚，冲任不调）。

治则治法：健脾补肾，调理冲任。

处方：（月经第 18 天）生黄芪 20g，醋柴胡 10g，郁金 10g，青果 8g，青皮 6g，陈皮 6g，紫草 9g，党参 15g，当归 12g，山药 15g，巴戟天 10g，枸杞子 15g，菟丝子 15g，淫羊藿 10g，盐杜仲 12g，桔梗 10g，炒酸枣仁 20g，炙远志 10g，麦冬 20g，牛蒡子 10g。7 剂。

二诊：2014 年 11 月 20 日（月经第 21 天）。末次月经 2014 年 10 月 31 日。咽痛好转，眠差多梦，口干，纳可，便调，舌红，少苔，脉细。

处方：党参 15g，当归 12g，山药 15g，巴戟天 10g，枸杞子 15g，菟丝子 15g，淫羊藿 10g，盐杜仲 12g，炒酸枣仁 20g，炙远志 10g，炒白术 20g，炙黄芪 15g，北沙参 15g。7 剂。

三诊：2014 年 11 月 26 日（月经第 27 天）。末次月经 2014 年 10 月 31 日。近日感冒后咳嗽，头痛，咽痛，痰多，胸闷，舌红，苔薄黄，脉浮细弦。

处方：醋柴胡 10g，郁金 10g，青皮 6g，陈皮 6g，全瓜蒌 15g，玉竹 20g，炒山栀 10g，川楝子 10g，防风 10g，茯苓 30g，桔梗 10g，青果 10g，炙枇杷叶 15g，牛蒡子 10g，白芷 10g，射干 10g，生黄芩 15g，浙贝母 15g，法半夏 10g，炙麻黄 4g，党参 15g，丹参 15g，当归 15g，川芎 10g，熟地黄 15g，牛膝 12g，赤芍 12g，桃仁 10g，益母草 15g，红花 10g。7 剂。

四诊：2014 年 12 月 3 日（月经第 3 天）。末次月经 2014 年 12 月 1 日。因患者要去国外生活，请牛老制订治疗方案，由家人为其代诊。牛老建议处方①：党参 12g，丹参 15g，当归 15g，羌活 10g，枸杞子 15g，菟丝子 15g，黄精 15g，淫羊藿 10g，盐杜仲 10g，紫河车 10g，嘱在月经干净后开始服用，连续服用 15 天。处方②：党参 15g，当归 12g，山药 15g，巴戟天 10g，枸杞子 15g，菟丝子 15g，淫羊藿 10g，盐杜仲 12g。可接处方①连续服用 20 天，或一直服用至下次月经期，如若月经量不多，经期也可服用。此方案连续 3 个月，嘱发现透明拉丝状白带可同房，同时可配合排卵试纸检测，如若检测到怀孕即停服。患者服用 2 个月经周期即怀孕，并顺利分娩。

2016 年患者欲追二胎，未避孕不孕 1 年，准备再次接受 IVF – ET，因其卵巢功能减退，不符合 IVF – ET 要求，并于 2017 年 9 月继续找牛老调理卵巢功能，2017 年 12 月经微刺激方案取卵 3 枚，配成 1 个囊胚，等待时机移植。

按语　本例患者为卵巢储备功能下降所致不孕不育，卵巢储备功能是指卵巢内存留卵泡的数量和质量，其反映女性的生育潜能和生殖内分泌功能。卵巢储备功能下降（DOR）是指卵巢产生卵子能力减弱，卵泡质量下降可导致女性生育能力下降及性激素的缺乏，表现为不孕、月经稀发、闭经等，进一步可发展为卵巢早衰（POF）。辅助生育技术（ART）的发展，有效地解决了很多不孕症患者的生育需求，激素替代疗法（HRT）可以使患者出现规律的月经周期，改善生殖器官萎缩、性淡漠等症状，但是 ART 远远没有达到人们对生育期望的治疗效果，卵巢对促排卵药及促性腺激素刺激所出现的卵巢低反应的病理状态，这是生殖医学亟待解决的难题。

中医没有与卵巢储备功能下降相对应的病名，根据症状，散见于"血枯""闭经""不孕症"等范畴。牛老认为，肾虚是卵巢功能减退的主要病因病机。肾为先天之本，主藏精气，肾中精气（阴、阳）的盛衰，主宰着人体的生长发育及生殖功能的成熟和衰退，故肾中精气充盛，天癸成熟，月经来潮而有子，标志着女性卵巢生殖周期活动的开始；肾中精气衰退，天癸耗竭，月经闭绝，提示女性卵巢生殖功能的结束。所以，肾与女性卵巢生理功能密切相关，主宰着女性生殖机能的发育、旺盛与衰退，肾对女性卵巢生理功能起着决定性作用。针对本例患者，牛老强调以补肾调周治疗为主线，通过调节卵巢功能，改善卵巢功能低下状态，恢复患者生育能力。首诊时，为月经第 18 天，适逢黄体期。此期以温肾助阳、维持黄体功能为主，方中温肾（巴戟天、淫羊藿、盐杜仲）与滋肾（菟丝子、枸杞子、山药）同用，《景岳全书》："善补阳者，必于阴中求阳，则阳得阴助而生化无穷；善补阴者，必于阳中求阴，则阴得阳生而泉源不竭。"补气（生黄芪、党参）与养血（当归）同用，取精血同源、气血相生、益气养血生精之义；佐以疏肝理气（柴胡、郁金、青果、青皮）之品，理气活血，疏肝调经，祛瘀生新；眠差多梦，加炒酸枣仁、炙远志、麦冬滋阴养心安神。方中所用紫草入心、肝经，有凉血活血，透疹解毒之功，现代药理研究提示可抑制垂体分泌促性腺激素，降低卵泡生成素和黄体生成素，从而促进性腺轴负反馈，达到恢复卵巢功能的作用，在卵泡期检测基础内分泌，FSH 降至 10mIU/mL 以下则停服。二诊时，月经第 27 天，为经前期，血海即将由满而溢，血室正开，此时子宫泻而不藏，经血从子宫下泄，推陈出新。牛老认为此期治疗关键在于"通"，因势利导，治宜养血活血调经，方用桃红四物汤加党参、丹参、益母草等。三诊时，为月经第 3 天，经后期就是卵泡发育期，此期子宫、胞脉空虚，阴血不足。治疗应以滋肾养血、调理冲任为主，从而促进卵泡发育与卵子成熟，方用牛老自拟滋泡饮加减（党参、当归、菟丝子、女贞子、枸杞子、黄精、紫河车、淫羊藿）。方中菟丝子、女贞子、枸杞子、紫河车滋肾填精，当归养血活血，党参益气生血，黄精益气养阴，淫羊藿补肾温阳以达阳中求阴之效。因患者要出国定居，牛老模拟西医周期疗法，为患者进行周期治疗，协定处方①：党参 12g，丹参 15g，当归 15g，羌活 10g，枸杞子 15g，菟丝子 15g，黄精 15g，淫羊藿 10g，盐杜仲 10g，紫河车 10g。嘱在月经干净后开始服用，连续服用 15 天，以滋肾填精、养血活血，促进卵泡发育。处方②：党参 15g，当归 12g，山药 15g，巴戟天 10g，枸杞子 15g，菟丝子 15g，淫羊藿 10g，盐杜仲 12g。嘱接处方①连续服用 20 天，以温肾扶阳固本，促进胎孕所成。

近些年，医学上研究重大疾病的重心向防治前移，对亚健康的关注度越来越高，人们能够深刻体会到防病重于治病。卵巢功能减退是卵巢早衰的前期，是治未病的重要内容，是中国古代哲学思想在传统理论中的重要体现，《内经》中提及："能知七损八益，则两者可调，不知用此，则早衰之节也。年过四十而阴气自半也，起居衰也。"这是最早提及预防卵巢早衰的文献，本例卵巢功能减退患者，牛老在临床四期治疗各有侧重，但以补肾为核心，在重肾补肾的"调周"过程中，始终注意滋阴不忘助阳，补阳不忘滋阴，在辨证分期的基础上，合理地选方用药，辩证地处理好调节阴阳与治病的相互关系，这才是"调周"的治本之策，体现中医学整体治疗特色，提高机体固有的调节能力，使内在因素能正常发挥作用而达到治疗目的，这是中药调周法区别于外源性性激素替代疗法的关键。

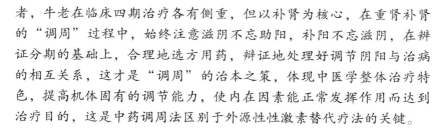

医案 4

张某，女，36 岁，初诊日期 2016 年 2 月 16 日。

主诉： 卵巢囊肿术后，卵巢功能减退欲行 IVF。

现病史： 患者 2014 年 12 月胎停育，清宫时发现子宫内膜异位症（右侧卵巢囊肿 7cm × 4.5cm），遂行腹腔镜剥离 + 清宫术，并于术后肌肉注射亮丙瑞林 3 个月，出现潮热出汗，眠差多梦（噩梦），疲乏无力，便秘且黏等症。近 3 个月，经期 5 天，月经周期 23 天，末次月经 2016 年 2 月 15 日，量少，有血块，痛经，近日咳嗽，睡眠欠佳，舌淡黯边有瘀点，苔薄白，脉沉细。孕 2 产 0（人流 1 次，胎停育 1 次）。

既往史： 否认慢性病病史，否认食物及药物过敏史。

实验室检查： 超声：子宫肌瘤 1.2cm × 1.0cm，双附件未见异常；2016 年 1 月 20 日，月经第 4 天基础内分泌：FSH/LH = 6.7/2.83mIU/mL，P 0.21nmol/L，T 0.14ng/mL，E_2 53pg/mL；2016 年 1 月 28 日丈夫精液：活力 III 级，活动度 60%。

西医诊断： IVF – ET 术前调理，卵巢囊肿，卵巢功能减退，胎停育。

中医诊断： 堕胎，癥瘕，不孕症（脾虚血瘀，冲任不固）。

治则治法： 健脾补肾，养血固冲。

处方：（月经第 2 天）党参 12g，当归 12g，枸杞子 15g，菟丝子 15g，女贞子 15g，淫羊藿 10g，紫河车 10g，黄精 15g，生龙骨 30g，生牡蛎 30g，茯苓 30g，桑寄生 15g，川续断 15g，炙黄芪 20g，太子参 15g，北沙参 15g，补骨脂 10g，覆盆子 15g，炒酸枣仁 20g，夜交藤 15g，炙远志 10g，莱菔子 15g，紫苏子 15g，白芥子 10g。7 剂。

二诊： 2016 年 2 月 23 日（月经第 9 天）。末次月经 2016 年 2 月 15 日。本次月经量少，纳可，眠安，便调，舌淡黯边有瘀点，苔薄白，脉沉细。

处方： 茯苓 30g，桑寄生 15g，川续断 15g，炙黄芪 20g，太子参 15g，北沙参 15g，党参 12g，当归 12g，枸杞子 15g，菟丝子 15g，女贞子 15g，淫羊藿 10g，紫河车 10g，黄精 15g。7 剂。

三诊： 2016 年 3 月 8 日（月经第 3 天）。末次月经 2016 年 3 月 6 日。本次月经量少，有褐色分泌物，盗汗，纳可，眠差多梦，便调，舌淡黯边有瘀点，苔薄白，脉沉细。

处方： 党参 15g，当归 12g，山药 15g，巴戟天 10g，枸杞子 15g，菟丝子 15g，淫羊藿 10g，盐杜仲 12g，茯苓 30g，桑寄生 15g，川续断 15g，炙黄芪 20g，太子参 15g，北沙参 15g，丹参 15g，川芎 10g，熟地黄 15g，牛膝 12g，赤芍 12g，桃仁 10g，益母草 15g，红花 10g，桂枝 10g，延胡索 10g。7 剂。

四诊： 2016 年 3 月 22 日（月经第 17 天）。药后梦多减轻，盗汗好转，乏力好转，稍口干，外感咳嗽，少量黏痰，情绪稍显低落，舌淡暗瘀点，苔薄白，脉沉细。2016 年 3 月 31 日，月经第 10 天，TVS：子宫 5cm × 4.5cm × 4.4cm，小肌瘤 1.2cm × 1.0cm，Em 0.6cm，lov 3cm × 2.5cm，较大卵泡 2cm × 1.8cm，Rov 2.5cm × 1.6cm，较大卵泡 0.7cm × 0.6cm。

处方： 党参 12g，丹参 15g，当归 15g，羌活 10g，枸杞子 15g，菟丝子 15g，黄精 15g，淫羊藿 10g，盐杜仲 10g，紫河车 10g，丹参 10g，麦冬 20g，石斛 10g，紫苏子 15g，白芥子 10g，莱菔子 15g，郁金 10g，青皮 6g，陈皮 6g，醋柴胡 10g。7 剂。

五诊： 2016 年 4 月 18 日（月经第 14 天）。诸症减轻，舌脉同前，仍有少量黏痰，嘱出现透明拉丝白带后同房。

处方： 党参 12g，丹参 30g，黄精 15g，当归 15g，菟丝子 15g，枸杞子 15g，淫羊藿 10g，炒杜仲 10g，羌活 10g，麦冬 20g，石斛

10g，炒紫苏子 15g，白芥子 10g，莱菔子 15g，郁金 10g，青皮 6g，陈皮 6g，醋柴胡 10g。7 剂。

按照如上周期疗法复诊 2 个月。

六诊：2016 年 7 月 12 日。末次月经 2016 年 5 月 4 日。现孕 10 周，恶心呕吐，泛酸。2016 年 6 月 24 日 B 超显示宫内早孕活胎。牛老嘱其预防便秘、腹泻，调畅情志，生活规律，忌山楂、肉桂、蟹肉等。患者已于 2017 年 3 月顺利分娩。

■■ **按语**　本例患者为胎停育合并卵巢囊肿腹腔镜手术后，术后注射亮丙瑞林 3 个月，出现卵巢早衰症状，患者拟行 IVF－ET，但此前有胎停育病史，希望通过中医调理后再行 IVF－ET。牛老考虑此患者有不良孕产史，并有卵巢囊肿手术的基础病史，加之目前高龄合并卵巢早衰，决定通过中药调周法在改善"肾－天癸－冲任－胞宫"生殖轴的同时，相应地调理"下丘脑－垂体－卵巢－子宫"性腺轴。一则恢复排卵功能，改善卵母细胞，优化"种子"，二则调整月经周期，改善子宫内膜容受性，优化"土壤"，为之后的治疗提供有力保障。

《傅青主女科》云："胚胎上系于心包而下系于命门，心者阳也；系命门者通于肾，肾者阴也。阴阳协和……始能变化生人。"由此可见，先贤认为肾精充足，阴阳调和，方可维持正常的生殖功能。本例患者首诊时，月经第 2 天，为卵泡期。刻下：潮热出汗明显，近日感寒，咳嗽有痰，月经量少，有血块，痛经。此时子宫、胞脉相对空虚，尤以阴血不足为主，牛老认为此期治疗关键在于"补"，补虚充盈，治疗以滋肾养血、调理冲任为主，通过肾气的封藏，蓄养阴精，使精血渐长，充盛于冲任二脉，改善卵巢功能，调节子宫内膜，为养精种子做准备，方用牛老自拟滋泡饮加减（党参、当归、菟丝子、女贞子、枸杞子、黄精、紫河车、淫羊藿）。方中菟丝子、女贞子、枸杞子滋补肝肾；紫河车为血肉有情之品，滋补精血；当归养血活血；党参益气生血；黄精补诸虚、填精髓；淫羊藿补肾温阳以达阳中求阴之效。药物加减：患者高龄加之卵巢早衰，牛老强调尤其加强补肾填精之效，在滋泡饮基础上酌加茯苓、桑寄生、川续断、炙黄芪、太子参、北沙参、补骨脂、覆盆子，以增强益气养阴，温肾填精，阴阳双补之功；因肝郁脾虚、肝阳上亢、心神失养出现潮热出汗、眠差多梦，加生龙骨、生牡蛎以镇惊安神、平抑肝阳、收敛固涩；同时配合石菖蒲、炙远志、炒酸枣仁、夜交藤以养心安神；因感寒，风邪束肺，咳嗽痰多，加莱菔子、紫苏子、白芥子以温肺降逆化痰，在调周补肾的同步化痰解表。二诊时，为月经第9天，咳嗽已清，潮热出汗减轻。此期为经后期，患者月经周期短，量少，提示肾气不足，肾精不充，阴阳两虚，仍以育泡汤为基础，补肾填精，继以茯苓、桑寄生、川续断、炙黄芪、太子参、北沙参、补骨脂、覆盆子等以增强益气养阴、温肾填精、阴阳双补功效。三诊时，为第二个月经周期的第3天，月经量少，有褐色分泌物，腹部冷痛，仍属肾气肾精不足，瘀血内阻，治宜补肾气、益肾精、温肾阳，兼养血活血，祛瘀调经。牛老认为此期治疗关键在于"通"，因势利导，推陈出新。方用滋泡饮合桃红四物汤加党参、丹参、益母草等。方中桃红四物汤养血活血，育泡汤补肾填精，加党参益气养血、丹参、益母草活血调经，攻补兼施，防止损伤正气，加桂枝、延胡索温经止痛以改善症状。四诊时，月经第17天。此时子宫、胞脉阴精充沛，冲任气血旺盛，已达到"重阴"的状态，而重阴必阳，阴阳开始转化，阴精化生阳气，出现氤氲之候。第10天B超监测排卵可见优势卵泡，此期在滋泡饮的基础上酌加活血药（丹参、羌活），促进卵泡排出；因口干口渴，酌加麦冬、石斛补气养阴生津；情绪低落，酌加郁金、青皮、陈皮、醋柴胡疏肝解郁，健脾和胃。通力合作，以补肾疏肝、养血活血、破卵助孕。五诊时，为月经第14天，患者出现透明拉丝白带，牛老建议患者可安排同房试孕。按照如上周期疗法复诊2个月，患者自然受孕并顺利生产。

对于高龄伴发卵巢囊肿致卵巢早衰患者，无论自然受孕还是接受IVF-ET治疗，在中医调理过程中，始终强调以补肾为中心，根据月经周期、子宫内膜、卵巢的不同变化，分阶段用药，将中医的辨证和西医的辨病相结合，以中药治疗为主进行个性化治疗，把握气血双补、精血相生、阴阳互补的原则，同时调畅情志、调理睡眠、通畅腑气，既考虑月经周期中卵巢的周期性变化，又顺应体内的阴阳消长，保持了中医辨证论治及整体调整的特色，取得了突出的疗效。

医案5

关某，女，31 岁，初诊日期 2016 年 4 月 6 日。

主诉：闭经半年，IVF – ET 失败 2 次，未避孕不孕 5 年。

现病史：患者未避孕不孕近 5 年，因肥胖控制饮食减肥，1 年内体重下降 80 斤，出现月经稀发、闭经。服用黄体酮后可转经。2015 年 12 月在沈阳行 IVF – ET 失败，2016 年 3 月再行 IVF – ET，控制性超促排卵后取卵 6 枚，配成 5 个，移植 2 枚未果，冻存 2 枚，等待时机移植。输卵管造影提示：左输卵管上举，右输卵管通畅。既往经期 3～5 天，经期 40～60 天，就诊前因闭经半年，外院给予黄体酮口服 6 天，停药后转经，末次月经 2016 年 4 月 5 日，月经量少，经色暗褐，有血块，伴腹胀痛、腰酸，平素怕冷，手足凉，纳可，眠差多梦，二便调。舌淡紫，苔薄黄，脉沉细。

既往史：否认慢性病史，否认食物及药物过敏史。

实验室检查：B 超：子宫双附件未见异常；宫腔镜：未见异常。

西医诊断：继发闭经，原发不孕症。

中医诊断：闭经，不孕症（脾肾不足，冲任不固）。

治则治法：健脾补肾，益气固冲。

处方：党参 15g，丹参 15g，当归 15g，川芎 10g，熟地黄 15g，牛膝 12g，赤芍 12g，桃仁 10g，益母草 15g，红花 10g，补骨脂 10g，覆盆子 15g，茯苓 30g，桑寄生 15g，川续断 15g，炙黄芪 20g，太子参 15g，北沙参 15g，炒白术 30g，莱菔子 15g。7 剂。

二诊：2016 年 4 月 13 日（月经第 9 天）。患者诉服药后排气多，平时仍觉手足凉，纳可，眠安，便溏，脉沉细。

处方：党参 12g，当归 12g，枸杞子 15g，菟丝子 15g，女贞子 15g，淫羊藿 10g，紫河车 10g，黄精 15g，茯苓 30g，桑寄生 15g，川续断 15g，炙黄芪 20g，太子参 15g，北沙参 15g，覆盆子 15g，补骨脂 10g。7 剂。

三诊：2016 年 4 月 27 日（月经第 23 天）。患者无特殊不适，纳可，眠安，便调，舌淡红，苔薄白，脉沉细。嘱患者观察到有透明拉丝白带可安排同房。

处方：党参 15g，当归 12g，山药 15g，巴戟天 10g，枸杞子 15g，菟丝子 15g，淫羊藿 10g，盐杜仲 12g，茯苓 30g，桑寄生 15g，川续断 15g，炙黄芪 20g，太子参 15g，北沙参 15g，补骨脂 10g，郁金 10g，陈皮 10g。7 剂。口服黄体酮胶丸，每晚 2 粒。

四诊：2016 年 5 月 11 日（月经第 37 天）。5 月 9 日 B 超显示：子宫内膜厚度 1.1cm，查尿 HCG（－），因出现便溏，患者未服用黄体酮。平素经来腹冷腹痛，余无不适，舌脉同前。

处方：党参 15g，丹参 15g，当归 15g，川芎 10g，熟地黄 15g，牛膝 12g，赤芍 12g，桃仁 10g，益母草 15g，红花 10g，茯苓 30g，桑寄生 15g，川续断 15g，炙黄芪 20g，太子参 15g，北沙参 15g，延胡索 10g，绿萼梅 10g，肉桂 10g。7 剂。

五诊：2016 年 5 月 18 日（月经第 44 天）。5 月 17 日查尿 HCG（－）。AMH2.5，诉近日白带量多，出现透明拉丝，睡眠轻浅，易醒，气短，多汗，淡红，苔薄白，脉沉细。嘱患者可监测排卵试纸，适时安排同房。

处方：党参 12g，丹参 15g，当归 15g，羌活 10g，枸杞子 15g，菟丝子 15g，黄精 15g，淫羊藿 10g，盐杜仲 10g，紫河车 10g，茯苓 30g，炒白术 30g，生黄芪 20g，浮小麦 60g，百合 20g，合欢皮 15g，柏子仁 20g。7 剂。

六诊：2016 年 6 月 8 日，患者昨日自测尿 HCG（＋），今日测血 HCG（＋）。牛老嘱患者：①定期 B 超；②禁食山楂、肉桂、薏苡仁及寒凉食物等；③必要时服嗣育保胎丸；④腹痛、出血随诊。患者已于 2017 年 4 月顺利分娩。

按语 本例患者属肥胖不孕，因减肥不当致闭经，反复 IVF－

ET失败，希望调理体质及准备月经后妊娠。牛老诊后认为，患者属素体肥胖之人，痰湿之体，复因减肥耗伤气血，损及脾肾，气郁不畅，升清降浊不顺，精微化生失常，使得湿聚痰盛，流注胞脉，致月事不调及不孕。西医学认为体重迅速下降25%以上，下丘脑功能受抑制，垂体分泌促性腺激素不足，导致无排卵，出现闭经或者不孕。故基于当前诊疗思路，牛老要求患者调整饮食、体重，恢复气血的同时配合中药治疗，以益肾健脾、化痰利湿、养血调冲为主，徐徐恢复排卵功能以助孕。

患者首诊时闭经已半年，为口服黄体酮后月经第2天，本属正气亏虚，精血不足，血海失于充盈，黄体酮撤退性出血后，血海益虚，非满而溢。牛老认为此时患者宜"通""补"结合，"通"取因势利导之意，排出宫内残留瘀血浊液，以祛瘀生新；"补"取健脾补肾，益气养血生精之意，在活血逐瘀同时，以祛瘀扶正。方用调经饮（党参、当归、赤芍、川芎、桃仁、红花、丹参、益母草、川牛膝）合固本养精汤（茯苓、桑寄生、川续断、炙黄芪、太子参、北沙参）加减。方中取桃红四物汤方义养血活血调经，为避免活血太过，耗伤气血，加党参、丹参、益母草、牛膝，以补气养血、引经下行，通补结合。因患者闭经日久，气血阴精亏虚，同时辅以固本养精汤，通过健脾补肾，益气养阴生精达到扶正调冲之效。因脾虚湿困，脘腹胀闷，加炒白术、莱菔子以健脾理气、宽中除胀。二诊时，为月经第9天，患者诉服药后排气多，便溏，平时仍觉手足凉。因素体脾虚，健脾理气后腑气下泄故排气多；脾阳不足、运化失司则便溏；脾肾阳虚，失于温煦，故体寒不暖、手足凉；此时患者为经后期，子宫、胞脉空虚，阴血不足。治疗当以滋肾养血、调理冲任为主，促进内膜长养与卵泡发育。方用滋泡饮（党参、当归、菟丝子、女贞子、枸杞子、黄精、紫河车、淫羊藿）合固本养精汤（茯苓、桑寄生、川续断、炙黄芪、太子参、北沙参）加减。育泡汤方以党参、当归补气养血；菟丝子、女贞子、枸杞子滋补肾阴；淫羊藿、紫河车温补肾阳；一味黄精补诸虚。方中肾阴肾阳双补，取阴阳互根理论，在滋阴中佐以补阳，所谓"阳中求阴"；在补阳中佐以滋阴，所谓"阴中求阳"，则阳得阴助而生化无穷，阴得阳升而泉源不竭。固本养精汤加强健脾补肾，益气养阴生精之效，患者阳虚明显，酌加覆盆子补肾壮阳，固摄阴精。《开宝本草》曰："覆盆子，补虚续绝，强阴健阳。"补肾却无燥热之偏，固精无凝涩之害，酌加补骨脂，补肾壮阳，温脾止泻，专治女子五劳七伤，下元久冷。三诊时，为月经第23天。患者诸症有好转，问询未见白带量多，纳可，眠安，便调。此时当属经间期，子宫、胞脉阴精充养，冲任气血充盛，患者白带未见增加，尚未达到"重阴"的状态。继用前方，等待氤氲之候，此时仍以育泡汤合固本养精汤加减，佐以郁金、陈皮疏肝气、理脾气，使枢机开合通达促进阴阳转化。嘱患者观察到透明拉丝白带可安排同房，另加黄体酮口服，促进子宫内膜由增生期向分泌期转化，利于孕卵着床或者转化月经。四诊时，为月经第37天。B超显示：子宫内膜厚度1.1cm，查尿HCG（－）。患者因出现便溏症状并未服黄体酮。此时患者无不适，白带无异常，依据其内膜厚度，此时当属经前期，因阳气渐长，子宫、胞脉逐渐达到"重阳"的状态，此期为阳长期，阴精与阳气皆充盛，子宫、胞脉、冲任的气血旺盛、血海充盈，为孕育做好准备。治疗以温养脾肾、调经固本为主，方用调经饮合固本养精汤加减。调经饮养血活血调经，固本养精汤健脾益气、补肾调经，患者平素经来腹部冷痛，加用延胡索、肉桂温经通络、止痛调经，加用绿萼梅疏肝解郁、活血调经。全方共奏补气健脾、疏肝解郁、温肾活血、止痛调经功效，促进内膜转换，至阳转阴，为月经的来潮和卵泡的发育做好准备。五诊时，为月经第44天，查尿HCG（－），AMH值为2.5ng/mL，患者诉近日白带量多，出现透明拉丝状，眠浅易醒，气短乏力，多汗，舌淡紫，苔薄白，脉沉细。依据症状分析，此时当属经间期，子宫、胞脉阴精充沛，冲任气血旺盛，已达到"重阴"的状态，而重阴必阳，阴阳开始转化，阴精化生阳气，出现氤氲之候，此期在育泡汤的基础上酌加活血开窍之丹参、羌活，以促进卵泡排出。患者眠浅易醒为心血不足，心神失养，加百合、合欢皮、柏子仁以养心安神；乏力气短多汗，乃脾虚气血生化不足，濡润固摄不及，加炒白术、生黄芪、浮小麦益气生血敛汗。嘱患者可监测排卵试纸，适时安排同房。六诊时，患者自测尿HCG（＋），今日测血HCG（＋）。

本例患者素体肥胖，脾肾两虚，因减肥不当致气血精微亏损，又反复IVF－ET促排卵，致卵巢功能衰退，出现闭经以及不孕。牛老结合病史、体征、舌脉，指出此患者是以精亏冲任不足、气血生化乏源、脾虚痰湿肝郁、内阻胞宫胞脉为病机特点。强调在治疗上首先恢复饮食并解决气血生化之源头；其次健脾补肾，以益气养血、养阴生精、阴阳双补；再以疏肝解郁，调畅情志。不急于恢复周期，而徐徐长养卵泡、滋养内膜，历时三月，使得患者一气呵成，促卵成孕，堪称典范。

🍀 医案6

陈某，女，39岁，初诊日期2017年8月26日。

主诉： 反复IVF－ET失败2次，未避孕不孕4年。

现病史： 患者未避孕不孕4年，双方筛查病因，男方及输卵管未见异常，女方基础内分泌FSH＞12mIU/mL，考虑高龄状态遂于2016～2017年间施行IVF－ET，移植2次均未成功。后经黄体期促排卵及微刺激促排卵，B超显示两侧卵巢窦卵泡数量及优势卵泡数量少于3个，且取卵3次均为空卵泡。本月患者肌注尿促性素和促卵泡生成素5天，拟8月21日取卵，但当日B超显示卵泡已排出，右卵巢无卵泡样回声，左卵巢有2个卵泡样回声，当前无冻胚。患者拟下月继续微刺激促排卵，考虑此前3次取卵均出现空卵泡，经人介绍求诊于牛老，希望通过调节卵巢功能以助孕。既往经期3天，月经周期20天，末次月经2016年8月13日，经量少，经色暗，腰酸，近日感冒后咽痛，舌淡紫，苔薄黄，脉沉细。纳可，眠安，二便调。孕0产0。

既往史： 否认慢性病病史，否认食物及药物过敏史。

实验室检查： 超声：子宫双附件未见异常。内分泌：FSH

12mIU/mL。

西医诊断：原发不孕，卵巢功能减退，反复 IVF－ET 失败，卵巢低反应。

中医诊断：不孕症，月经先期（脾肾不足，冲任不固）。

治则治法：健脾补肾，益气固冲。

处方：党参 12g，丹参 15g，当归 15g，羌活 10g，枸杞子 15g，菟丝子 15g，黄精 15g，淫羊藿 10g，盐杜仲 10g，紫河车 10g，金银花 10g，炒栀子 10g，桔梗 10g，陈皮 6g，郁金 10g。7 剂。

二诊：2017 年 9 月 9 日（月经第 27 天）。末次月经 2016 年 8 月 13 日。生殖中心继续本周期黄体期促排卵，8 月 30 日 B 超下可见左卵巢内 2 个卵泡样回声，直径分别为 15mm 和 12mm，9 月 1 日 B 超下左卵巢卵泡直径分别为 18mm 和 15mm，肌注绒毛膜促性腺激素后 9 月 3 日取卵。

处方：党参 12g，当归 12g，枸杞子 15g，菟丝子 15g，女贞子 15g，淫羊藿 10g，紫河车 10g，黄精 15g，防风 10g，桔梗 10g，黄连 3g，炒栀子 10g，醋柴胡 10g。7 剂。

三诊：2017 年 9 月 16 日（月经第 5 天）。末次月经 2017 年 9 月 12 日。本周期经期 3 天，月经周期 27 天，经量少，经色暗，腰酸。第 3 天查内分泌：FSH 12mIU/mL，LH 1mIU/mL，E_2 35pg/mL，舌淡紫，苔薄黄，脉沉细。纳可，眠安，二便调。

处方：党参 12g，丹参 15g，当归 15g，羌活 10g，枸杞子 15g，菟丝子 15g，黄精 15g，淫羊藿 10g，盐杜仲 10g，紫河车 10g，生地黄 15g，青皮 6g，陈皮 6g。7 剂。

四诊：2017 年 9 月 30 日（月经第 18 天）。近日睡眠欠安，早醒，醒后不易再次入睡，急躁易怒，纳可，便秘且黏，舌尖红，苔薄白，脉沉细。

处方：党参 15g，当归 12g，山药 15g，巴戟天 10g，枸杞子 15g，菟丝子 15g，淫羊藿 10g，盐杜仲 12g，刺五加 10g，牡丹皮 10g，炒栀子 10g，茯苓 30g，炒白术 30g。14 剂。

五诊：2017 年 10 月 14 日（月经第 32 天）。患者昨日近日查尿 HCG 均阴性，腰酸，乳胀，纳可，眠安，二便调。

处方：党参 15g，山药 15g，巴戟天 10g，枸杞子 15g，菟丝子 15g，淫羊藿 10g，盐杜仲 12g，桑寄生 15g，川续断 15g，茯苓 30g，芡实 15g。7 剂。

六诊：2017 年 10 月 19 日（月经第 37 天）。尚未转经，近日咳嗽，睡眠浅易醒，经行腹痛。

处方：党参 15g，丹参 15g，当归 15g，川芎 10g，熟地黄 15g，牛膝 12g，赤芍 12g，桃仁 10g，益母草 15g，红花 10g，淫羊藿 15g，紫苏子 10g，北沙参 10g，浙贝母 10g，陈皮 6g，炒栀子 10g，夜交藤 30g，延胡索 10g。7 剂。

七诊：2017 年 11 月 9 日（月经第 13 天）。末次月经 2017 年 10 月 28 日，本周期经期 3 天，月经周期 46 天，月经第 3 天实验室检查：FSH 6.35mIU/mL，P 9.28pmol/mL，AMH 0.5ng/mL。B 超显示：左卵巢 2 个卵泡，右卵巢 1 个卵泡。

处方：党参 12g，丹参 15g，当归 15g，羌活 10g，枸杞子 15g，菟丝子 15g，黄精 15g，淫羊藿 10g，盐杜仲 10g，紫河车 10g，桑寄生 15g，川续断 15g，炙甘草 8g，大枣 10g。14 剂。

八诊：2017 年 11 月 23 日（月经第 5 天）。末次月经 2017 年 11 月 19 日，经期 3 天，月经周期 23 天。AFCRF 3 个，直径 0.6cm，LF 2 个，直径 0.3cm。本周期生殖中心拟取卵。

处方：党参 12g，丹参 15g，当归 15g，羌活 10g，枸杞子 15g，菟丝子 15g，黄精 15g，淫羊藿 10g，盐杜仲 10g，紫河车 10g，炙黄芪 30g，桑寄生 15g，川续断 15g，砂仁 6g，龙眼肉 15g，炒酸枣仁 20g，制远志 10g，熟地黄 30g，大枣 10g，炙甘草 8g。14 剂。

九诊：2017 年 12 月 9 日（月经第 20 天）。11 月 30 日取卵，12 月 2 日未配成，呈碎片化，12 月 3 日开始黄体期促排，肌注尿促 225IU 5 日，恶心，纳呆，眠差多梦，情绪低落，便调，舌尖红，苔薄黄腻，脉沉细。

处方：竹茹 10g，佩兰 10g，炒栀子 5g，茯苓 30g，陈皮 6g，醋柴胡 10g，佛手 10g，香橼 10g，炒酸枣仁 30g，大枣 10g，炙甘草 8g。7 剂。

十诊：2017 年 12 月 26 日（月经第 4 天）。末次月经 2017 年 12 月 23 日，本周期经期 3 天，月经周期 34 天。本周期黄体期促排，12 月 13 日取卵 2 个，配成 1 个卵细胞冻存，等待时机移植。

处方：党参 12g，当归 12g，枸杞子 15g，菟丝子 15g，女贞子 15g，淫羊藿 10g，紫河车 10g，黄精 15g，茯苓 30g，炒白术 30g，芡实 15g，醋柴胡 10g，炒栀子 3g，大枣 10g，炙甘草 8g。7 剂。

十一诊：2018 年 1 月 4 日（月经第 12 天）。纳可，眠差多梦，易醒，便稀，舌尖红，苔薄黄腻，脉沉细。

处方：党参 12g，丹参 15g，当归 15g，羌活 10g，枸杞子 15g，菟丝子 15g，黄精 15g，淫羊藿 10g，盐杜仲 10g，紫河车 10g，茯苓 30g，鸡血藤 15g，夜交藤 30g，珍珠母 30g，大枣 10g，炙甘草 8g。14 剂。

十二诊：2018 年 1 月 20 日（月经第 29 天）。刻下：胸胀，乳胀，小便不利，量少，纳可，眠差易醒，便调，经行小腹冷痛，舌紫黯，苔薄黄，脉沉细。

处方：党参 15g，当归 12g，山药 15g，巴戟天 10g，枸杞子 15g，菟丝子 15g，淫羊藿 10g，盐杜仲 12g，制香附 12g，绿萼梅 10g，延胡索 10g，乌药 10g，生艾叶 9g，紫草 10g，海金沙 10g，炒酸枣仁 10g，制远志 10g，大枣 10g，炙甘草 8g。7 剂。

十三诊：2018 年 1 月 28 日（月经第 5 天）。末次月经 2018 年 1 月 24 日，本周期经期 3 天，月经周期 33 天。月经第 4 天内分泌检查：FSH 8.37mIU/mL，LH 3.5mIU/mL，E_2 139pmol/mL。本周期黄体期促排卵，1 月 27 日取卵 1 个，配成 1 个冻存。纳可，眠安，便调。舌淡紫黯，苔薄黄有裂纹，脉沉细。

处方：党参 12g，丹参 15g，当归 15g，羌活 10g，枸杞子 15g，菟丝子 15g，黄精 15g，淫羊藿 10g，盐杜仲 10g，紫河车 10g，生地黄 15g，牡丹皮 10g，大枣 10g，炙甘草 8g。7 剂。患者目前有 2 枚冻卵，下周期拟 IVF - ET 移植。

按语　卵巢低反应（poorovarianresponse，POR）是卵巢对促性腺激素（gonadotropin，Gn）刺激反应不良的病理状态，又叫卵巢反应不良、卵巢反应低下，主要表现为卵巢刺激周期发育的卵泡数量少、血雌二醇（E_2）峰值低、Gn 用量多、获卵数少、周期取消率高和很低的临床妊娠率。POR 是当今辅助生殖助孕中的难题之一，到目前为止仍然没有一种比较理想的改善 POR 临床结局的方法。无数的促排卵药物和方案，各种临床随机对照研究，人们一直在寻找克服"高龄"卵巢排卵障碍的途径。对卵巢低反应者的促排卵方案，经过漫长的研究，从大剂量促性腺激素（Gn）的冲击到自然周期的回归，从低剂量促性腺激素释放激素（GnRH - a）降调到促性腺激素释放激素拮抗剂（GnRH - A）的应用，从长方案刺激到短方案刺激，从黄体生成素（LH）的添加到皮下注射睾酮的补充，从氯米芬（CC）的淘汰到再重新启用，从口服避孕药的预治疗到雌激素的前处理等，探索从来没有停止过。中医学治疗不孕症有着悠久的历史，中药周期疗法以调节"肾气 - 天癸 - 冲任 - 胞宫"之间的平衡为理论依据，结合西医学性腺轴卵泡发育的不同阶段，给予周期性的中药治疗，近年来越来越受到各国生殖中心的关注与认可。

本例患者以高龄、卵巢储备功能减退、不孕症为主诉就诊，经详细询问病史，患者窦卵泡数量 <3 个，有两次反复 IVF - ET 失败，经微刺激促排卵后优势卵泡数量 <3 个，且连续 3 次出现空卵泡，均提示卵巢低反应状态。国家全面放开"二孩"政策实施后，此类卵巢低反应无卵可用患者是 IVF - ET 技术面临的最棘手问题，很多生殖中心也开放使用中药治疗调节卵巢功能，希望能有好的效果。

牛老考虑患者为高龄伴卵巢储备功能减退，辨证以脾肾两虚为主，兼心肝不和。中医认为肾为生殖之本，如果先天禀赋不足、后天失养耗损太过致使肾气亏虚、冲任失荣，性腺轴功能低下，卵巢产生卵子和排出卵子的功能发生障碍，肾虚胎孕难成。脾胃为后天气血生化之源，"精血同源"，在卵泡期血转化为精，供卵子生长发育所需；在排卵期，血资助精转化为肾气而触发排卵，脾虚冲任失养胎孕难成。患者高龄久不成孕往往经受家庭、社会等各种压力，求医过程亦是一个历时较长、费用较昂贵、较痛苦的经历，患者极易肝气郁结，心神不宁。故牛老十分重视心、肝在卵巢低反应中的作用，治疗以补肾调周序贯周期疗法为主导，调整阴阳，调和肝血，交通心肾，希望提高卵子数量和质量辅治 IVF - ET 周期以助孕。

患者首诊时刚经历卵巢微刺激促排卵，适逢经间期，当属胞脉阴精充沛，冲任气血旺盛之"重阴"状态，而重阴必阳，阴阳开始转化，阴精化生阳气，出现氤氲之候，即使没能顺利取卵，应当顺势而为，继以补肾调周为主，提升卵子质量和数量，为下一周期做准备。牛老在促泡饮（党参、当归、淫羊藿、黄精、黑豆、葛根、枸杞子、菟丝子、盐杜仲）补气养血、阴阳双补的基础上，酌加活血开窍之丹参、羌活以促进卵泡排出；同时辅以疏肝宣散脉络之品，如炒栀子、桔梗、陈皮、郁金以改善卵巢供血，促卵泡排出，且没有伤卵动血之嫌。二诊时间为 2017 年 9 月 9 日，为月经第 27 天，生殖中心本周期继续在黄体期促排卵，8 月 30 日 B 超下可见左卵巢内 2 个卵泡样回声，直径分别为 15mm 和 12mm，9 月 1 日 B 超下左卵巢卵泡直径分别为 18mm 和 15mm，肌注绒毛膜促性腺激素后，9 月 3 日取卵。取卵后卵泡发育，开始新的周期，牛老在滋泡饮（党参、当归、菟丝子、女贞子、枸杞子、黄精、黑豆、葛根、淫羊藿）滋肾养血、调理冲任、促进卵泡发育与卵子成熟的基础上，酌加疏肝清心之黄连、炒栀子、醋柴胡，以缓解患者焦虑烦躁之情绪。患者每于经前容易伴发感冒咳嗽，酌加防风、桔梗以益气固表、开宣肺气以止咳。三诊时为月经第 5 天，内分泌检查提示卵巢储备功能减退。牛老继以促泡饮（党参、当归、淫羊藿、丹参、黄精、黑豆、葛根）补气养血、养精温肾基础上，酌加羌活、枸杞子、菟丝子、盐杜仲助阳活血，于静中求动，以触发排卵；酌加生地黄、青皮、陈皮调节肝脾、养阴清心。四诊为月经第 18 天，阳气渐长，子宫、胞脉逐渐达到"重阳"的状态，此期为阳长期，阴精与阳气皆充盛，子宫、胞脉、冲任的气血旺盛、血海充盈，牛老此时以温宫饮（党参、当归、菟丝子、巴戟天、盐杜仲、山药、淫羊藿、肉苁蓉、葛根、枸杞子）温养脾肾为主，患者近日眠差早醒，醒后不易再次入睡，急躁易怒酌加刺五加、牡丹皮、炒栀子以清泻肝火、除烦安眠；便秘且黏酌加茯苓、炒白术以健脾益气、淡渗除湿通便。五诊为月经第 32 天，患者查尿 HCG 阴性，情绪、睡眠、大便均好转，去刺五加、牡丹皮、炒栀子，继守前方。六诊为月经第 37 天，尿 HCG 阴性，近日咳嗽，睡眠浅易醒，伴腹痛。牛老考虑此时为经前期，需因势利导，方用调经饮（党参、当归、赤芍、川芎、桃仁、红花、丹参、益母草、川牛膝）养血活血调经，酌加炒栀子、夜交藤清心除烦安神；延胡索疏肝理气止痛；紫苏子、北沙参、浙贝母养阴清肺、化痰止咳。七诊为月经第 13 天，内分泌及 B 超检查提示卵巢功能明显改善，卵泡数量虽未增加，但预示质量有所改善，一个新的周期开始，牛老守方继以补肾序贯周期疗法治疗。八诊为 2017 年 11 月 23 日，卵泡数量略有增加，本周期生殖中心拟取卵。九诊为月经第 20 天，11 月 30 日取卵，12 月 2 日未配成，呈碎片化，12 月 3 日开始黄体期促排，牛老嘱继遵第一周期序贯疗法配合 IVF－ET 周期治疗。十诊为月经第 4 天，本周期黄体期促排，12 月 13 日取卵 2 个，配成 1 个卵细胞冻存，等待时机移植，牛老嘱继守前法。十三诊为月经第 5 天，内分泌检查提示卵巢功能持续保持良好状态，本周期黄体期促排卵，1 月 27 日取卵 1 个，配成 1 个冻存。患者目前有 2 枚冻胚等待移植。

对 POR 患者在进入超促排卵周期前给予中药周期治疗，可改善卵巢功能，提高卵巢对 Gn 的反应，提高卵细胞数量和质量，增加获卵数，降低周期取消率，值得临床推广，其确切机制可能与中药参与调节 POR 患者的"下丘脑－垂体－卵巢轴"及卵巢内微环境有关。牛老诊治时，认为心为五脏六腑之大主，对心神具有重要的调节作用；心主神明，为君主之官，主一身血脉运行，统领五脏六腑功能正常以保证胞胎发育。《傅青主女科》云："胞胎上系于心，而下系于命门。"

故心神宁静，心肾相济，胞宫才能固摄胎元。肝主藏血，主疏泄，畅达气机，理血调经。若肝气不舒，情志不畅，以致冲任不能相资，肝郁克脾，脾伤不能通任脉而带、任、督脉失调，亦胎孕不受。因此，补肾序贯周期为治疗本病的基本法则，同时不忘培补后天脾胃，生血养精，佐以调和肝血、交通心肾之品。惟有如此，既可温养先天肾气以生精，又培补后天脾胃以生血，并佐以调和肝血、交通心肾之品，使肾气足，气血旺，肝气平，心肾交，胞宫充盈，血海满溢，阴阳调和，冲任得养而改善卵巢功能，提高卵子数量及质量。

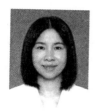

【本章作者】何军琴，女，首都医科大学附属北京妇产医院中医科主任医师，硕士生导师，第六批全国老中医药专家学术经验继承人。

附 录

>>>>>>

一、跟师心得

（一）学生杨茹跟师学习心得

本人通过跟诊牛建昭老师学习 1 年余，收获颇丰，对中医学尤其是妇科疾病、不孕不育等方面的知识有了更深层面的了解和掌握。跟诊前，认识仅停留在掌握相关理论方面的内容，临床运用欠佳，通过学习牛老师的临床诊断及用药经验，可以更好地使临床与理论相结合。

临床待诊发现牛老师有如下特点：①思路清晰。牛老师不仅中医临床水平高超，而且精通西医学，中西医结合通常能更快更好地解决患者的疾苦，临床疗效好。②医德高尚。牛老师关爱患者，善于从患者的角度考虑问题，不厌其烦地向患者解释疾病的原因、发展趋势及治疗方案等，并且针对不同的就诊患者应用不同的医学术语，以解答患者的疑惑，尽自己最大努力让每位患者都能对自己的病情了解透彻。跟诊过程中，牛老师对于典型疾病，总是倾囊相授，分析透彻，突出要点，总能使我们快速掌握知识点。③谦虚谨慎。牛老师虽贵为教授、博士生导师、主任医师，但总是谦虚随和，谨慎处事，我们在跟诊后提出的问题，牛老师都能及时讲解，而且教导我们年轻医生要保持学习的积极性，同时要求我们在目前的医患关系态势下谨慎行医。

在跟随牛老师待诊学习后，我被她高尚的医德与高超的医术所折服，决心学习好中医，继承好牛老师的高尚医德及临床经验，将其熟练运用到临床上，解除更多患者的疾苦。

（二）学生朱曼跟师学习心得

我曾有幸受业于牛建昭教授门下，侍诊师侧，受益颇多。随着现代医学的发展，中医诊疗技术也随之丰富起来，在诊病中，牛老师不仅遵循传统中医望、闻、问、切四诊，也注重现代医学诊断结果，真正做到中西医结合运用。只有诊断的准确性，才能做到用药精准。提到用药，牛老师非常注重中医妇科经典的重要性和女性生理周期的特殊性，常教导我们要多诵读经典，这样才会在临床上做到用药心中有数，从擅用经典方到形成自己的用药模式，牛老师用自己的临床疗效向我们证明，要具备扎实的理论基础，准确地进行辨证分型，才能收获患者满意的临床反馈。

（三）学生郭鱼波跟师学习心得

我本科的专业是中西医结合临床，在专业课学习的过程中，逐渐对临床应用产生强烈的求知欲。自跟随牛建昭老师学习，我逐渐了解到妇科一些常见病的临床表现、中医的病因病机以及中西医结合的诊疗方法。此外，对中医内伤七情、外感六淫、因人因时因地制宜以及整体观念和辨证论治，有了更深的理解。同时，我的临床问诊水平也得到了很大的提高，能与患者很好地沟通，并回答患者提出的一些相关问题。牛老师医德高尚，医术精湛，在工作室的进修学习为我今后更好地参加临床工作提供了宝贵的经验，非常感谢牛老师及工作室给我这次宝贵的机会。

（四）学生唐雨晴跟师学习心得

本人跟随牛建昭教授在国医堂的学习已经有 1 年余，通过跟诊学习，在很大程度上开拓了我的眼界，认清了自己在中医理论与临床工作中的巨大差距。对于女性妇科病的诊断与治疗，牛教授用自己丰富的经验和扎实的中医功底，为我们上了一堂堂生动精彩的课，也帮助广大女性患者解除了病痛，提高了生活质量。而牛老师高尚的医德与精湛的医术，也为我这个初窥中医疗效的青年学生树立了今后的目标与榜样，十分感谢牛老师及其工作室老师给我这次宝贵的进修机会！

（五）学生杨阳跟师学习心得

从 2016 年 2 月开始，本人有幸跟随牛建昭教授在国医堂出诊 1 年余，除了学习到很多妇科常见疾病的诊治方法和经验，还被牛教授对于患者真诚的关心、和患者平易近人的交流方式所打动，跟诊以来受益匪浅，下面是我的几点体会。

首先，对妇科常见疾病有了较为深入的理解，例如前来就诊最多的痛经、月经不调、月经量少、月经后期、崩漏患者；对月经病的问诊要点、临床表现及按月经周期用药规律都有了一定的理解；除此之外，对于卵巢早衰、多囊卵巢综合征、子宫肌瘤、不孕不育、盆腔炎及各种类型阴道炎等疾病也有了较为深刻的认识。尤其对多囊卵巢综合征比较感兴趣，还在跟诊期间总结了牛老师对于青春期卵巢早衰综合征的诊治经验，目前已被《吉林中医药》杂志录用。

其次，除了学习妇科疾病的诊治技术，牛老师总能用浅显易懂、生动的语言和例子不厌其烦地为那些不懂医学专业知识的患者讲解，牛老师待人接物时的人格魅力对我影响颇深。不论对我们跟诊的同学还是患者，牛老师都很亲切自然，平易近人，时不时还会小小的幽默一下，在笑声中学到一些疾病知识或人生智慧。对于患者，老师不只是通过给患者开中药进行调理，还会从生活习惯、饮食习惯和患者的心理方面进行细致入微的指导和疏导，让人觉得十分温暖。

以上只是我跟随牛老师出诊的一点进修体会，我会在以后的工作和生活中学以致用，努力做一个有智慧，有温度的中医人，为中医事业的发扬光大，献出自己最大的能力。

（六）学生臧金凤跟师学习心得

2015～2016 年有幸跟随牛教授出诊 1 年。说实话，短短 1 年时间的跟诊经历，让我受益匪浅。我觉得主要是以下两个方面：

首先，牛教授的医术精湛，这点自己很佩服。牛教授思维敏捷，她对每个患者的病情都记得很清楚。经过望、闻、问、切诊治后，用药谨慎，并且效果显著。其次，牛教授教会我怎么做事、做人。牛教授对待患者的态度很好，无论患者有多少话，她都会耐心地倾听患者的心声。在平日的接触中，牛老师教会了我很多为人处世应该注意的事情。

（七）学生卢迪跟师学习心得

牛建昭教授是知名妇科专家，在跟随牛教授出门诊期间，本人对妇科常见月经病比如闭经、痛经、功能失调性子宫出血等的病因病机、常见临床表现和中医的辨证分型有了深入的了解，认识到凡妇科疾病必须围绕女性的经、带、胎、产进行问诊，着重关注月经的期、量、色、质等异常变化及伴随月经周期或经断前后出现的症状。在牛教授的辨证施治、遣方用药中，我认识到月经病的治疗主要以调节"下丘脑－垂体－卵巢性腺轴"功能及针对病因治疗，治病求本。这些经验和病例的积累，必定为我以后临床工作的开展奠定扎实的基础。

在跟随牛教授出诊期间，无论工作有多忙，在面对患者时，牛教授能急患者之所急，并用高超的医术为患者带来了福音，我被牛教授高尚的医德和医术所折服，是我等后辈学习的榜样。同时，非常感谢牛教授在繁忙的工作中对我的谆谆教诲和帮助，在学习中医的道路上有这样一位高师的指导，是我的荣幸！

二、患者感谢赠言

（一）中医让我摆脱不孕——我的艰辛怀孕路

我被一只蚊子骚扰得无法睡觉，加上睡了一天，这会来了精神，就想写写自己艰辛的怀孕历程。一直想写却一直拖着，直到今天看了论坛上的几篇文章，体会到那些始终不能如愿的姐妹们的痛苦，回想自己那段艰难的日子，终于决定现在就写下来。

不知不觉，怀孕已经 13 周了。至今我还清晰地记得 4 月 30 日那天，我看着试纸上清晰的两条红线，简直不敢相信自己的眼睛。这两条红线，我等了将近两年！这是怎样漫长而艰辛的两年，多少的痛苦，多少的泪水，在看到那表示阳性红线的瞬间，我觉得一切都值了。

我们计划要孩子是两年前的事，2006年夏天，我和老公在奥地利生活，老公建议那时要孩子，因为奥地利环境好，远离污染，况且这本来也是当时的年度计划，因为当时的我贪玩，只想着好好地游遍欧洲，这件事就搁置了……就这样，玩了几个月之后我们便回国了。回国之后，我就一直被妇科炎症所困扰，被医院诊断为宫颈息肉，已经有2cm那么大，医生建议摘除，若不摘除的话炎症无法根治，即便是怀孕也不好治疗，继续长大还会影响日后的分娩。让我犹豫的是，摘除术后必须3个月后才能怀孕。和老公商量后，他坚决地说"做"，他又说："我们即使推迟半年要孩子，我也要你健健康康的。"就这样我去医院做了小手术，手术一点也不疼，什么感觉都没有。我也按照医生的医嘱，继续避孕，等3个月后再试着怀孕。

我的月经一向很准，除了上大学的第一年因为水土不服有点乱之外，即便是这次小手术之后，月经还是很规律。我想只要月经规律，怀孕不该是难事。这时已经到了2007年春节，距离手术已经4个月了，这期间我3次的月经都很规律，可是第4次月经却迟迟不见踪影。我心中窃喜，不会是宝宝来了吧？但也有些怀疑，因为排卵日那几天正好在外地出差……不管怎样，我还是相信自己那么准的月经不来，八成是怀孕了。于是开始用早孕试纸测，连续十多天都是一条线之后，我知道这次不是怀孕，而是莫名其妙地月经不调了！

那时因为想要孩子可能急了些，有点病急乱投医的感觉。我先看了妇产医院的妇科，医生开了黄体酮，按医生说的服药后几天就来了月经，当时心里还美呢。后来才知道，这种服用黄体酮来的月经除了能给自己一点心理的安慰，没有任何实质作用，没有排卵，即便是用黄体酮把月经催下来了又能有什么用呢？然后，我又开始看中医，那时特忙，工作啊，装修啊，我也没有花很多的时间和心思去寻找真正的好中医，就在附近一个药房找到了一个坐堂医生，吃了两三个月的中药，没有起色，基础体温上不去，月经还是不来。这一转眼到了夏天，我是真的有点着急了，觉得这中医是不是骗人啊，还是继续去看西医吧。于是我又开始在妇产医院的生殖中心看不孕门诊。第一次去检查就被医生发现了，问我是不是在吃什么促排卵的药，我说我在吃中药。医生说我卵巢里有3、4个卵泡超过3cm，变成了卵泡囊肿，已经不可能排下来，后续的治疗必须等这些囊肿自己吸收了，或者消失了才能开始。医生说的话像是给我当头一棒，什么卵泡囊肿，听都没听说过的名词啊！可是能怎么办呢？只能按医生说的停止吃一切药物，过一段再检查看是否吸收。

这段时间我也没闲着，也做了一系列能做的检查，让老公也做了检查，他那边没有问题，我就安心治疗自己的病。期间若干小波折，终于卵泡囊肿也消失了。我就在医生的指导下开始了人工周期的治疗，服用克罗米芬＋倍美力（雌激素）＋黄体酮，中间坚持监测排卵。这样连续做了4～5个人工周期，成功率很低。要么就是子宫内膜太薄，医生说这么薄的内膜即使排卵了也怀不上；要么就是月经刚干净卵巢里就有了卵泡，医生说这种卵泡是空心的，这么早出现，这个周期就宣告失败……记不清有多少次，带着希望走进医院，又带着深深的失望离开。写到这里，我也要深深的感谢单位的领导——我的所长，她知道了我的情况后没有再安排我过多的工作，不再主持项目，不再出差，让我能有足够的时间一次又一次频繁地往医院跑。现在想想如果没有工作上这样的后盾，那些治疗的日子如何能过得来呢？

一转眼到了2007年年底，我觉得继续人为激素干预的治疗方式可能还是存在问题，一个人要是长期靠人工激素活着，那一定不是什么好事。自己还是想应该好好地去找个好中医来看，因为我的一个熟人患的是多囊卵巢综合症，多年怀不上，后来就是吃中药怀上的。她当时就对我说还是比较相信中医，可我那时刚开始人工周期的治疗，只想着先试试这个，就没太把中医的事放在心上。现在我开始认真考虑中医的事了，就想着这次要找一定得找个好的，哪怕花再多的钱。于是，在 2008 年 1 月的一个周末，我决定去国医堂看看，国医堂是北京中医药大学附属的中医门诊部，位于北三环和平东桥，这次仔细去看了墙上特需专家的介绍，又咨询了工作人员，我锁定了目标：牛建昭教授，专门看妇科的，还享受国务院特殊津贴的专家。我想，专门看妇科的一定比那种什么都看的医生强。牛建昭教授当天不出诊，我只好第 2 天再来，挂号费 100 元，有点心疼，但只要能让我怀上孩子，花钱再多也值。果然，牛建昭教授很有经验，我给她看了我复印的妇产医院的病历、各种化验单，她给我讲了很多，一看就很专业，不是那种就会说两句什么肾虚啊内分泌不好之类的。她还建议我再去做一次血激素五项的化验，因为我上次的化验结果是半年前，她想看看这期间我的内分泌情况有什么变化，也好对症下药。于是，我在这次月经来了的第 2 天，去妇产医院验血再次做了血激素五项的化验。

　　去取化验结果的那天，冬天的太阳暖暖的，我的心情也挺好，因为自己有了新的希望。我拿着化验单去找牛建昭教授，她的脸色突然变了。我看得出，她是犹豫了一下才告诉我。她说我的这个化验单结果很不好，有一项指标表明我的卵巢功能已经衰退得很厉害，建议我尽快去做试管婴儿，说这个值现在还属于勉强有办法的范围，如果继续升高就意味着卵巢功能的丧失，那时就连试管婴儿也做不了了……我不记得自己当时的眼泪瞬间是怎样像雨水一样地下来，也不记得我是怎样走出了医院，怎样给老公打了电话让他来接我。我没有去单位，他陪我直接回了家，我哭了整整一个下午。虽然过了 30 岁，但我还这么年轻，怎么能接受这晴天霹雳一样的诊断呢！老公安慰我，说了很多，我除了哭什么都不记得了。

　　那是春节前夕，老公已经买了回家的机票，我们决定再多找几个专家看看。于是在春节之前仅有的几个工作日里，我们带着复印的全部病历去看牛建昭教授，还托朋友挂了北京大学第三医院生殖中心首席特需专家的号。结论基本一致：卵巢早衰，原因不明。若想要孩子的话应该尽快考虑做试管婴儿。大夫说如果卵巢功能继续衰退下去不能再产生卵子了，只能考虑用别人的赠卵做试管婴儿，同时她也告诉我，从我的情况上看很不乐观，即使做试管婴儿也只有不到10%的成功率。中医那边，也是类似的说法，不过牛教授告诉我，西医做试管婴儿失败的原因很多，虽然能通过药物促排卵，但即便排了卵，如果子宫内膜不能生长到足够的厚度，试管婴儿也很难成功。她的这番话也让我明白了为什么前面做人工周期总也不能成功的原因。看完这几位医生，我也似乎能稍微平静、理智地面对这样的结果。我和老公下定决心背水一战，春节过后就正式开始准备去做试管婴儿，虽然我们知道希望也许只有医生说的10%，但是如果不做，这个希望就是零。同时，在中医这边，我们也决定要继续坚持，因为牛建昭教授告诉我，她的好几个患者都是做试管不成功后来经过中药调整后自己怀上的。我想起北京大学第三医院大夫给我检查时说我的子宫条件非常好，我难道要放弃自己怀孕的希望吗？不能，我决不放弃。

做试管婴儿有很多的检查和程序，这期间我还坚持吃中药，我希望奇迹能在自己身上出现。就在这样的期许下，我在北京大学第三医院开始了做试管婴儿的各种前期检查。这个过程是漫长的，因为每一个月经周期只能做一项检查，不知不觉又过去了两三个月。北京大学第三医院人山人海，每次去医院都弄得心情糟糟的，我也越来越深刻地感受到，有强烈的生育愿望时却面临不孕的那种痛苦和煎熬，这种感觉只有自己经过了才真正明白……期间我坚持去看牛建昭教授，每周一次，每次打车来回的路费将近80元，挂号费100元，药费100~200元，几个月里费用花去了好几千，老公一直坚持鼓励着我。以前看中医，我们偷懒，让药房代煎。这次，我们再也没有选择代煎，老公每天晚上亲自为我熬药，自己熬的药确实比代煎的要浓很多！就这样一转眼就过了三个月，我在北京大学第三医院的各种检查也算是做完了。为了不放弃自然怀孕的希望，期间我还做了输卵管造影，结果是通的，就是形态不太好，有些上举。这下我心里也彻底踏实了，只要输卵管通，自然怀孕就不是没有希望。

最后一次去三院的时候，我的各种检查已经都做完，医生说下个月就可以拿着材料去登记试管婴儿了。那天她给我做了例行的阴超检查，说我的情况非常好，卵泡情况、子宫内膜情况都很好，还问我干嘛非要做试管婴儿呢。我大致说了情况后，她告诉我，试管婴儿如果不成功，必须等三个月才能再做下一次，建议我考虑人工授精，说人工授精每个月都可以做，综合下来可能比试管婴儿的成功率还要高一点，对人体的伤害也小……我就这样糊里糊涂的离开了三院。回家脑子里一直回想医生说的话，不禁反问：我的情况真的变好了吗？拿出排卵试纸测了一下，非常鲜明的两条红线，这也是以前测了那么久从来没有出现过的！回想从 2008 年以来，我除了做检查，没有服用过任何西药，就是吃中药，也许中药真的是激发了我身体的潜力？真的是起了作用？我的排卵功能恢复了吗？第二天，我接着用试纸测，仍然是两条线，不过稍微浅了点，第三天，基本只能看到一条线了，OK了，这次就这样了，剩下的，就是天意了。

那段时间，已经对怀孕越来越没有了希望，但是每当听到朋友怀孕的喜讯，还是会难以抑止地难过。我爱孩子，如果不能有自己的孩子，我是否真的能面对这个现实，我真的不知道。支持我一直走下来的，就是我在心里始终没有放弃的希望，它是唯一在绝望时能给你力量的东西。我就是这样希望着，坚持不懈地看中医。我也跟牛建昭医生说了我的情况，她给我换了药方，说这个药方如果我怀上了，也是能起到保胎效果的。到了 4 月 30 日，又是医生出诊的时间，她给我把了脉，说我的脉有两种可能，一种是马上要来月经了，一种是怀孕了。说实话那时对怀孕根本没有信心，虽然月经过了两三天，但这一年多了我就没规律过，心想这两三天也说明不了什么。最后我还是在医生的建议下拿了一条她带去的早孕试纸。

把试纸放在尿液中的时候，我觉得自己的心跳在加快，我看着那显色的区域里，浸湿的液面在上升，第一条线出现了，这就是表示阳性的线。很快的，第二条线出现了，一会的功夫两条非常清晰的红线出现在我面前！我几乎不敢相信自己的眼睛，这是真的吗？

我拿着试纸，飞一样地冲到牛建昭教授那里。老太太兴奋地拍着我的手说，"你怀孕了！"我还是不敢相信，我问她试纸会不会错啊。她说阴性有可能是假的，阳性绝对错不了！是真的！是真的！苦心人，天不负，经过了一年多漫长而痛苦的等待—治疗—失望—绝望，不知流过多少次眼泪的我，真的有了自己的宝宝！那一刻，脑子是空白的，只想马上打电话给老公，告诉他这个特大喜讯。

奇怪的是，自从我怀上宝宝之后，那些曾经的痛苦好像很快从自己脑海中淡去了，但是那段艰难的日子却是我永远无法忘记的。每当我看到网上还没有怀孕的姐妹们的各种倾诉，我总觉得，我应该把自己的这段历程写下来。始终不能怀孕的那种内心深处的痛楚，无法言传，只有自己经过了才能体会。今天我用了两个多小时写下上面的文字，一是想记录下自己曾走过的艰辛的路，虽然那样的痛苦我真的不愿再回忆；二是希望能鼓励所有等待好"孕"的姐妹们，不要失去希望，不要轻易放弃！怀孕是一个自然的过程，但往往不是我们想象的那么容易和简单。但是，一定要相信，心若在，梦就在，只要坚持，一切希望都会来，一切奇迹都会发生！祝大家好"孕"！

这么漫长的心路，一写就写了这么多，实在抱歉，谢谢大家耐着性子读完……

*该文录自新浪网"准妈妈"论坛，作者已于当年顺利分娩。

（二）屡出意外仍保住了我的双胞胎

过了不惑之年的王凡两口子一直因为工作的原因没有要孩子，当提上日程之后，李娜却因为以前身体不好，在怀了第一个孩子之后的第一个月就出现了胎停问题，遗憾之下只能终止妊娠。这让李娜本来就不好的身体更加疲惫，休息了一段时间之后，他们重新燃起了拥有自己宝宝的希望，但是这次他们总结了经验教训：第一，彻查上次出现问题的原因——发现了家中含甲醛超标的家具；第二，科学地寻找医学的帮助——中医孕前调理。

小王的一个同事得知了他家的情况后，向他们推荐了国家级名老中医、原北京中医药大学副校长、专门从事妇科临床工作多年的牛建昭教授。牛教授检查后发现小王的爱人只是身体有点虚弱，加上外界的一些因素影响才导致了不能很好地保胎。牛建昭教授经过分析综合原因，为他们制定了长期的调养计划，当药吃到第2个月的时候，他的妻子就怀上了小宝宝，那时候小王的妻子自己还不知道，在过年回家的大巴车上不小心摔了一跤，得知怀孕以后，夫妻俩都小心翼翼，牛建昭教授也在这期间一直开药为他们保胎。可是再小心也有意外，怀孕期间女方在家中洗澡的时候就摔过六七次，但是宝宝一直没有任何问题，在宝宝出生之后他们才意识到，这是中药调理的功效，由此也对中医产生了一种信任感。

在孕检中，更让他们没有想到的是，这次怀的竟然是双胞胎，夫妻两家都没有双胞胎基因，这让得知喜讯的双方家人也都欢呼雀跃起来，可是发愁的是双胞胎的妊娠危险更大，一度让他们陷入了紧张之中。牛建昭教授却给他们打气说没有问题，后期的整个孕期检查都很顺利，一直到生育都没有出现任何问题。怀胎十月，一朝分娩，迎来了两个漂亮宝宝的一家人心愿终于完成。可这时候，分娩完的小王妻子本来应该是安心静养的，闲不住的她想起了另外一个需要帮助的人，那就是她的妹妹。

她的妹妹结婚已经四年了，一直想要个孩子，但是却因为体质问题一直没有结果，妹妹是做护士工作的，通过便利条件找了不少人去调理身体，可就是一直没有如愿以偿，小王妻子一生下宝宝就把妹妹叫来北京，一来是因为自己是双胞胎照顾不过来，让妹妹帮个忙，另外一个主要原因是，自己在牛建昭教授这里受益了，也想让妹妹看看。后来妹妹回忆起当时的情况自己都不敢相信："我那时候整整看了四年多医生，我们那边的大小的名医都看了个遍，到了最后自己都想放弃了，商量着和先生做个试管婴儿算了。姐姐告诉我的时候，我真的没报什么希望，因为我和她的情况不一样，肯定不会有效果，但姐姐那么热心，我就打算去试一试。吃了牛教授的药后，有一个感受很明显，就是我原来不规律的经期变得很规律，当吃到第三个月月经要来的时候，我发现到了时间月经没有来，就感觉不对，因为是学医的，所以我第一时间做了试纸检测，没想到是怀孕了，当时我不敢相信，正好这段时间姐姐打电话让我回去复查，我也没告诉姐姐怀孕的事，经历了这么久的求医经历，吃了牛教授不到两个月的药就怀孕了，我当时真的没法相信，直到去医院做了检查才确定，才真的相信了，赶紧打电话给姐姐，姐姐也特别高兴。"

在最后，两个姐妹特别感谢牛建昭教授，也感谢中医院的良心药让她们完成了自己的心愿，王凡说他的两个孩子肯定有一个要学中医，让中医发扬光大。愿天下所有想做父母的人们，都喜得贵子，如愿以偿。

*该文录自《生活北京》2015 年 9 月刊。

（三） 身患异位症却顺利怀孕

2012 年 11 月我在中国人民解放军总医院做宫腹腔镜手术切除巧囊。术后一个月，发现另一侧又有 1 个巧克力囊肿，对我而言真是晴天霹雳！听闻北京中医药大学国医堂牛建昭大夫主治妇科疑难杂症，于是我抱着绝望而厌世的心态见到了您。网上的照片可能是许多年前发的，本人要比照片显得更干练。您详细询问病情后，我被确诊子宫内膜异位症。这个病是良性病变恶性发展，又定义为"不死的癌症"，是育龄妇女不孕症的"杀手"。

经过 3 个月的治疗，每次我都能感受到身体正能量的输入。比如来例假的时候会痛的发晕，我试着从您的书里面自己学习艾灸、按压百会穴，很快得到了缓解。都说中药苦，可当嘴苦了的时候心就不苦了，苦口良药嘛……症状逐渐改善，周围的亲人朋友也都给予我不断的鼓舞。终于，我怀孕了！为了表示感谢您，我们专程赶到北京看望您，但恰巧那天您没坐诊，我们便请代班的医生转达我们对您的谢意！

作为老病号我认为我很幸运的遇见您，不然我不知心理和身体还要承受多大煎熬！在此我更想呼吁同病相怜的人们，关注中医，正视病情！今年复诊的时候，我觉得我的心态有了莫大改变，不再彷徨害怕恐惧，坦然面对，欣然接受！

三、牛建昭教授医话

（一）辨妇科常见病之病因病机

1. 风从头入，寒从脚起。

2. 患者多是上焦有火，中焦有湿，下焦有寒。

2. 气血不达，手足冰凉。

4. 聚焦微观，放眼整体。

5. 女性治疗：青年补肾，中年疏肝，老年健脾。

（二）妇科疾病的预防与调护

1. 人过四十天过午，气血必须补一补，四十不补，五十受苦。

2. 吃药不忌嘴，医院跑断腿。

3. 补药一堆，不如黑豆一把。

4. 食不过饱，劳不过累，子时之前把觉睡。

5. 平心静气多动脑，平衡膳食活到老。

6. 养生要忌气、累、寒，治病要善清（上焦）和（中焦）通（下焦）。

（三）舒畅情志

1. 百病从气生。

2. 脾气来，福气走。

3. 心宽腿勤多动脑，粗茶淡饭活到老。

4. 能吃能睡，长命百岁。

5. 心平，气畅，行正。

（四）行医感悟

1. 医生就是一味药。

2. 行医就是行善，行善就是积德。

3. 女性生育能力：35 岁后只剩一半，38 岁开始衰老，43 岁后一年不如一年。

4. 人生幸事：生得好，病得晚，死得快。

5. 三步并作两步走的女人，35 岁后要三步当成两步走，45 岁后要两步拉成三步走。

6. 怀孕是福不是病，定期产检情志宁。

7. 绝经别焦虑，规律莫违逆，衰老不是病，养生创奇迹。

8. 救命靠医生，养生靠自己。

9. 患病勿惊慌，心平体自康，遵医听指导，长寿亦有方。

10. 最好的医生是健康知识。

四、传承工作室室训

牛建昭工作室室训："天道酬勤，勤补拙。"   ——牛建昭

中医是有文化的，是有血有肉的，诊疗过程中药是肉，语言是血，是有温度的，是有故事的，具有鲜明的、个性化的特征，针对每个患者的需求（就如同旅客是坐飞机、坐火车，还是坐汽车），一定要与患者合拍产生共鸣，争取给患者提供最恰当的个体化诊疗服务。

牛建昭教授作为一位中医专家，她的格局不仅仅体现在治病救人的诊疗活动上，还体现在中医传承上，她时常教导我们医疗研究实践者必须形成一个好的习惯：开始——完成——发表。开始到完成是基础，发表是升华，整理出版临床诊疗经验，医疗同行分享，更好为患者服务。而百年之后能留给后人的恰恰就是这些文字的东西，而且是用之有效的东西才能流传久远，造福后代。牛建昭教授工作室的工作分为基础研究和临床实践两大块，二者是结伴同行的，是对话而不是对抗，基础研究和临床实践密切结合，落脚点在患者，最终目的就是要让患者受益。

青出于蓝而胜于蓝，最先出自荀子的《劝学》，荀子用靛青比喻在学术上有所建树的后起之秀，而用蓝草比喻他们的老师或前辈。青：靛青，青色颜料。蓝：蓼蓝，一种可以提炼颜料的草。靛青是从蓼蓝里提炼出来的，但是颜色比蓼蓝更深。往往比喻人经过学习

或教育之后可以得到提高，常用以比喻学生超过老师或后人胜过前人。牛建昭教授一再强调工作室的工作是青蓝工程，同时谦虚地说传道授业的过程也是教学相长的过程。"青蓝工程"四个字高度概括了中医师承的精神，也体现了牛建昭教授作为一个思想家、教育家虚怀若谷、上善若水、厚德载物的品质。

让我们将这首曹操的五言绝句献给我们的老师，向老师致敬，向老师学习。

龟虽寿

曹操

神龟虽寿，犹有竟时；

腾蛇乘雾，终为土灰。

老骥伏枥，志在千里；

烈士暮年，壮心不已。

盈缩之期，不但在天；

养怡之福，可得永年。

幸甚至哉，歌以咏志。

王燕霞于丁酉年八月十九随感

五、学术与科研成果

（一）学术著作

[1] 牛建昭．现代中西医妇科学 [M]．北京：中国科学技术出版社，1996.

[2] 龙致贤．北京中医药大学中医学家专集 [M]．北京：人民卫生出版社，1996.

[3] 牛建昭，贲长恩．器官纤维化基础及中医药防治主编 [M]．北京：人民卫生出版社，2008.

[4] 牛建昭，薛晓鸥．中西医结合女性生殖内分泌学 [M]．北京：人民军医出版社，2008.

［5］薛晓鸥．摆脱围绝经期烦恼［M］．北京：人民军医出版社，2006.

［6］牛建昭，段斐，韩艳梅．孕育健康聪明的宝宝［M］．北京：人民军医出版社，2013.

［7］佘靖，牛建昭．新世纪家庭健康宝典［M］．北京：中国妇女出版社，2001.

［8］组织学与胚胎学［M］．北京：人民卫生出版社，2002.

［9］贲长恩，牛建昭．分子细胞学与疾病［M］．北京：人民卫生出版社，2003.

［10］贲长恩．医学科研基本思路方法与科研程序［M］．北京：科学出版社，2003.

［11］牛建昭．月经病防治与调养［M］．北京：人民军医出版社，2006.

［12］薛晓鸥，牛建昭．女性肿瘤防治与调养［M］．北京：人民军医出版社，2007.

［13］周俭．女性常见病饮食调治［M］．北京：人民军医出版社，2008.

［14］胡界晴，李要远．女人健康13讲［M］．北京：人民军医出版社，2012.

［15］牛建昭，艾浩．不孕不育有办法［M］．北京：人民军医出版社，2006.

［16］段斐，牛建昭．幸福的投资：现代女性应知性知识［M］．北京：人民军医出版社，2006.

（二）发表文章

1. 妇科临床经验总结类

［1］卢迪，赵丕文．牛建昭"补肾调周"法治疗PCOS经验介绍［J］．环球中医药，2018，11（01）：97-99.

［2］谢伟，牛建昭，薛晓鸥．牛建昭教授治疗多囊卵巢综合征

经验拾要 ［J］. 陕西中医，2017，38（12）：1763 - 1764.

［3］杨阳，陶仕英，饶晨晨. 牛建昭教授治疗青春期多囊卵巢综合征［J］. 吉林中医药，2017，37（10）：987 - 990.

［4］王曦廷，刘祎，张澜，等. 基于数据挖掘的牛建昭教授治疗更年期综合征用药规律研究［J］. 世界科学技术 - 中医药现代化，2017，19（10）：1680 - 1686.

［5］谢伟，牛建昭，薛晓鸥. 牛建昭教授治疗多囊卵巢综合征经验拾要. 第 9 届中国中西医结合学会妇产科专业委员会第二次学术会议论文集［C］. 云南：中国中西医结合学会妇产科专业委员会，2017：1.

［6］谢伟，薛晓鸥，葛玉芬. 牛建昭教授治疗卵巢早衰、卵巢储备功能低下用药规律初探. 2016 全国中西医结合妇产科研究进展学术研讨会暨 2016 年第一届江浙沪中西医结合妇产科高峰论坛论文及摘要集［C］. 上海：中国中西医结合学会妇产科专业委员会，2016：2.

［7］葛玉芬. 牛建昭教授治疗卵巢早衰、卵巢储备功能低下用药规律初探［D］. 北京中医药大学，2015.

［8］张炜悦，张彤. 牛建昭调经助孕经验［J］. 中国中医基础医学杂志，2012，18（08）：858 - 859.

［9］韩燕清，牛建昭，王继峰，等. 中药治疗多囊卵巢综合征文献的统计学分析［J］. 中国中医药信息杂志，2011，18（03）：34 - 37.

［10］黄鑫，艾浩，牛建昭，等. 卵巢早衰临床分析［J］. 中国误诊学杂志，2008（24）：5843 - 5844.

［11］薛晓鸥，陈云芝，牛建昭，等. 滋阴补肾汤治疗肾阴虚型月经过少 - 月经后期 - 闭经的疗效观察［J］. 中国中西医结合杂志，2008（05）：466 - 467.

［12］牛建昭，魏育林，艾浩，等. 临床化疗对卵巢功能的影响［J］. 中日友好医院学报，2006（03）：181 - 183.

［13］薛晓鸥，牛建昭，王继峰，等．大豆异黄酮治疗绝经期综合征的临床疗效．第七届全国老年医学学术会议暨海内外华人老年医学学术会议论文汇编［C］．海口：中华医学会老年医学分会，2004：1.

［14］薛晓鸥，牛建昭，王继峰，等．前瞻性对照研究大豆异黄酮治疗绝经综合征的临床疗效［J］．中国中西医结合杂志，2004（09）：835－836.

［15］薛晓鸥，牛建昭．倍雅太促进乳腺子宫发育的实验研究．第五次全国中西医结合实验医学学术研讨会论文集［C］．福州：中国中西医结合学会，2001：2.

2. 相关动物与细胞实验

［16］Liu C，Ma R，Wang L，et al. Rehmanniae Radix in osteoporosis：A review of traditional Chinese medicinal uses，phytochemistry，pharmacokinetics and pharmacology.［J］Journal of Ethnopharmacology. 2017，198：351－362.

［17］Lili Wang，Yu Li，Yubo Guo，et al. Herba Epimedii：An Ancient Chinese Herbal Medicine in the Prevention and Treatment of Osteoporosis.［J］Current pharmaceutical design. 2016，22（3）：328－349.

［18］Yubo Guo，Yu Li，Liming Xue，et al. Salvia miltiorrhizaL：An ancient Chinese herbal medicine as a source for anti－osteoporotic drugs.［J］Journal of Ethnopharmacology. 2014，155（3）：1401－1416.

［19］杨蕾，王继峰，牛建昭，等．二仙汤及其拆方治疗卵巢早衰的实验研究进展［J］．环球中医药，2017，10（05）：626－630.

［20］冒湘琳，鲍伟倩，赵丕文，等．二仙汤对卵巢早衰大鼠卵巢储备功能的影响［J］．中华中医药杂志，2017，32（02）：771－773.

［21］张丽娟，陶仕英，赵丕文，等．细胞凋亡途径探讨二仙汤治疗大鼠卵巢早衰实验研究［J］．世界科学技术－中医药现代化，2015，17（04）：812－818.

［22］赵丕文，David Yue－Wei Lee，陶仕英，等．G蛋白偶联雌

激素受体在雌激素相关肿瘤发生中的作用［J］. 中国药理学通报，2014，30（08）：1037 - 1041.

［23］富徐燕，陈梦，赵丕文，等. 四物汤补血调经作用的物质基础及分子机理的研究进展［J］. 时珍国医国药，2013，24（11）：2771 - 2773.

［24］杨巧慧，薛晓鸥，王蓬文，等. 子宫内膜癌前病变及内膜癌的中医证型与 VEGF 关系的分析——基于络病理论对 47 例内膜癌及癌前病变病例的分析［J］. 中华中医药学刊，2012，30（10）：2193 - 2195.

［25］赵丕文，牛建昭，David Yue - Wei Lee，等. 中药及其活性成分对绝经后骨质疏松症的治疗及其作用机制［J］. 中国中药杂志，2012，37（12）：1693 - 1699.

［26］刘小丽，薛晓鸥，赵丽云，等. 大豆甙元对子宫内膜癌细胞增殖的影响及其受体作用机制研究［J］. 中国中医药信息杂志，2011，18（10）：45 - 48.

［27］石天娇，孙丽萍，牛建昭，等. 正确评价顺铂对卵巢颗粒细胞增殖抑制作用的方法［J］. 北京中医药，2011，30（08）：634 - 637.

［28］李军，薛晓鸥，唐炳华，等. 苦参碱抑制人子宫内膜癌细胞增殖转移及机制研究［J］. 中国药物警戒，2011，8（02）：65 - 68.

［29］陶仕英，牛建昭，赵丕文，等. 二仙汤及其组方中药对幼年大鼠子宫作用的研究［J］. 中国实验方剂学杂志，2010，16（18）：118 - 121.

［30］陶仕英，牛建昭，杨美娟，等. 二仙汤及其组方中药对幼年大鼠卵巢形态学影响［J］. 中华中医药杂志，2010，25（12）：1995 - 1998.

［31］郝庆秀，赵丕文，牛建昭，等. 阿魏酸对人类乳腺癌细胞增殖作用机制的实验研究［J］. 中国中药杂志，2010，35（20）：2752 - 2755.

［32］陶仕英，牛建昭，赵丕文，等．二仙汤及其组分中药对幼年大鼠子宫作用的实验研究［A］．中国中西医结合学会妇产科专业委员会．2010全国中西医结合围绝经期专题学术会议论文集［C］．上海：中国中西医结合学会妇产科专业委员会，2010：5.

［33］赵丕文，牛建昭，王继峰，等．丹参酮ⅡA抗乳腺癌细胞增殖作用研究［J］．中国药理学通报，2010，26（07）：903－906.

［34］陶仕英，牛建昭，王继峰，等．二仙汤及其组方中药对幼年大鼠肾上腺雌激素受体表达的影响［J］．中国中医药信息杂志，2010，17（05）：36－37＋46.

［35］孙丽萍，王继峰，牛建昭，等．四物合剂对顺铂损伤小鼠卵巢的保护作用［J］．中国中药杂志，2010，35（04）：481－484.

［36］于杰，赵丕文，牛建昭，等．芒柄花素的植物雌激素作用研究［J］．中国中药杂志，2010，35（22）：3060－3064.

［37］薛晓鸥，杨毅，艾浩，等．他莫昔芬对人子宫内膜癌细胞增殖及细胞内钙的影响［J］．中国妇产科临床杂志，2009，10（06）：439－441.

［38］陈云芝，薛晓鸥，牛建昭，等．利用核磁共振代谢组学技术研究四物合剂对化疗后大鼠代谢的影响［J］．北京中医药大学学报，2009，32（11）：751－754.

［39］于杰，赵丕文，牛建昭，等．胶艾汤及参芪胶艾汤对小鼠子宫ER亚型表达的影响［A］．中国中西医结合实验医学专业委员会．第九届中国中西医结合实验医学学术研讨会论文汇编［C］．北京：中国中西医结合实验医学专业委员会，2009：8.

［40］赵丕文，牛建昭，王继峰，等．胶艾汤及参芪胶艾汤的雌激素样作用及可能机制［J］．中国中药杂志，2009，34（19）：2503－2507.

［41］郝庆秀，王继峰，牛建昭，等．以小鼠子宫增重实验考察四物汤植物雌激素样作用的配伍规律［J］．北京中医药，2009，28（05）：383－386.

［42］郝庆秀，王继峰，牛建昭，等．四物汤及组方中药植物雌激素活性的实验研究［J］．中华中医药学刊，2009，27（04）：738－741.

［43］郝庆秀，王继峰，牛建昭，等．熟地等4味中药的植物雌激素作用的实验研究［J］．中国中药杂志，2009，34（05）：620－624.

［44］王大伟，邓秀兰，牛建昭，等．淫羊藿及淫羊藿苷在小鼠体内雌激素样作用的实验研究［J］．北京中医药大学学报，2009，32（03）：164－166.

［45］于杰，牛建昭，王继峰，等．从血证治法看胶艾汤的用药特点［J］．北京中医药，2009，28（02）：129－130＋154.

［46］赵丕文，牛建昭，王继峰，等．雌激素相关受体及其在雌激素信号转导体系中的作用［J］．生命的化学，2008（05）：579－583.

［47］梁欣韫，牛建昭，王继峰，等．育泡饮对小鼠自身免疫性卵巢损伤保护作用的实验研究［J］．北京中医药大学学报，2008（04）：243－246＋289.

［48］沈丽霞，许惠玉，赵丕文，等．槲皮素对人类乳腺癌细胞增殖的影响［J］．中国中医药信息杂志，2008（03）：30－32.

［49］梁欣韫，孙晓芳，牛建昭，等．育泡饮对自身免疫性卵巢损伤小鼠卵巢颗粒细胞的超微结构影响［J］．中华中医药学刊，2008（03）：502－504.

［50］薛晓鸥，王越，杨毅，等．金雀黄素诱导人子宫内膜癌细胞HEC－1B凋亡及机制的研究［J］．中国妇产科临床杂志，2008（01）：44－46.

［51］郝庆秀，王继峰，牛建昭，等．四物汤及其组方中药的药物血清对MCF－7细胞体外增殖和细胞周期的影响［J］．中医药学报，2008（05）：10－14＋83.

［52］牛建昭，赵丕文，王继峰，等．补骨脂等5种中药植物雌激素活性的实验研究［J］．北京中医药大学学报，2008（10）：676－681.

［53］艾浩，薛晓鸥，牛建昭，等．顺铂腹腔注射对小鼠卵巢功能损伤机制的研究［J］．中国妇产科临床杂志，2008（04）：282－284.

［54］艾浩，牛建昭，薛晓鸥，等．金雀异黄素对肝肾阴虚证卵巢功能早衰小鼠基因差异表达作用研究［J］．北京中医药大学学报，2008（07）：452－455.

［55］艾浩，牛建昭，薛晓鸥，等．顺铂腹腔注射对小鼠卵巢和子宫形态的影响［J］．第四军医大学学报，2008（09）：764.

［56］张少娟，薛晓鸥，刘同祥，等．大豆胰蛋白酶抑制剂对人宫颈癌 Hela 细胞增殖的影响［J］．辽宁医学院学报，2008（02）：106－109＋194.

［57］薛晓鸥，师莉莉，牛建昭，等．卵巢切除对大鼠肾上腺雌激素受体亚型表达的影响［J］．解剖学报，2008（02）：223－226.

［58］沈丽霞，赵丕文，牛建昭，等．金雀异黄素和槲皮素对人类乳腺癌细胞增殖和细胞周期的影响［J］．中国药理学通报，2008（01）：59－62.

［59］赵丕文，牛建昭，王继峰，等．补骨脂素的植物雌激素作用及其机制探讨［J］．中国中药杂志，2008（01）：59－63.

［60］沈丽霞，赵丕文，牛建昭，等．补骨脂素对人类乳腺癌细胞增殖作用的影响［J］．中国药理学通报，2007（11）：1448－1451.

［61］李亚东．人循环纤维细胞的培养、鉴定及中药药理血清的干预作用［D］．北京中医药大学，2007.

［62］赵丕文，牛建昭，王继峰，等．异补骨脂素和蜕皮甾酮对人乳腺癌 T47D 细胞增殖及 ER 亚型表达的影响［J］．北京中医药大学学报，2007（04）：242－245.

［63］艾浩，牛建昭，薛晓鸥，等．顺铂腹腔注射对小鼠卵巢相关基因表达谱的影响［J］．医学研究生学报，2007（03）：246－248＋252＋338.

［64］赵丕文，王大伟，牛建昭，等．红花等 10 种中药的植物雌激素活性研究［J］．中国中药杂志，2007（05）：436－439.

[65] 艾浩，牛建昭，薛晓鸥，等．化疗损伤性卵巢功能早衰小鼠动物模型的研究［J］．中国实验动物学报，2007（01）：35－38＋83.

[66] 薛晓鸥，杨毅，艾浩，等．顺铂对正常大鼠卵巢颗粒细胞的毒性和金雀黄素的保护作用［J］．中国妇产科临床杂志，2007（01）：38－40＋82.

[67] 常立果，艾浩，烟建华，等．五脏概念与五行模式［J］．山西中医，2007（02）：52－53.

[68] 郑晓珂，吕鹏飞，王玲巧，等．卷柏等5种中药植物雌激素活性筛选的实验研究［J］．中国中药杂志，2006（15）：1254－1257.

[69] 赵丕文，王大伟，王玲巧，等．用小鼠子宫增重法筛选淫羊藿等10种中药雌激素样作用的实验研究［J］．北京中医药大学学报，2006（10）：686－689.

[70] 艾浩，牛建昭，薛晓鸥，等．顺铂致小鼠卵巢功能早衰肝肾阴虚证机制研究［J］．北京中医药大学学报，2006（06）：401－403.

[71] 薛晓鸥，牛建昭，王继峰，等．大豆异黄酮对去卵巢大鼠子宫细胞凋亡影响的研究［J］．中日友好医院学报，2005（01）：28－30.

[72] 薛晓鸥，牛建昭，王继峰，等．卵巢切除对大鼠子宫雌激素受体亚型表达的影响［J］．解剖学报，2004（02）：216－219.

[73] 薛晓鸥，牛建昭．大豆异黄酮的选择性雌激素受体调节剂作用［J］．解剖科学进展，2003（03）：246－247.

[74] 薛晓鸥，牛建昭，王继峰．绝经前后雌激素受体亚型在子宫的不同表达及意义［J］．中国妇产科临床，2003（04）：292－294＋322.

[75] 薛晓鸥，金焕，牛建昭，等．葛根提取物对未成熟大鼠乳腺、子宫发育影响的研究［J］．中国中药杂志，2003（06）：83－85.

[76] 牛建昭，陈家旭．对异病同治内涵的思考［J］．中医药学报，2003（04）：1－2.

[77] 贺红莉，金焕，王继峰，等．雌激素受体调节剂及其相关

中药的研究进展 [J]. 中国中药杂志, 2002 (11): 4-6.

[78] 王继峰, 李华, 牛建昭, 等. 大豆提取物对去卵巢大鼠能量平衡的作用 [J]. 中国中药杂志, 2002 (02): 58-62.

[79] 河福金, 王健, 王继峰, 等. 金雀黄素和大豆黄酮对人乳腺癌细胞系体外增殖作用的影响 [J]. 北京中医药大学学报, 2002 (01): 22-25.

[80] 薛晓鸥, 金哲, 魏育林, 等. 葛根提取物对去卵巢大鼠阴道子宫及垂体-性轴激素变化的影响 [J]. 北京中医药大学学报, 2002 (06): 28-30.

[81] 薛晓鸥, 牛建昭, 王继峰, 等. 卵巢切除对大鼠子宫雌激素受体亚型的影响 [J]. 解剖学报, 2002 (05): 549.

[82] 周勇, 马学清, 张丽, 等. 防风多糖体外对小鼠免疫功能影响的实验研究 [J]. 北京中医药大学学报, 1996 (19): 64-65.

[83] 牛建昭, 张颖, 王志刚, 等. 绞股蓝总皂甙对地塞米松所致小鼠肾上腺皮质改变的拮抗作用研究 [J]. 中国医药学报, 1990 (05): 37-39.

[84] 牛建昭, 叶百宽, 王德福, 等. 白首乌对高脂血症大白鼠肝脏保护作用的观察 [J]. 中国医药学报, 1988 (04): 26-27+43.

[85] 牛建昭, 贾长恩, 王德福. 当归补血汤加味对氢化可的松所致大鼠肝损伤保护作用的研究 [J]. 中医杂志, 1984 (05): 72-75+81.

(三) 主持国家及省部级课题

1. 国家自然科学基金重点项目"复方鳖甲软肝方防治多脏器纤维化的作用机理研究", 2002.1~2005.12, 主持人。

2. 国家自然科学基金面上项目"温脾汤防治肾功能衰竭的研究", 2004.1~2006.12, 主持人。

3. 国家自然科学基金国际合作项目"中西医结合学科发展与创新论坛", 2007., 主持人。

4. 国家自然科学基金面上项目"用报告基因高通量筛选中药植

物雌激素调节剂的研究", 2005. 1 ~ 2007. 12, 主持人。

5. 国家自然科学基金面上项目"赤芍苷对移植瘤的抑制作用", 2004. 1 ~ 2006. 12, 主持人。

6. 国家自然科学基金面上项目"报告基因技术在中药药理学中的应用", 2004. 1 ~ 2006. 12, 主持人。

7. 国家自然科学基金"用嵌合体小鼠模型研究肺成纤维细胞来源及其姜黄素的干预作用", 2007. 1 ~ 2009. 12, 主持人。

8. 国家自然科学基金"基于 PI3K/AKT 信号通路探讨二仙汤治疗化疗损伤性卵巢早衰的作用"机理, 2013. 1 ~ 2016. 12, 主持人。

9. 教育部《创新团队》项目"中药干预多器官纤维化和异病同治同病异治科学内涵的研究", 2005. 1 ~ 2007. 12, 主持人。

10. 教育部博士点基金项目"大豆异黄酮对去卵巢雌激素影响的研究", 2002. 1 ~ 2004. 12, 主持人。

11. 教育部博士点基金项目"报告基因技术研究中药植物雌激素受体调节剂的作用途径与机制", 2008. 1 ~ 2010. 12, 主持人。

12. 教育部、国家外专局"高等学校中西医结合学科创新引智基地", 2007 ~ 2018, 主持人。

13. 科技部国际科技合作项目"用嵌合体小鼠模型研究中药对肺成纤维细胞来源的作用", 2007. 1 ~ 2009. 12, 主持人。

14. 北京中医药大学科研项目"养泡饮的临床应用", 2008. 1 ~ 2010. 12, 主持人。

(四) 科研成果

1. 去甲斑蝥素抑制肿瘤中 NF - KB 表达与抗肿瘤血管形成作用的研究, 2004 年, 中华中医药学会科学技术奖, 第一获奖人。

2. 大豆异黄酮治疗雌激素相关疾病的作用机理研究, 2005 年, 中国中西医结合学会科学技术一等奖, 第一获奖人。

3. 中医药防治多器官纤维化的分子基础, 2007 年, 中国中西医结合学会科学技术二等奖, 第一获奖人。

4. 大豆异黄酮治疗雌激素相关疾病的作用机理研究, 2008 年,北京市科技三等奖，第一获奖人。

5.《现代中西医妇科学》，1996 年，第二届传统医学优秀论著大奖赛一等奖，第一获奖人。

6.《现代女性保健热线丛书》，中国中西医结合学会科普奖，第一获奖人。

7.《新世纪家庭健康宝典》，中华中医药学会科普著作一等奖，第一获奖人。

8. 当归补血汤加味对氢化可的松所致大鼠肝损伤保护作用的研究，1985，北京市学术成果奖，第一获奖人。

（五）专利

1. 葛根及葛根提取物在制备促进子宫发育的药物中的应用，专利号 ZL02104381.7，2002 年，第一专利权人。

2. 一种治疗更年期综合症的药物，专利号 ZL02131289.3，2005 年，第一专利权人。